W0072052

Die moderne Medial- und Heilerschulung

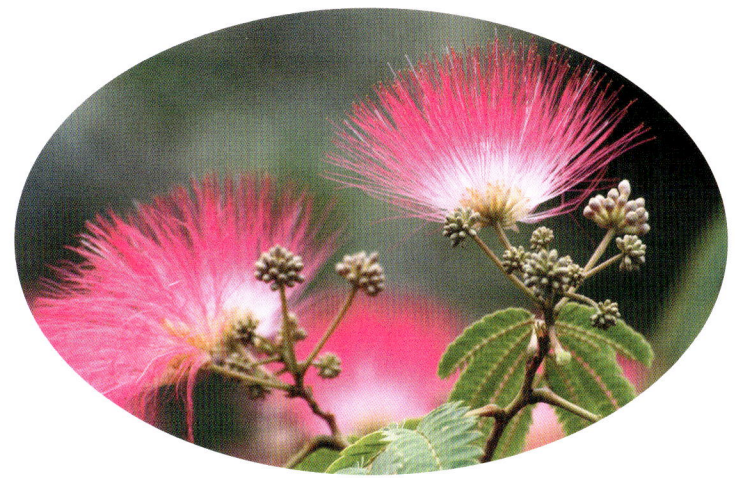

Harald Knauss
Rosina Sonnenschmidt

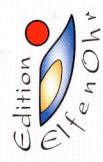

Copyright 2007 Harald Knauss und Rosina Sonnenschmidt,
Edition ElfenOhr
Fischmarkt 3
77652 Offenburg

Lektorat: Hans-Wulf von Uslar
Layout und Satz: Patricia Stöhr
Fotos und Zeichnungen: Harald Knauss

Druck: Druckhaus Köthen GmbH, 96366 Köthen, Anhalt

Homepage: www.mediale-welten.com
Printed in Germany 2008

ISBN 978-3-9812332-1-6

INHALT

I. TEIL AUFBAU DER SCHULUNG UND PRAXIS

II. Teil Hintergrundwissen

Hellhören

Hellfühlen

Hellriechen

Vorwort

Wir freuen uns, Ihnen als Leser mit diesem Buch die Essenz unserer Schulung in schriftlicher Form vorlegen zu können, nachdem wir sie selbst seit 25 Jahren durchlaufen und seit nunmehr 15 Jahren an Menschen weitergegeben haben. Wir sind dafür bekannt, dass unsere Arbeit einfach, ohne großes Ego-Getöse stattfindet, um die von oben kommenden Inspirationen zu verwirklichen. Gleich, an welche Stelle wir im Leben gestellt wurden, stets stand die innere Berufung im Vordergrund. Aus ihr heraus stellte sich die Frage nach einer spirituellen, höheren Notwendigkeit, etwas zu tun oder auch etwas zu lassen. Die Essenz unserer eigenen Reifung ist die innige Verbindung von spiritueller Ausrichtung mit den wirtschaftlichen und sozialen Bedingungen des Alltags. Wir erkennen darin den festen Boden, auf dem Inspiration und Kreativität haften und wachsen können. Dadurch hat unsere Schulung jene Bodenständigkeit und Erdung bekommen, die unsere Kursteilnehmer so schätzen. Noch etwas anderes hat sich als Essenz aus unserer Schulung herauskristallisiert: Das eigentliche Vermitteln und Lehren geschieht jenseits vieler Worte durch leben dessen, was man selber erfahren hat. Darum dominiert in unserer Schulung die praktische Selbst-Erfahrung mit Energien und Fähigkeiten, die zu nutzen sich manch einer zunächst nicht zutraut, dann aber selbst erfährt, was alles möglich ist. Wie sagte einst Paracelsus:

„Das Lernen vom Menschen ist kein Lernen, es ist vorher im Menschen, es ist nur ein Erwecken und Ermahnen …
Darum bist du mit ihnen ein Schüler. Du weckst die Schüler und sie auch dich, das heißt ein anderer kann dich lehren und auch in einem anderen erwecken, was in dir schläft, ebensowohl wie in den Schülern und Kindern."

Es hat sich für uns schon früh gezeigt, dass an jedem Ort, im realen wie übertragenen Sinne, an den uns die geistige Welt bisher gesandt hat, neue Fruchtbarkeit entsteht. Ob früher als Berufsmusiker in der Musikszene, ob heute in der Szene der Heilkunst, immer haben wir neue Impulse gesetzt und ist Kultur gewachsen. Wir betrachten es als Geschenk der geistigen Welt, so viel kreative und inspirierende Kräfte in uns zu tragen und sehen den Sinn unserer Arbeit darin, neue Lebensfreude und neue Schöpferkraft zu bringen, damit mehr Menschen in unserer Welt das Paradies entdecken, das sie ist: eine blaue Perle, ein Juwel, ein Wunder innerhalb der kalten Dunkelheit des Universums. Jeder Mensch, jedes Wesen ist letztendlich eine solche Perle in der Dunkelheit der Form und Materie. Sie kann zu einem mächtigen Lichtpunkt anwachsen und kann somit in den Dienst dessen treten, was wir als das Göttliche oder die höhere Intelligenz bezeichnen.

Unsere Schulung wurde uns als Weg gegeben, die Kräfte dieser „Perle" zu entfalten. Dieser Weg hat sich in unserem eigenen Leben bewährt und in dem vieler anderer Menschen. Die wirkliche Qualität einer Schulung zeigt sich besonders in den dunklen Tagen des Lebens. Dann muss sie ihr wahres Fundament beweisen. Und darauf ist unsere Schulung ausgerichtet, denn Medialität ist kein Hobby oder ein Nebenjob, sondern hat die ganz praktische Aufgabe, uns sicher durch das ganze Leben zu führen, das stets seine Hoch- und Tiefpunkte haben wird, denn ohne diese gäbe es keine Entwicklung.

Von außen sieht unsere moderne Medial- und Heilerschulung einfach aus, da sie spielerisch, mit viel Humor gewürzt das Spiel der Kräfte treibt. Daher versuchen manche sie einfach zu kopieren, ein Plagiat von ihr anzufertigen, da sie nur das Äußere sehen. Jeder spirituelle Weg aber entsteht aus dem inneren Weg seiner Lehrer und Schüler, daher wird jede Kopie eine leere Hülse sein. Es sind nicht die Übungen, die die Schulung ausmachen, sondern ihre innerste Intention, an der auch wir uns bemühen ständig zu wachsen:

★ Innere Freiheit durch ein ganzheitliches Bewusst-Sein
★ Die Entfaltung der göttlichen Schöpferkraft über den Weg der Inspiration
★ Harmonie und Heilsamkeit in der Bewältigung des Alltags
★ Innerer Frieden durch die Überbrückung der Gegensätze
★ Tiefe Lebensfreude durch die erweiterte Fähigkeit zur Resonanz
★ Selbstverwirklichung zum Wohl des Ganzen
★ Selbstbestimmung des eigenen Lebens durch innere Einsicht

TEIL I

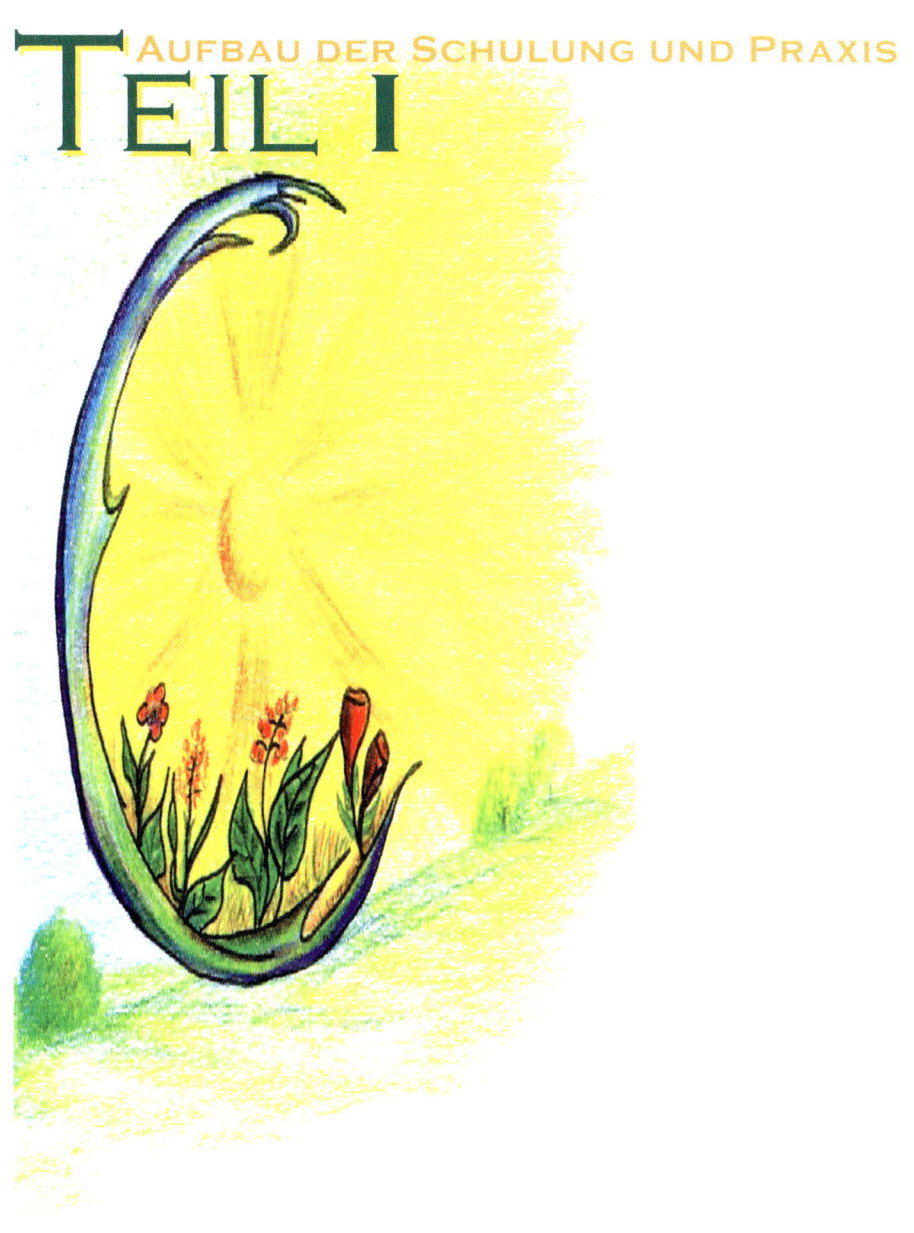

1. Wie unsere Schulung entstand

Der Titel unseres Buches entspricht dem Titel unserer Schulung und mancher wird sich fragen, was daran „modern" ist. Es lässt sich am besten aus unserer eigenen Entwicklung heraus erklären. Die moderne Medial- und Heilerschulung ist die Essenz unseres Suchens und Findens, woraus auch ihre Eigenständigkeit und Authentizität entspringt. Jede echte, auf innerer Wahrheit gegründete Schulung entspringt nicht dem Erfindergeist des Intellekts, sondern aus einem tiefen Reifungsprozess. Immer wieder versuchen Menschen unsere Schulung zu kopieren, Plagiate anzufertigen, da sie so einfach und genial ist. Aber füllen kann sie als Lehrer nur der, der den gleichen WEG gegangen ist. Man kann nur äußere Dinge kopieren, niemals das Bewusstsein, das diese scheinbar einfachen Phänomene hervorgebracht hat. Authentizität ist das Entscheidende für eine mediale, heilerische und spirituelle Schulung, denn nur darin kann Wahrhaftigkeit liegen. Das Wissen ist nicht das Entscheidende, sondern das Erleben. Daher könnte man unsere Schulung auch als Weg des Erlebens der eigenen Wahrheit bezeichnen.

In diesem Sinne mag als Eröffnung des Buches ein kurzes Wort zu unserem eigenen Weg stehen, woraus deutlich wird, aus wie vielen Quellen sich das speist, was wir „unsere Schule" nennen.

1.1 Harald Knauss

Ich spürte schon als Kind in mir, dass es etwas Höheres, Göttliches in dieser Welt gibt. Es war einfach da, wie es in jedem Kind ist, denn es kennt noch das Land der Seele, aus dem es hergekommen ist auf diese Erde. In ländlicher Umgebung aufgewachsen, waren es vor allem die Wunder der Natur und ihrer Lebewesen, die in mir eine Haltung des Staunens und der Ehrfurcht hervorriefen. Vor allem die Welt der Vögel hatte es mir angetan und ich kannte jeden Gesang. Noch heute zähle ich mich zu den Vogelkundigen, habe mit Papageien gelebt und mit Greifvögeln gearbeitet.

Mein Heimatdorf hat eine uralte Geschichte und noch gibt es einige Funde und Steinzeichen aus ganz früher Zeit. Bei den Germanen, später den Kelten, war es ein heiliger Ort. Als Kind war ich ein fleißiger Kirchgänger und ich habe sicherlich manch guten Samen an Werten von dort

mitgenommen. Aber es war mehr die Atmosphäre des Kirchenraumes, die mir wichtig war. Das Pendant zur evangelischen Kirche und der Bürger im Dorf wohnte auf der Burg, die über unserem Dorf thronte. Dort lebten Freigeister, wie zum Beispiel der Maler und Astrologe Thomas Ring oder der ungarische Geiger Denes Zsigmondy. Konzerte und Dichterlesungen gab es auf der Burg mit allerlei bunten Künstlern und Denkern, Namen, die mir als Kind noch wenig sagten. Meine Eltern nahmen mich schon in jungen Jahren mit zu den Konzerten und Treffen. Oftmals schlief ich ein während des Konzertes, aber ich nahm die Atmosphäre mit in meine Träume. Es trafen sich Menschen auf der Burg, denen im besten Sinne Eigen-Sinn und Freiheit wichtig war, die sich mit anderen Weltbildern beschäftigten, als ich es von der Familie oder der Kirche kannte. Sie träumten schon damals von einem freien, vereinigten Europa, dessen Botschafter die Kultur sein sollte.

In späterem Alter fand ich auch in der näheren Umgebung des Dorfes weitere Spuren außergewöhnlicher Denker. Der Arzt und Dichter Justinus Kerner, dessen Buch über die hellsichtige Seherin von Prevorst bei uns in der Familie gelesen wurde, hatte nur einen kurzen Weg entfernt von meinem Dorf gewirkt. Da war der Märchendichter und Okkultist Manfred Kyber, der in den Löwensteiner Bergen lebte, wie übrigens auch der theosophisch orientierte Pfarrer Öttinger, der seinerzeit um Mitternacht in der Kirche den Verstorbenen zu predigen pflegte. Kurzum, es war ein interessantes Spannungsfeld, in dem ich heranwuchs.

Die Spiritualität, die Musik und die Natur sind mir bis heute die wichtigsten Wegbegleiter geblieben, aber auch der Begriff „Heimat", der sich im dörflichen Erleben sicherlich leichter einfindet als in der Großstadt. Die traditionelle Kirche verschwand mit dem Heranwachsen des selbstständigen Denkens immer mehr aus meinem Bewusstsein, da ihre Interpretationen der Bibel keinerlei intelligente Antworten auf meine Fragen gab. Ich begann bei den Dichtern und Mystikern nach Antworten zu suchen, später in der chinesischen und indischen Philosophie. Mit dem Beginn des Musikstudiums wurden mir Fragen nach dem Ursprung von Inspiration und Ausstrahlung wichtig. Die Hochschule konnte mir dabei nicht behilflich sein, denn sie war und ist auch heute wohl noch nicht der „Tempel der Musen", den ich mir erträumt hatte, sondern eigentlich nichts anderes als eine Berufsfachschule. Nach kurzer Zeit des Studiums war ich völlig frustriert, so dass ich beschloss, eine Heilpraktikerausbildung zu machen. Die Ausbildung war überaus interessant, aber natürlich kam darin das Künstlerische zu kurz. Vielen wird dieses Hin und Her des Suchens, die Kluft zwischen Ideal und Wirklichkeit aus eigenem Erleben bekannt sein. Als ich wieder einmal missmutig im Unterricht saß, sprach mich eine ältere Dame an. Sie fände es sehr schade, dass ich als junger Mensch schon so missmutig in die Welt blicken würde und lud mich zu einem Kurs bei einer englischen Heilerin ein. Mehr als skeptisch ging ich dorthin und fand eine ältere, überaus humorvolle Dame vor, die sich bald als sehr kompetente Lehrerin erwies. Es war Brenda Johnston, die mich für die Schriften von Alice A. Bailey begeisterte. Das Heilen hatte mich gepackt und mein Weg ging nun folgerichtig immer weiter. Die nächste Station war der englische Heiler Tom Johanson, dessen Art des Arbeitens und Lehrens mich tief beeindruckte. Gleichzeitig widmete ich mich fernöstlichen Lehren und Schulungen. Die Musik trat unerwartet und plötzlich wieder verstärkt in mein Leben. Ich hatte die so genannte „Alte Musik" entdeckt, begann mit dem Lautenstudium und war plötzlich der spirituellen Welt wieder ganz nahe, denn Kosmologie, Theologie und Musik gehörten einstmals zusammen. Das Leben rundete sich. Ich wurde professioneller Musiker, konnte Erfahrungen sammeln in der Zusammenarbeit mit so wunderbaren Musikern wie dem Dirigenten Nikolaus Harnoncourt, den Geigern Ingrid Seifert und Rainer Kussmaul, dem Klarinettisten Wolfgang Mayer und vielen anderen mehr. Die Beschäftigung mit der Spiritualität und auch der Medialität blieb auf das private Interesse beschränkt, während ich mit meinem Instrument durch die Welt reiste. Die Beschreibung meines Weges in dieser Kürze klingt locker, aber es war ein ständiges Ringen zwischen Licht und Schatten, durch das sich mein wirkliches Selbst herausarbeitete.

1.2 ROSINA SONNENSCHMIDT

Ich kam auf die Welt und liebte sie und ihre Menschen vom ersten Augenblick an. Meine Mutter trug und gebar mich mit der Botschaft „du bist erwünscht", die beste Wegzehrung, die eine junge Mutter in einer zertrümmerten Nachkriegswelt ihrem Kind geben konnte.

Mein erstes mystisches Erlebnis hatte ich mit 13 Jahren, als in der trostlosen Zechensiedlung an einem trüben Herbsttag plötzlich eine unbeschreiblich schöne Gesangsstimme erklang. Ich wähnte eine Sängerin draußen und rannte hinaus auf die Straße. Ich hörte die Melodie in der Luft. Die Straßen waren menschenleer. Nachdenklich kehrte ich ins Haus zurück. In mir klang die Stimme weiter. Nach ein

paar Tagen merkte ich, dass diese Stimme die gleiche war, die seit Kindesbeinen in mir sprach und die ich dank der Anweisung meiner Großmutter, mit „dem leeven Herjott" täglich zu sprechen, kannte. Nun war die sprechende Stimme eine singende gewordene und in mir erwachte eine ungeheure Sehnsucht, mich ganz der Musik hinzugeben, so schön und leicht singen zu können, wie ich sie draußen in der Luft gehört hatte und damit Gott noch näher zu kommen. Jahrzehnte später erkannte ich als Sängerin, dass ich die Schönheit und Weichheit meiner Gesangsstimme damals voraus gehört hatte.

Mit 16 Jahren erwarb ich ein Buch über Yoga mit Anweisungen zu Atemübungen. Etwas in mir ließ mich täglich diese Übungen machen. Musik und Spiritualität wollte ich hautnah in mir erleben. So fügte sich mein Leben, dass ich westliche und indische Musik und Indologie studierte und dank eines Promotionsstipendiums Feldforschung in Nordindien betreiben konnte. Meine Erlebnisse habe ich in dem Buch „Pfauenlieder" niedergeschrieben.

Die indischen Yoga-Wissenschaften waren mir nahe und ich bahnte mir einen Weg zum so genannten J_ana-Yoga, der, kurz gesagt, die innere Sammlung auf das Strömen des Atems legt, ohne Asanas und besondere Meditationsinhalte. Ich suchte einen Meister und fand ihn nicht in Indien. Wie so oft in meinem Leben lag die Lösung vor meinen Füßen. Ich lernte durch „Zufall" die Zenmeisterin Brigitte Koun-An D´Ortschy kennen, die halbjährlich von Japan nach Deutschland kam und durchlief bei ihr zwölf Jahre lang meine Zenschulung – für mich ein idealer Weg, einfach zu werden und einen untrüglichen Blick für Echtes und Unechtes zu entwickeln.

Schon früh erwachte auch die Liebe zur Heilkunst, während ich noch als Sängerin des Sephira-Ensembles tätig war. Der heilende Klang, das heilende Wort waren mir sowohl in der Musik als auch in meiner journalistischen Rundfunkarbeit beim WDR, DSR und SWF wichtig. Als ich mich seit 1984 meiner eigenen Medial- und Heilerschulung hingab, entdeckte ich immer mehr die Ähnlichkeit der Gesetze in den Schönen Künsten und in den Heilkünsten. Wieder waren es „gute Geister", die mir rieten, auch die Heilkunst zu professionalisieren und legte 1999 die Heilpraktikerprüfung ab. Meine zunehmenden medialen Fähigkeiten fanden jetzt einen idealen Anwendungsraum, indem ich ganz selbstverständlich lernte, zuerst das Potenzial in einem Menschen zu erkennen, das ihm dient, sich selbst zu heilen. Viele Bücher zum Thema ganzheitlichen Heilens entstanden aus diesen Erkenntnissen. Das positive Potenzial wahrzunehmen bedeutet für mich, den Schatten, die kriminelle

Energie und negativen Seiten eines Menschen zu registrieren, aber nicht damit in Resonanz zu treten. Wenn ich etwas durch meine spirituelle Schulung an Nützlichem für den Alltag gelernt habe, dann, sorgfältig zu unterscheiden, in was ich meine Energie eingebe und in was nicht.

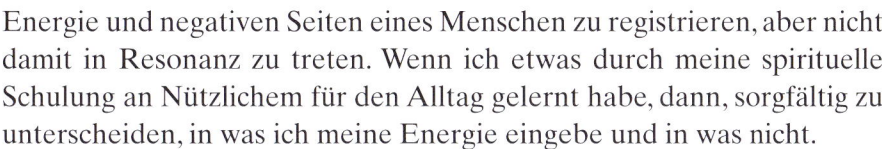

1.3 HARALD KNAUSS UND ROSINA SONNENSCHMIDT

Die Alte Musik hatte uns zusammengeführt und auch das Interesse an fernöstlichen Kulturen. Gemeinsam bauten wir eine Musikerkarriere auf und ein inzwischen bedeutendes Musikfestival.

Der Ausgangspunkt unseres gemeinsamen spirituellen Weges war Tom Johanson. Bei einem gemeinsamen Besuch in London lud er uns zu einem Treffen mit dem Medium Margaret Pearson ein. Er war befreundet mit Margaret, die als eines der bekanntesten, erfahrendsten und aufrichtigsten Medien in England gilt – das erfuhren wir allerdings erst später. Zunächst waren wir überaus skeptisch, da für uns damals die Medialität einen Beiklang von „schwarzer Magie", von „niederen astralen Ebenen" hatte. Aber wie hätten wir Tom eine solche Einladung ausschlagen sollen. Wie das so oft im Leben ist, gerade das am wenigsten Erwartete und Erwünschte birgt die größte Fruchtbarkeit. Also gingen wir zu diesem Treffen, das unser Leben nach und nach rundum verändern sollte. Wir waren von Margaret Pearson als Mensch wie als Medium begeistert. Es war alles anders, als es unsere Voreingenommenheit uns vorgespiegelt hatte. Margaret lud uns zu einem Kurs am Arthur Findlay College ein und damit begann unsere „mediale Laufbahn", ohne dass wir es selbst bemerkten. Zu Anfang hielten wir uns für nur mäßig begabt, kamen eigentlich nur wegen der herrlich englischen Atmosphäre, wegen der Gespräche und des englischen Humors. Doch nahmen wir die Schulung ernst, gründeten sofort einen Zirkel, in dem wir jede Woche Übungen ausführten und zu dessen Intensivschulung wir erst Margaret Pearson, dann unsere weiteren Lehrer Ray Williamson, Mary Duffy und Chris Batchelor einluden.

Viele Jahre verbrachten wir auf diese Weise, hatten Spaß und immer wieder sagten unsere Lehrer, dass wir Medialität und das Geistige Heilen in unserem Land bekannt machen und eine eigene Schule gründen

würden. Wir hielten das für gutgemeinte Botschaften, weil man uns mochte. Es brauchte viele Jahre, bis wir selbst erkannten, dass wir wirklich medial arbeiten können und es brauchte noch mehr Zeit, bis die Inspiration unserer Lehrer Wirklichkeit wurde.

Wir begannen mit einem Kurs, dessen Inhalt zunächst ganz an die englische Tradition angelehnt war, in der es allerdings für uns keine wirklich erkennbare Struktur gab. Schnell erkannten wir, dass es so nicht ging. Wir forschten, erarbeiteten die theoretischen Grundlagen und eine ganz eigene Struktur. Nach und nach reifte unser eigenes, umfangreiches Konzept der Schulung heran. Wir bewahrten einige wesentliche Aspekte wie zu Beispiel die Überprüfbarkeit der Wahrnehmung und die Zirkelarbeit der englischen Tradition. Doch es flossen in unsere Schulung eigenes Wissen und vor allem eigene spirituelle Erfahrungen ein, die den Inhalt und Aufbau der Schulung zu dem werden ließen, was sie jetzt ist. Die geistige Welt forderte uns in unserem Zirkel immer dringlicher über Botschaften und Zeichen auf, das Traditionelle, Erlernte zu ehren, aber sich vor allem den neuen kreativen Ideen und Erkenntnissen aus unserer therapeutischen und heilerischen Arbeit zu öffnen. Das erforderte auch, neue Übungen zu entwickeln und die spirituellen Bedürfnisse der Menschen zu erkennen, die zu uns kamen. Immer deutlicher zeigt sich, dass die Schulung von Medialität und Geistigem Heilen ein spiritueller Weg ist und nicht nur ein Absolvieren von Kursen, um irgendwelche Techniken zu lernen. Das, was in uns selbst gereift ist und was uns durch die Entwicklung der Kursteilnehmer bewusst wurde, nennen wir „moderne Medial- und Heilerschule". Wir werden im nachfolgenden Kapitel ausführlich die Basis, Zielrichtung und Schulungsinhalte darlegen. An dieser Stelle sei die Intention vorgestellt, die in allem, was wir lehren, waltet:

1.4 STREIFLICHTER

Was ist das Anliegen unserer Schulung?

Wir möchten zunächst mit einem Grundsatz von Sergej Gurdjieff antworten, den er seinen Schülern täglich mitteilte:

> „SEI OFFEN, ABER GLAUBE NICHTS, BEVOR DU ES NICHT SELBST HERAUSGEFUNDEN HAST."

Das ist auch unser Grundsatz, den wir im Folgenden noch etwas differenzierter darlegen wollen:

★ Sich selbst auf spielerische, freudige Art neu zu entdecken, der unendlichen Fülle des eigenen Seins auf die Spur zu kommen.
★ Die eigenen Gaben und Potenziale zu entwickeln.
★ Zu sich selbst zu finden, indem man sich selbst erlebt. Nur aus dem Selbsterleben entsteht Wirklichkeit und Authentizität.
★ Die eigene Beziehungsfähigkeit zu entwickeln, was eng mit Eigensein, Selbstwert und Vertrauen verbunden ist.
★ Vertrauen in die eigenen Wahrnehmungen zu entwickeln.
★ Die Wahrnehmung der eigenen Sinne neu zu schulen, sie von Konditionierung und alten Reaktionsmustern zu befreien.
★ Die medialen, heilerischen, spirituellen Fähigkeiten zu entwickeln, die in jedem Menschen ruhen.
★ Selbsterkenntnis, Eigenständigkeit und Originalität.
★ Entwicklung von kreativen Kräften, die bereichernd, verwandelnd und heilsam sind. Sie helfen, sein Leben selbst in die Hand zu nehmen.
★ Sich selbst innerhalb von größeren Einheiten zu erleben, Gemeinschaft zu haben, wie sie die Zirkelarbeit bietet.
★ Die Harmonisierung der Polaritäten des Lebens. Wir schulen Offenheit gegenüber dem Leben, aber gleichzeitig auch die Fähigkeit zur Abgrenzung. Wir schulen das Streben nach Höherem, nach dem Geistigen, gleichzeitig aber auch die Erdung und Verwurzelung. Auf diese Weise entsteht der Pfad der Mitte: die eigene Wahrheit.

Welche Kräfte setzen wir in unseren Kursen ein?

★ Freude, Humor
★ Toleranz
★ Orientierung an positiven Potenzialen
★ Freisein von Wertungen, Etikettierungen
★ Wir holen jeden Menschen dort ab, wo er in seiner Entwicklung steht. Daher gibt es in unseren Kursen eine bunte Mischung von sogenannten Anfängern und Erfahrenen und alle stellen fest, dass sie voneinander lernen können.

Was sind unsere wichtigsten Grundsätze?

„JEDER MENSCH MUSS SEIN EIGENES LEBEN LEBEN;
KEIN LEHRER, KEIN MEDIUM, KEIN BERATER KANN DIES FÜR IHN TUN."

Margaret Pearson (Gespräche)

★ Die Freiheit und Selbstverantwortlichkeit eines jeden Wesens. Nur indem der Mensch aus sich selbst heraus wählen kann – eventuell auch das Schlechtere –, ist Freiheit möglich.

★ Jeder Mensch ist ein „wandelnder Regenbogen", also ein Füllhorn des Lebens und ein Zeichen des Göttlichen.

★ Jeder nimmt das, was er nehmen und tragen kann.

★ Jeder Mensch kann auf Erden ein Lichtpunkt für die geistige Welt werden. Der Ort im Leben, an dem er steht, kann zu einer Kathedrale werden.

★ Die Fülle und geistige Realität ist jederzeit da, wir haben nur verlernt sie wahrzunehmen.

★ Der Alltag ist der wichtigste Lehrmeister. Jede Beschäftigung mit Medialität und Spiritualität ist völlig sinnlos, wenn sie nicht bei uns selbst beginnt. Unser eigener Alltag ist der Prüfstein, wie weit wir in unserer Entwicklung sind. Es macht ja zum Beispiel keinen Sinn, andere geistig heilen zu wollen, wenn der eigene Geist noch siech und schwach ist. Es macht keinen Sinn, sich in großen Philosophien und Namen zu ergehen, wenn sie unser Leben nicht füllen und fördern können. Luftschlösser sind schön, aber sie tragen nicht. Medialität und Geistiges Heilen heißt Kräfte entwickeln, die uns selbst durch die schwierigsten Situationen unseres Lebens zu tragen vermögen, zum Beispiel durch das eigene Sterben hindurch. Nur wenn sie solches vermögen, sind es echte spirituelle Kräfte.

★ Es gibt keine Perfektion. Jedes Wesen bedeutet ein Wachsen auf etwas hin. Daher ist alles „ein Weg", für den Meister, Lehrer genauso wie für einen Schüler.

★ Wir lehren daher auch keine absoluten Meinungen, Lehr- oder Glaubenssätze. Wir geben das weiter, was wir für uns selbst erfahren haben und hoffen, dass es zu einer Inspiration für das Leben anderer werden kann.

Was betrachten wir als wesentliche Aufgabe von Medialität:

„Wir können niemanden von irgendetwas überzeugen.
Wir können nur einen Samen legen.
Das Höchste, was wir erreichen können, ist, dass wir Menschen
dazu anregen können, mehr über sich herauszufinden.
Wir können nicht den Schmerz über einen Verlust wegnehmen,
aber wenn wir es schaffen da Hoffnung zu geben,
wo es vorher keine gab, dann hat sich unsere Arbeit gelohnt."

Albert Best (Gespräche)

★ Zunächst ist die Schulung von Medialität und Heilen ein Weg zu uns selbst, damit wir selbst in Kontakt mit unserer eigenen Seele und ihren Kräften kommen.
★ Eine Kommunikation von Seele (Medium) zu Seele (Klient) zu ermöglichen. Auf diese Weise kommt ein Mensch in Kontakt mit seinem eigenen Urbild, zu dem er heranwachsen möchte und in Kontakt mit der Mission oder dem Motto, unter dem er dieses Leben angetreten hat. Über den Kontakt zur Seele fließt Fülle, Inspiration und Heilkraft in den Menschen.
★ Eine Kommunikation mit der geistigen Welt, also den Menschen, die ihre körperliche Hülle schon abgelegt haben.
★ Das Heilende in der medialen Wahrnehmung und die Notwendigkeit geschulter Medialität im Heilen zu erkennen.

Welche Erfahrungen machen andere mit unserer Schulung?

Seit vielen Jahren leiten wir nun eine dem modernen Menschen entsprechende Schulung der Sensitivität, der Medialität und des Geistigen Heilens. Menschen aus Deutschland, Österreich, der Schweiz, Italien, Frankreich oder von den Kanarischen Inseln durchliefen die Schulung. Wir trafen Menschen aus allen Gesellschaftsschichten, aus den verschiedensten Berufen, darunter viele Therapeuten, Heilpraktiker, Ärzte, Geschäftsleute und Lehrer. Inzwischen gibt es viele Absolventen, die als Mediale Lebensberater und Heiler tätig sind. Wir durften ihre Wandlung erleben, ihre erwachende Lebensfreude und Kreativität. Jedes Jahr waren wir beeindruckt von den Absolventen, wie gerne sie ihre Gaben in den Dienst der Menschen stellen und dies in der Prüfungssitzung mit einem fremden Klienten bewiesen. Die meisten beginnen die Schulung

mit einem negativen Selbstbild, sind voller Zweifel, ob sie jemals Hände auflegen und Heilung bewirken, ob sie jemals ein Aurabild malen oder eine nachprüfbare Wahrnehmung haben könnten.

Für uns als Lehrer ist es eine Freude zu erleben, wie sich diese vormals oft Zweifelnden und Schüchternen wie Blüten entfalten und von Übung zu Übung immer mehr Sicherheit erarbeiten. Heiterkeit, Humor, spielerische Leichtigkeit, aber auch Disziplin und der Anspruch der Authentizität zeichnen unsere Schulung aus. Je tiefer man die Seelenkräfte eines Menschen erreichen möchte, umso einfacher müssen die „Mittel" sein. Je weniger man merkt, dass man einen spirituellen Weg geht, umso eher bringt man freiwillig Zeit und Energie auf. Es muss Freude bereiten, seine medialen und heilerischen Gaben zu entdecken und zu schulen. Dazu braucht es ein Energiefeld, wo Menschen an einem Ort, zu einer Zeit und in einem Geiste beisammen sind. Menschen, die kritisch, aber offen, intellektuell, aber kreativ sind, eignen sich ideal für unsere Schulung. Wir erkennen den tiefen, meist unbewussten Drang, sich spirituell zu entwickeln, das Bewusst-Sein zu erweitern bei den Menschen, die aus ihrem oft turbulenten Alltag heraus den Weg in diese Schulung finden. Sie suchen Bestätigung für ihre vielleicht noch vagen oder auch konkreten sensitiven Wahrnehmungen und Gaben. Sie suchen ein warmherziges Energiefeld, in dem sie so sein dürfen wie sie sind, wo sie in ihrer Individualität gewürdigt werden, wo weder Verbote noch Glaubensbekenntnisse eingefordert werden.

Da wir selber uns nur auf Schulungen eingelassen haben, in der diese Voraussetzungen gegeben waren – Freiheit des Geistes, Humor und Kreativität – sind das auch die Grundsteine unserer eigenen modernen Medial- und Heilerschulung.

Häufige Fragen und unsere Antworten dazu

★ Meinen Sie, ich bin für so etwas überhaupt begabt?

Antwort: Da jeder Mensch empfinden kann, besitzt jeder Mensch sensitive Gaben. Da jeder Mensch einen spirituellen Anteil besitzt, ist er für mediale Fähigkeiten begabt, denn sie sind spirituelle Fähigkeiten.

★ Ich bin immer sehr skeptisch gegenüber solche Sachen, mein Verstand zweifelt und eigentlich glaube ich nicht so recht dran. Macht so ein Kurs dann Sinn?

Antwort: Schon indem Sie die Frage stellen, zeigt sich, dass etwas in Ihnen nach Veränderung und Erneuerung drängt. Skepsis, Betonung des Verstandes, Zweifel bilden keinerlei Hindernis für unsere Schulung, da wir keinen Glauben predigen. Beste Voraussetzungen sind allerdings Offenheit und Toleranz.

★ Sie arbeiten ja mit Farben/ Klängen/ Fühlen. Ich kann nicht malen/ bin unmusikalisch/spüre nichts, macht da so eine Schulung überhaupt Sinn?

Antwort: Jeder Mensch besitzt eine Affinität zu Farben, Klängen, Gefühlen, denn sie sind Grundschwingungen des Lebens. Sie mögen verschüttet oder blockiert sein. Es geht nicht darum Sie zum Kunstmaler oder Musiker auszubilden. Vergessen Sie Vorstellungen von Perfektion. Es geht einfach um das Zulassen und das Tun und unsere Erfahrung ist hundertfach: durch Zulassen ist ein unendliches Wachstum von Potenzialen möglich. Menschen, die zum Beispiel nicht malen konnten (was so viel heißt, dass sie glaubten es nicht zu können), können es plötzlich. Wenn es ihr Interesse erweckt, können sie es sogar weit damit bringen.

Das Credo der modernen Medial- und Heilerschulung

Für uns hat die Freiheit des Geistes oberste Priorität. Es gibt eine Struktur und einen Aufbau der Schulung, die eine gewisse Disziplin regelmässigen Übens voraussetzt. Aber das Ziel ist die individuelle Entfaltung eines jeden Einzelnen. So wie wir keine Kopien englischer Medien, buddhistischer Mönche oder tibetischer Lamas geworden sind, streben wir auch keine Knauss-Sonnenschmidt-Kopie bei uns_cr_en Schulungsteilnehmern an. Unsere Intention ist, das Besondere und Unverwechselbare möge durch die Erweckung der eigenen Potenziale und Begabungen wie ein Juwel leuchten. Deshalb ist die Schulung auf das Wesentliche reduziert und frei von einem religionsphilosophischen Überbau. Diese geistige Haltung ist vielleicht das wichtigste Resultat unserer eigenen Schulung, denn sie setzt voraus, dass wir auf die positiven Potenziale eines Menschen schauen. Sie sind es, die Entwicklung und Heilung ermöglichen.

Was ist also neu an dieser Schulung?
Die ursprüngliche und alleinige Aufgabe eines Mediums, den Beweis für

ein Leben nach dem Tod zu erbringen, steht heute nicht mehr im Mittelpunkt. Im deutschsprachigen Raum hat sich eine Spiritualisierung der Naturwissenschaften und Heilkunst vollzogen, viele Menschen haben eine ernsthafte spirituelle Schulung östlicher Provenienz kennengelernt und fast jeder hat schon einmal von Nahtoderlebnissen gehört. Der besondere Impuls der familiensystemischen Arbeit nach Bert Hellinger hat uns seit 20 Jahren wieder ein Ahnenbewusstsein beschert. Alles dies hat zu mehr Gewissheit geführt, dass es andere Realitäten gibt und eine geistige Brücke zwischen ihnen besteht. Viele Menschen haben schon Inspirationen aus der Ahnenwelt empfangen, haben ihre Intuition bestätigt gesehen, ihre Heilergaben entdeckt und drängen nach mehr Gewissheit und Solidität dieser Gaben.

Deshalb liegt der Schwerpunkt unserer Schulung nicht auf der Kommunikation mit Verstorbenen, sondern darauf, dass die jetzt Lebenden mithilfe von Sensitivität, Medialität und Geistigem Heilen ihr Leben besser leben. Darum legen wir auch Wert darauf, dass die Botschaften immer präziser werden und sich nicht mit Allgemeinplätzen aufhalten. Sie sollen dem Klienten tatsächliche Lebenshilfe bieten. Selbstverständlich wandelt sich die Qualität der Wahrnehmung, wenn die sensitive Ebene von der nächst höheren medialen Ebene abgelöst wird. Damit man sich als Medium inspirieren lassen kann, müssen allerdings erst die „Kanäle" frei von negativen Eintrübungen sein. Dann ist gewährleistet, dass förderliche Kräfte zum eigenen und zum Wohl des Klienten angezogen werden. Ähnliches zieht Ähnliches an!

Man lernt, durch das äußere Erscheinungsbild eines Menschen, durch Sympathie oder Antipathie hindurch auf die Potenziale zu schauen. Das gelingt nur, wenn man ganz in seiner Mitte verweilt und sich durch keine Äußerlichkeiten, Meinungen und Urteile von seiner Wahrnehmung abbringen lässt. So einfach das klingt, so schwer fällt es den meisten Menschen, dem ersten Eindruck zu vertrauen. Darauf zielt die Schulung.

Ein weiterer wichtiger Aspekt unserer Schulung ist, dass wir Skepsis, gepaart mit einem offenen, experimentierfreudigen Geist, willkommen heißen. Wir appellieren an die Intelligenz der Menschen. Damit ist durchaus nicht nur eine Schulbildung gemeint, sondern ein gesunder Menschenverstand. Wir sehen auch in der mehr intellektuellen Veranlagung eines Menschen kein Hindernis, sensitive, mediale und heilerische Fähigkeiten zu entwickeln. Ganz im Gegenteil, wir sind froh, wenn eine gesunde Selbstkritik erhalten bleibt, wenn man lernt, Echtes von Un-

eigenen Erfahrung entspricht, nur weil wir es sagen. Daher gibt es bei uns kein Guru-Wesen und keinen Personenkult. Als Musiker haben wir unsere Lektionen bereits gelernt: Wenn du vorne stehst und etwas rüberbringen willst, musst du authentisch und echt sein.

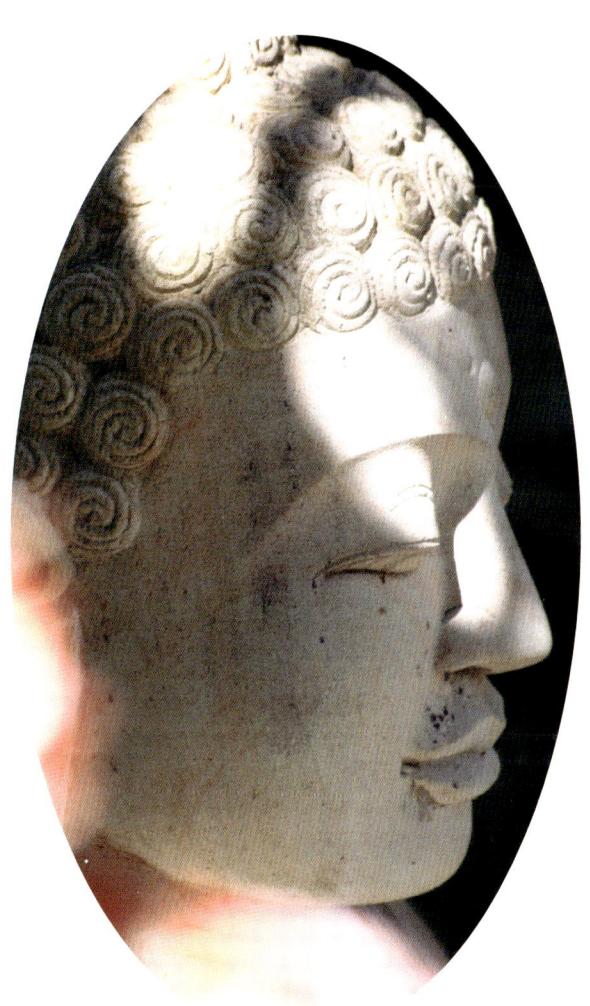

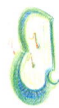

2. DER AUFBAU DER MODERNEN MEDIAL- UND HEILERSCHULUNG

Immer wieder haben wir das Konzept der Schulung überarbeitet und verfeinert und den neuen Anforderungen angepasst, bis sie sich in der heutigen Form als rund, schlüssig und sinnvoll zeigte. Die Schulung gliedert sich in zwei Abschnitte oder Stufen.

DIE 1. STUFE

Die erste Stufe der Schulung besteht aus drei Kursen und schafft die Grundlagen einer freien, aber auch kontrollierten Sensitivität. Aus unserer langjährigen praktischen Erfahrung heraus hat sich gezeigt, dass es zunächst einer grundlegenden Neuausbildung oder Erziehung unserer Sinneswahrnehmungen bedarf. Die organischen Sinneswahrnehmungen sind Reize und sind auf Sensation aus. Sie brauchen den Reiz, die stete Abwechslung, damit sie aktiv werden und sich ausbilden. Aus diesen Reizen formuliert der Verstand dann seine Schlussfolgerungen, die das Werte- und Glaubenssystem eines Menschen aufbauen. Es ist eine Art riesiges Archiv von Erfahrungen und Wahrnehmungen, die zu einem Parameter werden und konditionierte Wahrnehmungen erzeugen. Wir haben uns zum Beispiel als Kind an einer Kerzenflamme die Finger verbrannt und später reicht das Bild der Kerze und wir wissen, ihre Flamme schafft uns Schmerz. Auf diese Weise hilft uns das konditionierte Empfinden zukünftigen Schmerz zu vermeiden. Diese Art der Empfindung nennen wir natürliche Sensitivität und sie gehört zum evolutionsgeschichtlich uralten Teil des Gehirnes, das wir „Überlebensmuster" nennen. Aber auch ganz persönliche Empfindungen werden auf diese Weise konditioniert. Durch viele solcher Konditionierungen bilden sich Resonanzen, eine Art Reflex oder Verhaltensmuster, wie wir instinktiv und unbewusst auf Reize von außen reagieren. Das lässt uns nur noch bedingt offen sein für Neues. Daher besteht die erste Stufe unserer Schulung in der Reorganisation unserer Sensitivität, also unserer Empfindungsfähigkeit und Wahrnehmung.

Mit dem Begriff der Sensitivität ist ebenfalls die Entfaltung der so genannten „Hellsinne" gemeint: Hellfühlen, Hellhören, Hellsehen, Hellschmecken und Hellriechen. Der Begriff „Hellsehen" hat bei uns schon inflatorische Züge angenommen, weil die meisten Menschen naiver-

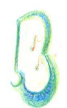

weise das erstrebenswerte Ziel darin vermuten, in die Zukunft schauen zu können und allerlei Dramatisches vorhersagen zu können. Die Hellsinne zu schulen bedeutet aber, zunächst alle Sinne gleichwertig zu gebrauchen. Wir haben zuvor die Seite der Sensitivität betrachtet, die über die Körpersinne wahrnimmt, das Sensorische, die „Sensation". Immer wenn wir uns in der „Sensation" befinden, Sensation erleben, sollten wir uns daher bewusst sein, dass wir uns auf einer uralten, unterbewussten Ebene unseres Seins befinden. Unter „Hellsinn" verstehen wir dagegen die energetisch höhere Dimension eines Körpersinnes, nämlich seine Fähigkeit zu ganzheitlicher Wahrnehmung, sprich der Vermittlung nicht von Teilaspekten, sondern des Ganzen, also der Wirklichkeit. Aus dieser Erkenntnis heraus haben wir unsere Kurse gebaut.

Kurs 1 Grundlagen der Sensitivität

- ★ Erfahrung der eigenen sensitiven Potenziale
- ★ Verschiedene Erdungsübungen
- ★ der sorgfältige Umgang mit dem eigenen Energiefeld
- ★ Übungen zum Hellfühlen (Ätherebene)
- ★ Potenziale wahrnehmen
- ★ Die Bedeutung der Überprüfbarkeit durch Feedback
- ★ Basisübungen des Heilens
- ★ Die Realität des emotionalen Energiefeldes (Astralebene)
- ★ Das Umsetzen hellfühliger Wahrnehmungen in Farben und Strukturen durch so genannte „Auragrafe"
- ★ Die energetische Bedeutung der Farben
- ★ Der Übergang vom Hellfühlen zum Hellsehen
- ★ Die Zirkelarbeit: Wie man einen Zirkel gründet, leitet, wie man im Zirkel seine sensitiven Fähigkeiten schult.
- ★ Zirkelarbeit mit den „Inspirationskarten"

Wir beginnen den Kurs stets mit dem „Fühlen", dem Tastsinn. Er ist der Sinn, der unserem Körpererleben am nächsten steht und es ist wichtig, dass wir uns erleben beim Üben. Das fördert den Kontakt zu sich selbst und zu anderen. Übungen mit Farben dagegen führen uns in die Fülle des Lebens hinein, in die „Lebensfarben". Farben sind rhythmische Schwingungen. Darum drücken Farben auch Lebenskraft und Lebensrhythmus aus.
Im ersten Kurs lernt man das gesamte „Handwerkszeug", um seine Sen-

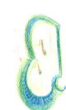

sitivität zu Hause in einem Zirkel weiter zu schulen. Wir holen jeden Menschen dort ab, wo er in seiner Erfahrung und Entwicklung steht. Fast jeder ist erstaunt, welche Fähigkeiten in den wenigen Tagen zum Erleben kommen. Jeder Mensch bringt eine sensitive Basis-Begabung mit. Dementsprechend fallen einem einige Übungen auf Anhieb leicht, andere gestalten sich schwieriger. Drei wesentliche Punkte berühren wir in diesem Kurs:

1. Überprüfbarkeit

Das größte Erlebnis ist natürlich die Überprüfbarkeit der eigenen Wahrnehmung, einer der Grundsteine der Schulung. Sie ist auch das Aushängeschild einer seriösen Schulung der Hellsinne. Was nur vermutet oder eingebildet wird, hat später keine heilende Kraft für eine mediale Lebensberatung oder Heilungssitzung. Man muss seiner Wahrnehmung trauen können und deshalb ist der Übungspartner, von dem wir eine Rückmeldung erhalten, so überaus wichtig. Er ist ein Feedbacksystem für unsere Wahrnehmungen. Auf diese Weise wächst die Sicherheit. Natürlich sind am Anfang die Wahrnehmungen noch allgemeiner Art und muten seicht und unbedeutend an. Aber das macht nichts. Es fällt ohnehin den meisten Menschen schwer, nicht gleich das „Haar in der Suppe" zu suchen, sondern die Wahrnehmung auf die Potenziale zu lenken.

2. Potenziale und Achtsamkeit

Wir sind schnell bei der Hand, bei uns selbst und bei anderen die Mängel und Schwächen aufzudecken. Aber damit kann man niemandem helfen und schon gar keine hochwertige Energiearbeit leisten. Mit unserer negativen Sicht auf uns selbst und andere ist auch eine entsprechende Ausdrucksart verbunden, die eine unerfreuliche Spannweite hat, beim Gegenüber eine Reaktion der Frustration, der Beküm-

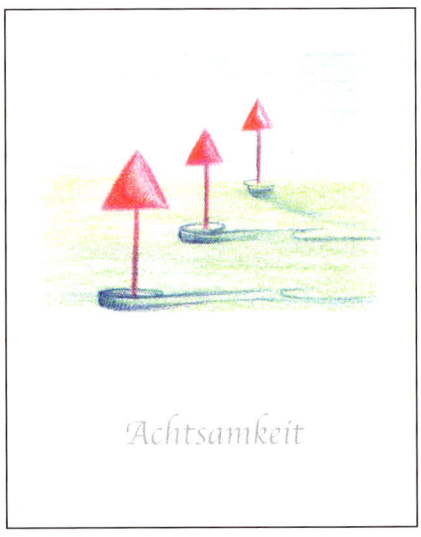

Abb. 1 Inspirationskarte „Achtsamkeit"

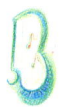

mertheit oder gar einen schockähnlichen Zustand auszulösen. Das sind die egomanen Machtspielchen, die in einer Schulung der HELL-Sinne gar nichts zu suchen haben. Negative Energie zerstört und hat keine Heilkraft. Darum lernt man von Anfang an erste Schritte, WIE man etwas sagt. Das ist letztlich die hohe Kunst der Sensitivität und Medialität wie auch überhaupt im Leben. Worte können heilen, Worte können töten. Darum ist Achtsamkeit angesagt.

3. Vertrauen in die eigene Fülle

Die Übungen regen die schöpferischen, kreativen Kräfte an. Daraus entsteht ein Erstaunen darüber, was alles in uns ruht und möglich werden kann. Die innere Fülle wird entdeckt. Und gleichzeitig wird geübt, womit man die Fülle des Gegenübers erfahren kann – eine nicht nur für Therapeuten unschätzbare Fähigkeit!

Kurs 2 **Die fünf Hellsinne**

★ Fortgeschrittene sensitive Übungen zum Hellfühlen (Gegenstände)
★ Vertiefung der Wahrnehmungs-, Deutungs- und Kommunikationsmöglichkeiten
★ Die verschiedenen Auraebenen
★ Übungen mit farbigen Bändern
★ Übungen mit Fotos
★ Übungen zum Umsetzen von Hellfühlen in Hellhören und umgekehrt
★ Übungen zum Umsetzen von Hellfühlen in Hellsehen
★ Verschiedene Arten des energetischen Heilens
★ Übungen zum Hellriechen und Hellschmecken
★ Inspiriertes Sprechen
★ Das heilende Wort

Man merkt sofort, wenn die Teilnehmer schon im Zirkel sitzen. Dann fallen auch die neuen Übungen leichter. Die strukturellen Merkmale wie Feedback-System und Zirkelarbeit bleiben erhalten. Aber es kommen jetzt weitere Hellsinne dazu und es tauchen schon erste Erlebnisse auf, dass kein Hellsinn wichtiger ist als der andere und dass sie beliebig miteinander verbunden werden können: Das Gefühlte können wir in Farben oder Klänge umsetzen, Düfte in Bilder und Klänge, Bilder kön-

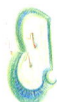

nen wir wiederum in Gefühlen, Gerüchen oder Klängen ausdrücken. Auf diese Weise kommen wir weg von der Fixierung auf das Hellsehen als bedeutsamste Gabe. Es wird immer klarer, dass es nicht wichtig ist, etwas Energetisches mit den physischen Augen zu sehen, sondern einzig und alleine ist erstrebenswert, dass die Wahrnehmung vom Klienten angenommen werden kann. Die Botschaft ist entscheidend. Wie die Sinne miteinander im Bruchteil einer Sekunde verknüpft werden, spielt keine große Rolle.

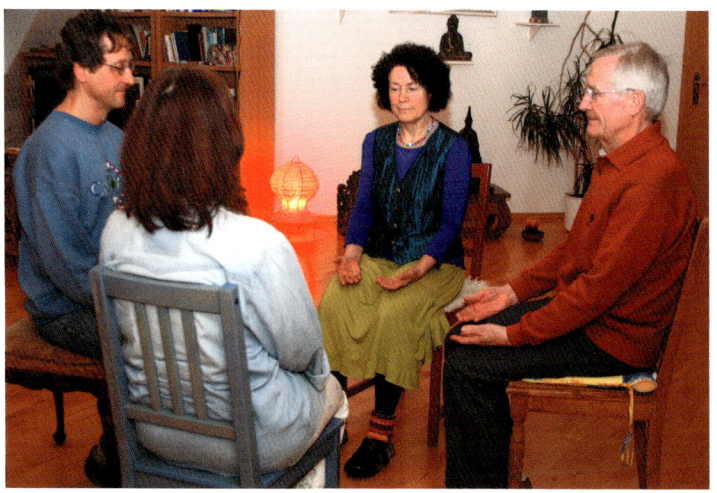

Abb. 2 Zirkel – Übungsrunde

Kurs 3 **Die Zirkel-Arbeit**

★ Die spirituelle Bedcutung der Zirkelarbeit
★ Zirkelarbeit und Beziehungsfähigkeit
★ Zirkelarbeit und Freundessprache
★ Spezielle Zirkelübungen
★ Zirkel als Teamarbeit in Beruf und Alltag
★ Inspiriertes Sprechen und Schreiben
★ Aufgaben des Heilerzirkels

Der Zirkel bietet zunächst ganz profan die Möglichkeit, das weiter zu üben und zu vertiefen, was man in den Kursen gelernt hat.
Wenn sich Freunde regelmäßig zu einer vereinbarten Zeit immer am gleichen Ort treffen, einen Kreis bilden und jedes Mal auf denselben

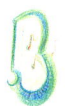

Plätzen sitzen, ist das die Urform der Versammlung, um geistige Energie zu konzentrieren und zu potenzieren. Eine Kreisenergie entwickelt die Dynamik einer Spirale, wenn die versammelten Menschen das Band der Freundschaft verbindet. Unter Freunden ist man einander zugetan, man mag sich, schätzt sich, akzeptiert sich so, wie man ist. Man hört einander zu, man wertet und beurteilt nicht. Jeder gibt gerne seine Energie in die Mitte des Kreises oder Zirkels. Alle menschlichen Tugenden können sich im Kreise Gleichgesinnter entfalten. Der Zirkel ist der geschützte Rahmen, in dem jeder in seiner Zeit die Hellsinne erleben und entwickeln kann. Er ist auch der Ort, in dem sich die heute so notwendige Beziehungsfähigkeit wieder einstellt. WIE man miteinander umgeht, WIE man etwas sagt, bedarf einer ausführlichen Schulung. Es ist nicht schwierig, sensitiv wahrzunehmen, weil es eine natürliche menschliche Gabe ist. Sensitive Übungen kann man an einem Wochenende lernen. Aber das ist nur der rohe Diamant, will sagen: man hat ein Werkzeug in der Hand, ahnt, was man damit alles machen könnte, aber es fehlt eben der Schliff, die professionelle Handhabung.

In diesem Kurs dringt unser zugrunde liegendes Credo deutlich zutage: Qualität vor Quantität, Reife vor Halbwissen. Dieser Anspruch entspricht unserer Zeit und der Intelligenz der Teilnehmer. Es ist auch dieser Kurs, in dem wir zu unserer größten Freude erstaunliche Entwicklungssprünge bei den Teilnehmern beobachten können.

Die Zirkelarbeit ist zwar in gewissem Sinne ein geschlossener Kreis, aber seine Früchte wirken sich sehr positiv auf das Privatleben, auf den ganz normalen Alltag und auf den Beruf aus. Sich frei von Leistungsanspruch, Perfektionismus und Termindruck in solch einem sensiblen Bereich wie der Sensitivität entfalten zu können, wird als Privileg empfunden und erlebt.

DIE 2. STUFE

In der ersten Stufe unserer Schulung kommen wir in die Fülle der in uns schlummernden Möglichkeiten. Die Arbeit ist sehr stark auf das Üben miteinander ausgerichtet, in das Einfühlen auf ein Gegenüber. Mit der zweiten Stufe erfolgt zum einen eine Intensivierung zum anderen eine Integration der Kräfte. Der vierte Kurs richtet sich vor allem an uns selbst, an die Überprüfung unserer inneren Kräfte, damit wir im fünften Kurs in die professionelle Arbeit einsteigen können.

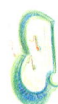

Kurs 4 **Von der Sensitivität zur Medialität, Schattenarbeit**

★ Erschaffung freier Energie durch Versöhnungs- und Schattenarbeit
★ Die Erlösung der Vater- und Mutterkraft
★ Der Unterschied zwischen Problem und Krise
★ Die Befreiung von Ängsten
★ Inspirationen aus dem Mineral-, Pflanzen-, Tier- und Menschenreich
★ Zirkelarbeit mit der Energie der Farben Rot, Blau und Gelb
★ Übungen zum Übergang der Sensitivität zur Medialität
★ Die Öffnung des Bewusstseins für die körperlose Welt
★ Inspirationen aus der geistigen Welt
★ Der Übergang vom energetischen zum Geistigen Heilen

Sinnvollerweise beginnt dieser Abschnitt der Schulung mit Schattenarbeit, denn es bedarf nun der eingehenden Prüfung, ob man noch unerledigte „Baustellen" im Leben hat, alte Unversöhnlichkeiten bestehen oder andere ungelöste Probleme im Wege stehen. Je tiefer wir die Möglichkeiten der Hellsinne ausschöpfen möchten, umso mehr freie Energie brauchen wir. Der Weg vor uns muss frei sein, ohne jegliche negative Resonanzen. In gewisser Weise ist dies ein Läuterungsprozess, denn der Schritt in die Medialität bedarf ja der Inspiration. Dafür müssen die geistigen Kanäle geläutert sein.

Wir haben eine seichte Esoterikszene, in der es von begabten Menschen wimmelt, deren Kanäle aber nicht geschult und geläutert sind und die deshalb allen möglichen negativen Einbildungen erliegen. Es ist immer das eigene Bewusstsein, das sich seine Realitäten erschafft. „Sehe" ich vermeintlich den okkulten Angriff eines Außerirdischen auf der Schulter von Frau X., so ist dieser unfreundliche Gast in meinem Bewusstsein und nicht auf irgendjemandes Schulter! Es sind Einmischungen unseres Egos, wenn wir solche Bilder aus dem Unterbewusstsein heraufholen und sie zu allem Überfluss auch noch auf andere projizieren. Sie sind Hinweise, was im eigenen Bewusstsein unerlöst und unerledigt schwelt. In einer echten, seriösen spirituellen Schulung ist Schattenarbeit genau so wichtig wie Lichtarbeit und es heißt: „Je heller das Licht, desto dunkler der Schatten" oder „Je größer die Gabe, desto größer die Aufgabe und Verantwortung." Es wächst nicht nur das Potenzial unserer sensitiven Gaben heran, das Ego-Bewusstsein läuft ja mit und sucht sich immer wieder Möglichkeiten, anzugeben, zu prahlen, sich wichtig zu machen, andere zu beeindrucken. Das ist menschlich und nicht verwerflich. Nur muss man das durchschauen und ÄNDERN. Das geschieht nicht

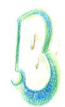

durch einfaches Abschalten oder Ausknipsen – so schön das auch wäre. Änderung und Wandlung geschehen nur durch Einsicht und Übung.

In der 2. Stufe der Schulung haben die Teilnehmer schon soviel Zirkelerfahrung und Sicherheit im Umgang mit ihren Hellsinnen, dass es an der Zeit ist, sozusagen eine „Feineinstellung" vorzunehmen. Das bedeutet hinzuschauen, mit wem im engeren und weiteren Lebensumfeld bin ich noch nicht in Versöhnung. Unversöhnlichkeiten mit Eltern, Geschwistern und Partnern kosten die meiste Energie. So erfährt denn auch jeder, welche Lasten einerseits abfallen und welcher Energiezuwachs zu spüren ist, wenn die Schattenarbeit getan ist. Wird somit Energie buchstäblich frei, wirkt sich das unmittelbar auf die geistigen Kanäle aus. Die Hellsinne strecken sich dann in die Ebenen der geistigen Welt aus und der Wahrnehmende lässt sich inspirieren. Die selbstverständlichen Erdungsübungen haben bereits dazu beigetragen, dass man nun aus dem unendlichen Kosmos möglicher Wahrnehmungen das herauszufiltern lernt, was hilfreich, heilend und fördernd für den Klienten ist. Zu den Fähigkeiten der Hellsinne kommt nun die Eigenschaft, sich inspirieren zu lassen. Spätestens jetzt, wenn man beginnt, sich sozusagen hinauszulehnen in unbekannte Energiegefilde, ist jeder froh, von der Pike auf sein „Handwerk" gelernt zu haben, d.h. den Einsatz der Hellsinne. Ohne sensitive Grundlage kann man nicht medial arbeiten. Ein Medium ohne sensitive Fähigkeiten ist nicht echt und erliegt wahnhaften Vorstellungen.

Die Parallele aus der Kunst ist offensichtlich: Inspiration geschieht ohne Willenskraft. Sie besucht den Künstler, wenn er sein Instrument so beherrscht, dass er die Technik vergessen und sich der Musik ganz hingeben kann. Inspiration basiert auf Können und nicht auf Einbildung!

Kurs 5 **Die Kunst der medialen Beratung**

★ Vertiefende Übungen zur Medialität und Inspiration
★ Die Vernetzung der Hellsinne
★ Die individuelle Arbeitsweise
★ Die ethischen Grundlagen der sensitiven und medialen Arbeit
★ Erste Übungen, eine professionelle mediale Beratung mit Klienten durchzuführen
★ Leben und Sterben aus medialer Sicht
★ Geistiges Heilen
★ Umgang mit Klienten

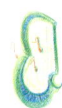

Wie bei jeder Schulung dient eine Zeitspanne dem Erlernen des Handwerks. Alle machen die gleichen Übungen. In einem fortgeschrittenen Stadium wird es wichtig, dass jeder sein eigenes Profil entwickelt. Am Anfang haben wir gesagt: Jeder bringt eine sensitive Grundbegabung mit. Sie ist noch in Rohform. Dann werden alle Sinne gleichermaßen geschult. Wie auf einer höheren Oktave spielt nun die Basisbegabung wieder eine Rolle. Sie wurde verfeinert, kultiviert und bereichert durch die virtuose Handhabung der anderen Hellsinne. Im Laufe der Zeit haben sich auch neue Fähigkeiten entwickelt, die jetzt mehr in den Vordergrund treten. Das hat den unschätzbaren Vorteil, dass keine Kopien von uns entstehen und allmählich auch eine Abnabelung von uns als Lehrern geschieht. Hier kommt der andere für uns so bedeutsame Aspekt unseres Credos zur Geltung: Freigeist, Kreativität und Individualität bei den künftigen medialen Lebensberatern und Heilern.

Kurs 6 **Die Prüfung**

★ Eine Beratungssitzung mit einem fremden Klienten in Gegenwart der Gruppe und eines Prüfungsgremiums
★ Eine Heilungssitzung mit einem Klienten

Jeder, der bei uns eine Prüfung unter diesen Bedingungen abgelegt hat, war froh darüber. Wenn man so sorgfältig lernt, mit sich, mit anderen sensitiv umzugehen, gibt es keinen Grund für Prüfungsangst. Unzählige Male hat man sich auf ein fremdes Energiefeld eingelassen, hat den freien Fall in die sensitiven und medialen Wahrnehmungen gewagt und Bestätigung erhalten. Was soll einen da noch ängstigen? Freudige Erwartung und ein bisschen Lampenfieber sind nichts im Vergleich zu dem guten Gefühl, vor aller Augen sich selbst zu beweisen, dass diese Fähigkeiten abrufbar sind.

Wir sind immer wieder tief beeindruckt von der Menschlichkeit und Kreativität unserer Absolventen und bekommen von den eingeladenen Klienten beste Rückmeldungen.

Indem wir eine Prüfung einfordern, wird die sensitive und mediale Arbeit transparent. Es gibt keine Geheimniskrämerei und Wichtigtuerei. Es sieht alles ganz normal und einfach aus. Wie wir alle wissen, ist das Einfache am schwersten zu verwirklichen. Das Einfache, Unscheinbare, Unspektakuläre ist von spiritueller Natur.

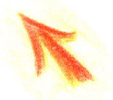

3. Das Ziel der modernen Medial- und Heilerschulung

Die Motivation, eine solche Schulung zu beginnen, kann sehr unterschiedlich sein. Es kann Neugier sein, spirituelle Suche, der Reiz nach geheimen Kräften, die Sensation erweiterter Wahrnehmungsfähigkeit, die Suche nach sich selbst oder nach dem Lebenssinn allgemein. In den 15 Jahren Lehrtätigkeit haben wir viel über die Bedürfnisse und Absichten unserer Kursteilnehmer erfahren. Es lassen sich vier Gründe und Antriebskräfte erkennen:

3.1 Sich selbst entdecken

An erster Stelle steht die Selbstverständlichkeit, diese natürlichen Gaben in sich selbst wieder zu beleben. Ja, „wieder" zu beleben, denn als Kinder waren wir alle sensitiv und medial und sind ganz natürlich zwischen den körperhaften und körperlosen Seinsebenen hin und her gewechselt. Wir haben aus der Fülle des Universums geschöpft, bis uns Lernen und Wissen den Weg zum Quell unseres Lebendigseins abgeschnitten haben. Als Erwachsene sind wir gewohnt, sofort zu benennen, was wir sehen. Wir können zum Beispiel einen Baum botanisch bestimmen, erkennen Nutzen und Wert in ihm, aber eigentlich kann nur ein Kind den Baum als Baum sehen. Kinder sind noch mit dem Wesenhaften verbunden, da der Intellekt noch wenig Kontrolle hat. In diese ursprüngliche Fülle der Welt nun als gereifter Erwachsener zurückzukehren, bedeutet bei sich selbst wieder anzukommen. Eine neue Lebendigkeit zieht dadurch ein. Das Wort „Sinn" kommt aus dem Indogermanischen und bedeutet „Reisen". Das Reisen unseres Empfindens ermöglicht Erleben, gibt Sinn.
Wie alles Physische eine energetische Entsprechung hat, haben auch unsere fünf physischen Sinne ihre energetische Entsprechung, eben die Hellsinne. Es hat seinen Sinn, dass wir für längere Zeit unser „unterscheidendes Bewusstsein" ausgiebig kennen lernen, denn wir machen wichtige Lebenserfahrungen, die Grundlage für eine spirituelle Weiterentwicklung. Deshalb ist es unsinnig, darüber zu greinen, dass wir im Westen nicht gleich nach der Kindheit nahtlos in die Welt spiritueller Schulungen wechseln. Das ist richtig für Klostertraditionen. Wir aber müssen lebensfähig für unser Naturell, unsere Mentalität werden. Die verlangt ein höchst differenziertes unterscheidendes Bewusstsein, in

dem der Intellekt seinen Platz hat. Diese Lebenserfahrung lehrt drei wesentliche Dinge:

1. Qualitätsbewusstsein. Was ist echt, was ist unecht?
2. Selbst-Bewusstsein. Was gehört zu mir, was zum Du?
   Wo ist die Grenze?
3. Selbst-Betrachtung. Was tut mir gut, was nicht?

Zugegeben, die meisten von uns drehen etliche „Runden" im Leben, bis sie diese Fragen zum eigenen Wohl beantworten können. Wir erliegen Täuschungen, Enttäuschungen, Verlusten, Irrungen, Abwegen usw. Wenn wir aber etwas aus diesen „Lektionen" lernen, kommen wir dem Ideal der Antworten auf diese Fragen immer näher.

Sobald man den scheinbar sicheren Boden der kleinen materiellen Welt verlässt und sich für die gigantischen Möglichkeiten der Energie-Realitäten öffnet, sind die Erfahrungen mit diesen drei Fragen lebenswichtig. Der qualitative Grad von Medialität, Geistigem Heilen und Spiritualität hängt von der Lebenserfahrung ab, nicht von Meditationskünsten, kostbarem Räucherwerk, langen Rezitationen oder Körperposen. Erfahrung bringt Wandlung und Entwicklung. Diesbezüglich ehren wir im früheren englischen Spiritualismus das „Seniorenprinzip", was besagt, dass nur ein Mensch mit reicher Lebenserfahrung in Partnerschaft, Familie, Beruf für eine Schulung der Hellsinne geeignet sei. Zu unserer Zeit vor 25 Jahren war es noch so. Das Durchschnittsalter lag um die 70 Jahre bei den Kursteilnehmern. Die Zeiten haben sich auch in England geändert. Niemand kann unsere Schnelllebigkeit abdrosseln. Aber man kann Qualitätsansprüche stellen, denen zufolge den Übenden klar wird, dass Qualität Reife verlangt und Reife nur in Zeit und Raum stattfinden kann.

Zusammengefasst heißt das: Die Medial- und Heilerschulung dient in erster Linie jedem von uns selbst.

3.2 Beziehung und Kommunikation

Wir leben heute in einem Zeitalter der starken Individualisierung, die eine Rückwirkung auf die persönlichen Beziehungsmuster und auf das soziale Umfeld hat. Sich individuell voll zu entfalten, hat oft den Preis der Vereinsamung oder der Labilität von Beziehungen. Trotz aller virtuellen Kommunikation und technischen Möglichkeiten leiden sehr viele Menschen an einem Mangel echter Beziehung und Kommunika-

tion. Für die Selbstdarstellung in der heutigen Welt bedarf es zunehmend einer großen Kraft der Ausdrucksfähigkeit und der Fähigkeit einen Standpunkt einzunehmen, was gerade für sensible, kreative Menschen schwierig ist. Hier erweist sich unsere Schulung als sehr hilfreich. Alle Übungen sind Partnerübungen und die eigentliche Reife der sensitiven, medialen und heilerischen Fähigkeiten finden im kleinen Team des Zirkels, das heißt in der Gruppe statt.

3.3 Berufliche Erweiterung

Durch die Zirkelarbeit entsteht Beziehungsfähigkeit und als Hauptmerkmal der erwachenden Hellsinne die Fähigkeit, bei anderen Potenziale wahrzunehmen. Das wird immer als großes Geschenk von all denen empfunden, die mit Menschen zu tun haben. Ob man eine Firma leitet, Menschen beruflich berät, Schüler/Studenten unterrichtet oder im Einzelhandel arbeitet, die Früchte des „Anders-Sehen-Könnens" sind reich. Wir erhalten deshalb ausnehmend positive Rückmeldungen, dass die Menschen in ihren Berufen erfolgreicher sind, weil sie Entspannung, Heiterkeit und Kreativität ausstrahlen und ihnen andere Menschen gerne entgegenkommen. Jeder möchte Erfolg haben, möchte, dass die Investition von Fleiß, Geld und Zeit gewürdigt, anerkannt und wahrgenommen wird. Mit einem Wort: Es ist selbstverständlich, dass wir erfolgreich sein wollen. Was sollte daran verwerflich sein?!

Das gilt auch für den dritten Bereich, in dem die Medial- und Heilerschulung reiche Ernte bringt: in der Heilkunst. Was die große Klientel der Therapeuten und Gesundheitsberater in unseren Kursen erfährt, ist, dass es gar nicht darum geht, immer neue Therapieverfahren zu studieren. Viel wichtiger ist, sein eigenes Wissen und seine Erfahrung zu ehren und ihre Qualität zu steigern. Das geschieht durch das Wesentliche: die eigene Heilkraft und die Wahrnehmung zu erweitern, zu verfeinern und zu vertiefen.

Schließlich liegen uns natürlich auch die Künstler am Herzen, die in unserer Zeit der virtuellen Dimensionen keinen leichten Stand haben. Da wir aber selber aus der Kunst kommen, erkannten wir unsere Lebensaufgabe unter anderem darin, die Gesetzmäßigkeiten der Schönen Künste und der Heilkünste zusammenzuführen. Der Weg dahin wurde uns durch die eigene Entfaltung medialer Fähigkeiten zuteil.

3.4 MEDIALE LEBENSBERATUNG UND GEISTIGES HEILEN ALS NEUES BERUFSBILD

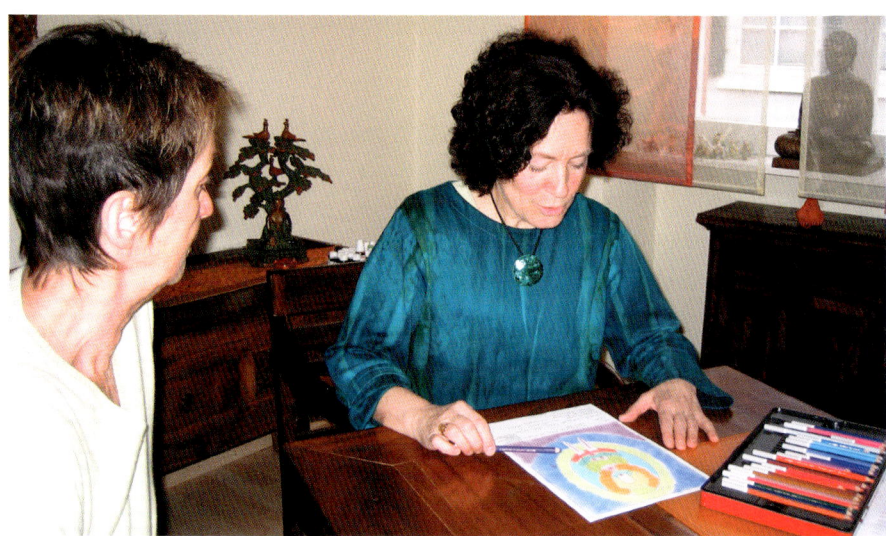

Abb. 3   Mediale Beratung

In der heutigen Zeit der Globalisierung, Technisierung und Vermassung nehmen die gesundheitlichen Probleme und vor allem die Lebensprobleme enorm zu. Viele Probleme sind so undurchsichtig, wirr und komplex, dass herkömmliche Methoden oftmals nicht alleine weiterhelfen. Daher setzen viele Menschen wieder vermehrt ihr Vertrauen in prophylaktische Maßnahmen und in eine andere Sicht der Dinge. Das Berufsbild des Gesundheits- und Lebensberaters erfährt großen Aufwind. Unsere Schulung kann also nicht nur ergänzend, erweiternd oder vertiefend auf bestehende Berufsbilder wirken, sondern sie kann auch zu einem eigenständigen Beruf führen.

4. Das Energiefeld des Menschen

Die Wissenschaft spricht heute meist von einer physischen und einer psychischen Wirklichkeit des Menschen. Nach der indischen Philosophie und alten esoterischen Überlieferungen ist dagegen der Mensch aus sieben Ebenen und Wirklichkeiten zusammengesetzt. Sie machen sein Kraft- oder Energiefeld aus, das Hildegard von Bingen den „Ausstrahlungskreis" nennt und das wir heute als „Aura" bezeichnen.

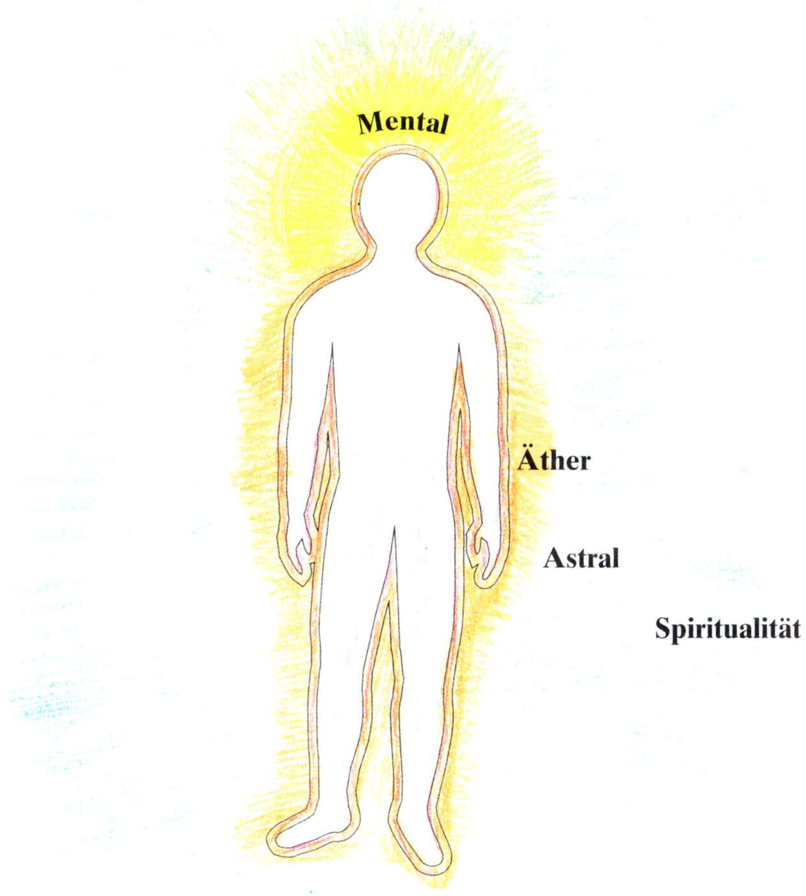

Mental

Äther

Astral

Spiritualität

Abb. 4 Aurahüllen

Unsere Wahrnehmungsfähigkeit bezieht je nach Bewusstheitsgrad einige oder gar alle dieser Ebenen mit ein. Sind alle Ebenen beteiligt, sprechen wir von einer ganzheitlichen Wahrnehmung und einem ganz-

heitlichen Handeln. Für die Schulung der Hellsinne sind zunächst vor allem vier der sieben Ebenen bedeutsam, nämlich jene, die unser Ich ausmachen. Sie haben mit der körperlichen Erscheinung und ihrem Reaktionsmechanismus zu tun. Sie verbinden uns mit der physischen Welt. Die Seele und ihre Kräfte verbinden uns dagegen mit der himmlischen oder göttlichen Welt.

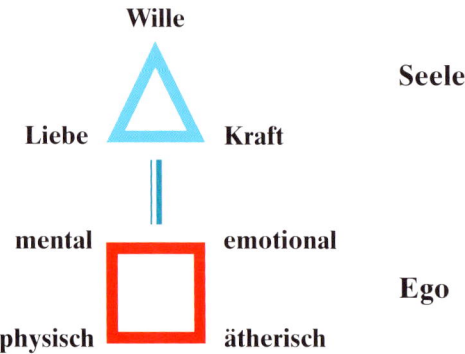

Abb. 5 Seelen- und Egoebene

4.1 Die physische Ebene

Die dichteste, konkrete und zugleich vergängliche Form unseres Ichs bildet der physische Körper. Von ihm ist unser Ausdruck, unsere Verwirklichung in dieser Welt abhängig und auch das Erleben. Unser Kopf mit seinem Denken mag viel wollen, aber er kann uns nicht die Wirklichkeit garantieren. Das wirkliche Erleben hängt vor allem mit jenem Zentrum zusammen, das vom Ansatz des Zwerchfellmuskels gebildet wird und Hara genannt wird. Daher ist der Atem für das Körpererleben so wichtig.

Die Basis für unser irdisches Leben bildet der stoffliche Körper. Er erlaubt uns auf der Erde zu leben, ist unser Fahrzeug durch dieses Leben. Er schließt ein, umhüllt uns, gibt uns Schutz, bildet eine Barriere für die stets heranbrandenden Energien von außen. Darin spiegelt sich die Hauptaufgabe unseres Immunsystems zwischen Selbst und Fremd zum Wohl des physischen Seins zu unterscheiden. Ohne diese lebensnotwendige Selbstregulation könnten wir nicht „Ich" sagen und gäbe es kein unterscheidendes Bewusstsein. Der Körper ist an einen begrenzten Raum und an das Zeitkontinuum gebunden.

Unsere Seele zieht während des Inkarnationsprozesses alle notwendigen atomaren Substanzen und Moleküle an sich, die sie braucht, um ihren vorgesehenen stofflichen Körper zu bilden. Die Billionen von Zellen, die unseren Körper ausmachen, sind dem Universum mit seinen vielen Sternen vergleichbar.

Unser Bewusstsein oder das Gedankenbild, das unsere Seele von ihrer substanziellen Form hat, ist so stark, dass es diese Atome und Zellen zu einer funktionalen Einheit zusammenschließen kann. Wir sind in diesem Sinne dem Göttlichen des Universums sehr ähnlich, denn auch wir regieren im mikrokosmischen Sinne ein ganzes Weltall. Zieht sich unser Bewusstsein aus dieser Ebene im Sterben heraus, lösen sich alle organischen Verbindungen und Einheiten auf, die den Körper ausmachen und die Zellen entfalten wieder ihr irdisches Eigenleben, das heißt, sie gehen wieder in das Ganze der Natur ein. Der Körper beginnt sich abzubauen, zu verfallen und löst sich schließlich auf. Wir geben der Erde das wieder, was wir von ihr geborgt haben für dieses Leben.

4.2 Die Ätherebene

Innerhalb der festen Substanz und als Abstrahlung in geringer Entfernung um den Körper herum bewegt sich jene vitale Energie, die wir heute Äther, morphogenetisches Feld, Qi oder Prana nennen. Diese Energie fließt und schwingt rhythmisch, das heißt sie besitzt eine große Resonanzfähigkeit.

Der Ätherkörper bildet eine Art energetischen Doppelgängers zum physischen Körper. Er ist die energetische Matrix, das Modell oder die Vorlage zu unserem physischen Körper. Da er aus Energie besteht, kann nichts in ihm zerstört werden, er ist also stets vollkommen und ganz. Haben wir zum Beispiel ein physisches Organ verloren, so bleibt dies doch auf der Ätherebene vorhanden, was die sogenannten Phantomschmerzen bezeugen. Der Ätherkörper garantiert uns, dass wir zu jeder Zeit, auch im Prozess des Todes immer ganz und heil sind. In ihm gibt es weder Mangel noch Schmerz, weshalb er manchmal auch als „Goldenes Gefäß" bezeichnet wird. Das Gold wurde stets in Verbindung gebracht mit der ewig verjüngenden, erneuernden Energie. Der Ätherkörper steht für die Vitalisierung und Belebung unseres Körpers. Ohne ihn wäre die Lebensenergie schnell aufgebraucht. Er besteht aus feinen Kanälen und Netzgeflechten von Energiefäden, die die Inder als Nadis bezeichnen, die Chinesen als Meridiane. Die Ätherenergie durchdringt

den ganzen Körper, hält ihn als Ganzes zusammen und hält die Funktionen im Gleichgewicht.

4.3 DIE ASTRALEBENE

Ihren Namen erhielt diese Seinsebene wegen ihrer leuchtenden Substanz, die mit den Sternen verglichen wurde. Sie ermöglicht uns konkrete Empfindungen und Wahrnehmungen. Ihre Energien und Qualitäten zeigen sich als stets fließende Formen und Farben. In ihr ruht die Fähigkeit der Anziehungskraft, des Magnetismus, der auch als „Wunschbegehren" bezeichnet wird. Und es ruht jene Kraft in ihr, die wir als Abstoßungskraft, als Antipathie bezeichnen. Nur so können wir aus der Begegnung zwischen „Selbst" und „Fremd" Erfahrung sammeln, aus der wir Empfindungs- und Verhaltensmuster entwickeln. Der Astralkörper bildet also eine Brücke zwischen Denkvermögen und Körperwelt. Seine Energie zeichnet sich dadurch aus, dass sie überaus elastisch und dehnbar ist. Sie kann alle Formen annehmen. Aufgrund der Anziehungs- und Ausdehnungskraft hat die Astralebene auch mit dem Gruppenbewusstsein oder kollektiven Bewusstsein zu tun. Daher ist es manchmal nicht einfach herauszufiltern, was die eigenen Wünsche, Wahrnehmungen und Gefühle sind und was wir lediglich von anderen unbewusst übernehmen. Unsere Gefühle fließen, wenn nicht durch das Bewusstsein kontrolliert, überall hin, verbinden sich mit etwas oder werden abgestoßen davon. Dieser Umstand führte dazu, dass die Inder diese Ebene als „Welt der Illusion" bezeichnet haben, denn alles fließt hier und nichts ist fest.

4.4 DIE MENTALE EBENE

Unser Denkvermögen wird in zwei Ebenen des Erkennens eingeteilt. Das niedere Denkvermögen, unser Intellekt oder Verstand ist ganz auf die gegenständliche Welt fixiert. Seine Erkenntnis beruht auf Analyse und Differenzierung. Es verbindet alle unter ihm liegenden Körperhüllen zu dem, was wir die Persönlichkeit, Ich oder Ego nennen. Da es eng mit den persönlichen Emotionen verbunden ist, bezeichneten die Inder den Verstand als 6. Sinn, als den Sinn, der alle anderen zusammenfasst und Schlussfolgerungen zieht. Der Verstand arbeitet nur für die Interessen des eigenen Ichs.

Das höhere Denkvermögen, das wir auch als Bewusstsein bezeichnen, ist bestrebt, die Synthese der beiden polaren Kräfte von Ursache und Wirkung zur Synthese zu vereinen. Der Verstand betrachtet die Wirkungen, das kausale Denken die Ursache. Ohne den Mentalkörper könnten wir keine Beziehung nach außen aufbauen, um die Wirkungen zu verstehen und nicht zur Erkenntnis der Ursachen kommen. Mit dieser Ebene ist unser Ich-Verständnis verbunden wie es der französische Philosoph Descartes ausdrückte: „Ich denke, also bin ich!" Das ist der kausale Aspekt des Bewusstseins. Seine Erkenntnisse sind wie eine Perle im Mosaik für dieses und das nächste Leben. Daher rührt auch der weise Ausspruch: „Du wirst, was du denkst!" Aufgabe der Meditation ist es, eine Brücke zwischen dem Verstand des Egos und dem höheren Denken zu schaffen, damit das Licht der Seele immer stärker das Denken, Fühlen und Handeln einer Person durchdringt. Der Verstand wird dann als Herrscher abgelöst, wird zu dem, was er seiner Natur nach sein sollte: Ein Vermittler oder Überträger.

Die Synthese aller besprochenen Seinsebenen machen unsere Persönlichkeit aus. Der Blick des Ich ist auf die momentane Inkarnation gerichtet, da das Ich auf das jeweilige Leben begrenzt ist. Es sammelt Erfahrungen in der äußeren Welt. Erst wenn das Ich seinen Blick von der Außenwelt abwendet und nach innen schaut, beginnt der spirituelle Entwicklungsweg, der letztendlich eine Verschmelzung mit der nächsthöheren Ebene, der Seelen- oder spirituellen Ebene ermöglicht.
In der Schulung der Hellsinne bedarf es vor allem der Integration dieser vier Ebenen, um unsere Erkenntnisfähigkeit zu steigern. Zusammengefasst vermitteln sie vier Qualitäten oder Zugehensweisen:

Physische Ebene: Bei sich sein, Selbsterleben, Erdung
Energetische Ebene: Einschwingen, Kontaktaufnahme, Energie erfahren
Emotionale Ebene: Qualitäten, Fülle erfahren
Mentale Ebene: Konzentration und Lenkung von Energie, Streben
Spirituelle Ebene: Synthese der physischen, emotionalen und mentalen Ebene

In den esoterischen Wissenschaften werden noch mehr Ebenen genannt. Aber in der praxisorientierten Schulung beschränken wir uns auf die genannten, da sie durch Übungen bewusst gemacht werden können.

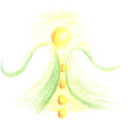

5. Die Übungen

Zu Beginn mag das Üben noch schwer fallen, da sich unser Verstand immer wieder einmischen wird. Erziehung und Schule fördern vor allem den Intellekt, weshalb er an die alleinige Vorherrschaft gewöhnt ist. Die Übungen dagegen zielen darauf ab, die Kraft der Sensitivität zu stärken. Mit dem Intellekt können wir Wissen sammeln, vor allem auch Wissen ohne eigene Erfahrung. Wir brauchen dazu nur jede Menge Erklärungen. Der Intellekt macht, um es überspitzt auszudrücken, eine Art Archiv oder Ablage aus dem ganzen Leben. Er ist wie ein Regisseur und Filmcutter, der die Bilder und Reize zu dem Film zusammenschneidet, den er gerne hätte. Da geht viel Weite und Wirklichkeit, vor allem aber eigenes Erleben, eigene Erfahrung verloren. Alles, was zum Beispiel Schmerzen bereitet, kann er immer wieder als wichtige Sequenz einbauen oder aber auch völlig herausschneiden. Archivierte und stets wiederholte Erfahrung, Begrifflichkeit und übernommenes Wissen kann unser Leben abstrakt erscheinen lassen und uns von der Wirklichkeit abtrennen. Wir reden daher umgangssprachlich auch von „leeren Worten", „tödlicher Routine" und „totem Wissen". Wissen aufgrund von eigener Erfahrung, vor allem wirklich eigenem Erleben, ist das wertvollere, weil es authentisch ist und etwas mit uns selbst zu tun hat. Es ist ein lebendiges Wissen, lässt Neues aufblühen und bringt uns im Leben voran. Instinktiv spüren wir bei einem Lehrer, ob er uns „totes Wissen" predigt oder aus einer tiefen Erfahrung heraus spricht. Zu Lehrern, die Wissen aus eigener Erfahrung, also gelebtes Wissen vermitteln, haben wir instinktiv mehr Vertrauen. Das gilt umso mehr bei dem ersten großen Thema unserer Schulung: der Entfaltung der Hellsinne. Der Intellekt tritt zurück, theoretisches Wissen entfällt, was zählt sind eigene Erfahrungen. Dafür werden jede Menge Übungen zu zweit oder in der Gruppe gemacht. In gewissem Sinne beginnen wir unser Leben nochmals von vorne. Die Sinneswahrnehmungen haben Priorität, was zunächst noch etwas chaotisch, ungeordnet und verunsichernd sein mag. Aber wichtig ist es, die Fülle der Wahrnehmung und des Erlebens, wie wir sie als Kinder hatten, wiederherzustellen. Gleichzeitig beginnt ein zweiter Prozess. Nur Wahrnehmungen zu haben wäre ohne Sinn. Daher üben wir mit einem Gegenüber, einem Übungspartner. Was nehmen wir in Bezug auf diese Person wahr? Sie kann uns eine Rückmeldung oder Bestätigung geben. Hat sie verstanden, mag sie annehmen, was wahrgenommen wurde? Unseren gesunden Menschenverstand brauchen wir als Drittes, denn wir müssen lernen, die Wahrnehmungen und Botschaften klar zu

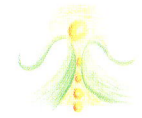

artikulieren und in verständliche Worte zu fassen. So schulen wir die Hellsinne und den Verstand gleichzeitig, indem sie beide einen Fokus im Übungspartner haben. Natürlich sind zu Anfang die Wahrnehmungen noch etwas zaghaft, noch nicht sehr aussagekräftig und genau, aber Üben bringt wachsende Präzision. Mit der Zeit stellt sich eine erweiterte Wahrnehmung ein, die zu einer Erweiterung des Horizontes führt und die Kreativität wachsen lässt. Folgende Punkte sind hilfreich zu bedenken, bevor es ans Üben geht:

Jede Wahrnehmung ist richtig

Unser Verstand ist dazu erzogen worden, zu bewerten und meist scheint er auf negative Kritik und Misserfolg programmiert zu sein. Hinter jedem Misserfolg steht die Botschaft „Ich habe nicht genügt" oder gar „Ich habe versagt, ich kann das nicht", was wir schon aus unserer Schulzeit kennen. Aber es gibt keine falschen Wahrnehmungen und Botschaften, wir können diese lediglich nicht richtig deuten, nicht korrekt zuordnen und nicht genau genug formulieren. Sensitive Wahrnehmungen geschehen in einem Nu. Sie sind am Anfang noch flüchtig. Wir können sie noch nicht halten. Es braucht ein paar Jahre, bis der erste Eindruck so lange verweilt, dass wir seine Botschaft für jemanden entschlüsseln können. Dieser Schwierigkeit begegnen viele im ersten Kurs und erfahren, wie ihr Verstand ganz auf Leistung und Perfektion ausgerichtet ist. Dieser Anspruch besteht schon, ehe jemand genügend Erfahrungen im Umgang mit seiner Sensitivität sammeln konnte.
Ein Beispiel aus einem Kurs mag das illustrieren:
Eine Frau sah bei ihrer Übungspartnerin, dass diese auf einem Kreuzfahrtschiff an der Christusstatue (Jesus am Kreuz), die über Rio de Janeiro thront, vorbeifährt. Die Partnerin konnte mit dieser Botschaft für sich überhaupt nichts anfangen. Sie wird schnell seekrank und fährt deshalb nicht Schiff. Weder war sie in Rio, noch möchte sie dorthin, noch kennt sie dort jemanden. Aus der Kirche ist sie ausgetreten und mit Christus kann sie auch nichts anfangen. Für die Übende war klar: „Alles falsch, es hat nicht funktioniert."
Ich nahm wahr, dass die Übende etwas Richtiges wahrgenommen hatte und begann deshalb ihr und der Gruppe zu demonstrieren, wie einseitig und linear ihr Verstand gearbeitet hatte, wie richtig aber ihre Sensitivität lag. Ich fragte also die Übungspartnerin, ob sie Freunde habe, die gerne mit dem Schiff unterwegs sind. Sie bejahte sofort, schränkte aber ein, die

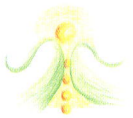

seien nur in den nördlichen Gebieten auf Kreuzfahrt. Wir erkennen, wie schwierig es für den Verstand ist, etwas zu akzeptieren, was nicht punktuell stimmt.

Ich fuhr fort. Das sei okay, aber ich fragte nur nach Freunden mit einem Faible für Schifffahrt. Das hatte sie bestätigt. Ich fragte sie weiter, was ihr das Kreuz mit dem Jesus sagen würde, was sie mit diesem Bild assoziiere. Sofort kam von ihr die Antwort: Ich verstehe es jetzt, ich habe einen schwerkranken Mann zu pflegen und wahrlich ein Kreuz zu tragen. So zeigte sich: Wahrnehmung und Botschaft waren richtig gewesen, es ging um Kreuz, Trost, im Fluss sein, die Schönheit des Lebens dabei nicht zu begraben usw.

Die Übende hatte noch zu wenig Erfahrung, um sofort die verschiedenen Ebenen der Botschaft zu erkennen. Ich fragte zusätzlich die Gruppe, wer schon mal in Rio de Janeiro war, wer selbst mit dem Schiff dort war oder jemanden kennt, der dies erlebt hat. Es meldeten sich acht Teilnehmer! Auch wenn die Übungspartnerin selbst mit der Botschaft nichts hätte anfangen können, wäre sie für jemanden im Raum bestimmt gewesen. Machen wir uns immer klar: Ein Energiefeld besteht aus unzähligen Informationen. Warum ziehen wir gerade diese oder jene Informationen durch Resonanz an? Es ist niemals Zufall, was wir wahrnehmen, immer hat es für den Adressaten eine Bedeutung. Die Kunst der sensitiven Wahrnehmung besteht darin, das erst einmal zu begreifen und durch Übung immer präziser zu werden. Deshalb sei noch einmal gesagt:
Jede sensitive Wahrnehmung ist richtig, nur ihre Deutung kann unstimmig sein.

Nicht werten, nicht urteilen, nicht etikettieren

Aus dem Vorherigen muss sich daher zwingend die Haltung ergeben, nicht zu werten. Das gilt nicht nur im ethischen Sinne dem Gegenüber, sondern zuerst einmal sich selbst gegenüber. Vielen Übenden ergeht es wie uns selbst auch, als wir mit dieser Arbeit anfingen. Es ist erstaunlich, wie oft wir uns selbst bewerten und abwerten. „Ich hab ja gleich gewusst dass …, es war wieder mal alles falsch …, diese Übung kann ich nicht, denn ich konnte noch nie malen usw." – das sind Glaubenssätze, die wir fast automatisch immer wieder aktivieren. Die Übungen möchten helfen, dieses Muster abzulegen.

Das Leben ist ein Spiel

Diese Aussage scheint ein Allgemeinplatz zu sein, aber im Hinblick auf das Üben ist eine solche innere Haltung überaus hilfreich. Ein „Spiel" will nichts, gibt kein Ergebnis vor. Alles ist offen und in Bewegung. Leistung und Perfektionsstreben verspannt uns innerlich und wir wissen schon aus unserer Erfahrung mit Gesellschaftsspielen, dass wir selten gewinnen, wenn wir wollen und verspannt sind.

Blick auf das Positive

Bei allem Üben gilt es stets dessen eingedenk zu sein, dass wir den Blick nur auf das Positive, die Potenziale unseres Gegenübers richten. Nur so erziehen wir unser inneres Wesen zur Lebensbejahung, zur Positivität, damit es zu einer heilkräftig strahlenden Quelle werden kann. Humor und Freude sind bei allen Übungen hilfreiche, aufbauende Kräfte, wirken aller Entmutigung entgegen, die unser Verstand so gerne betreibt. Für jede Energieebene haben wir in der Medial- und Heilerschulung Übungen zusammengestellt, die langsam und sicher das Vertrauen in die eigenen Fähigkeiten fördern und das Bewusstsein für die unterschiedlichen Ebenen schärfen. Den materiellen Körper beziehen wir nur indirekt in die Übungen ein. Wir führen also keine körperlichen Behandlungen oder Korrekturen durch, da dies in den Fachbereich der Therapie gehört. Doch alles was wir energetisch erleben, wirkt sich bis in jede Zelle aus. Insofern ist natürlich der Körper immer beteiligt. Die Übungen beginnen daher auf der Ätherebene, die ja dem physischen Leib am nächsten ist und daher durchaus körperliche Empfindungen auslöst.

5.1 Übungen für die Ätherebene

5.1.1 Die Alphareise

Wir verwenden die Alphareisen[1] als Grundübungen zu Beginn unserer Schulung, da sie die inneren Kräfte aktivieren. Alpha-Reisen sind geführte Meditationen, die die Vorstellungskraft (Imagination) fördern. Ihren Namen haben sie von den sogenannten Alphawellen unseres Gehirns, die bei leichter Entspannung einsetzen und ein Bildererleben begünstigen. Die sensitive Ebene der Medialschulung arbeitet auf dieser

[1] Es gibt eine CD „Alphareisen" von uns. Bezugsquelle s. Anhang

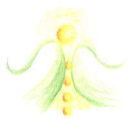

Ebene, also noch im Bereich des entspannten Wachbewusstseins. Damit erweiterte Wahrnehmung und ein Fließen der Heilenergie möglich wird, bedarf es zunächst der inneren Ge-löstheit. Verspannt und mit Willen ist wenig zu erreichen. Weiterhin bedarf es der entspannten Konzentration und der Kreativität. Die Alphareisen verbinden diese Anforderungen und lehren uns vor allem ein Vertrauen in unsere innere Mächtigkeit, denn unsere inneren Bilder sind eine andere Ebene der Wirklichkeit. Bilder und Vorstellungen prägen im Guten wie Schlechten unsere Lebensenergie und in diesem Sinne stimmt der Satz: „Du bist, was du denkst!"

Gerade auch für den Beginn der Zirkelarbeit eignet sich die Alpha-

Abb. 6 Inspirationskarte „Meditation"

reise, da sie den Fokus unseres Denkens vom Alltag abzieht und nach innen führt. Sie wirkt entspannend, harmonisierend und regt dabei die schöpferischen Kräfte an. Wir rechnen für die Alphareise in etwa 20-30 Minuten Zeit ein.

1. Schritt: Setzen Sie sich entspannt hin und folgen Sie Ihrem Atemstrom. Erschaffen Sie sich innerlich das Bild einer Treppe mit zehn Stufen, die abwärts führen. Gehen Sie diese Stufen Schritt für Schritt hinab. Unten kommen Sie auf einen Weg, der zu einem noch verschlossenen Tor führt. Erschaffen Sie sich dieses Tor. Sie öffnen es, gehen hindurch, schließen es hinter sich.
2. Schritt: Es eröffnet sich Ihnen eine wunderbare Landschaft, durch die ein Pfad führt. Erschaffen Sie sich die Landschaft mit allen Sinnen und folgen Sie dem Pfad. Er führt Sie an einen wunderbar schönen Ort. Erschaffen Sie sich einen idealen Ort in der Landschaft. Es ist Ihr Seelen- und Kraftort. Begrüßen Sie diesen Ort und seine Wesen und lassen Sie sich nieder. Spüren Sie die Kraft und Inspiration, die Sie durchströmt.
3. Schritt: Nach einiger Zeit verabschieden Sie sich von Ihrem Ort und gehen den Pfad zurück zum Tor. Sie öffnen es, gehen hindurch, schliessen es. Sie folgen dem Weg zur Treppe. Steigen Sie bewusst Stufe um

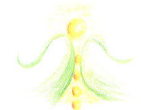

Stufe diese empor, bis Sie oben ankommen. Damit sind Sie wieder im Hier und Jetzt. Strecken und dehnen Sie sich, gähnen Sie oder bewegen Sie Ihren Körper entspannt.

5.1.2 DAS EIGENE ENERGIEFELD STABILISIEREN

Ganz allgemein ist zu sagen, dass die Qualität jeder Energiearbeit von der Qualität der Erdung abhängt. Was nicht an die Urquelle unseres Seins gebunden ist, hebt ab, entschwindet und löst Einbildungen aus. Die Urquelle können wir „Erde" oder „Mitte" nennen. Unsere Mitte ist der Nabel bzw. der Bauch, in dem sich das reale Zentrum des Sonnengeflechts befindet. Es heißt lateinisch „Solarplexus". Erdung bedeutet in der Energiearbeit nicht die tatsächliche Berührung des Bodens mit den Fußsohlen. Wäre es so, könnten Balletttänzer oder Seiltänzer nicht geerdet sein. Sie brauchen aber eine optimale Erdung, um nicht das Gleichgewicht zu verlieren und abzustürzen.

Die Erde ist das Zentrum und die Heimat unseres Lebens. Das menschliche Abbild davon ist unser Zentrum, unsere Mitte und Heimat, etwa eine Handbreit über dem Nabel. Von dort aus können wir uns unbeschadet weit in den Kosmos hinauslehnen; wir werden gehalten und kehren in die Sicherheit der Mitte zurück.

Seit die östlichen Kampfsportarten Einzug in die westliche Kultur gehalten haben, taucht immer wieder der Begriff „Hara" auf. Das Wort „Hara" bedeutet wörtlich „Bauch" und beschreibt eine Energielinie von der Mitte zwischen Schambeinspitze und Nabel bis zur Mitte zwischen Nabel und Brustbeinspitze.

Im Zenbuddhismus spielen diese beiden Energiezonen eine große Rolle für die Lenkung von Energie. Man lernt vom oberen Bereich, der dem Solarplexus entspricht, den Atemschwerpunkt immer weiter nach unten zu lenken. Kein Anfänger beginnt mit dem unteren Hara, vielmehr werden Jahre darauf verwendet, zuerst eine stabile Solarplexusenergie zu entwickeln. Wir tun gut daran, diesen weisen Erkenntnissen zu folgen und kümmern uns nicht um Begrifflichkeiten.

Der zweite Aspekt der Erdungsübung, das bewusste Ein- und Abschalten, ist heute fast noch wichtiger geworden, da die meisten Menschen nicht abschalten können. Sie sind dauernd auf Empfang, dauernd sind ihre Sinne nach außen gerichtet. Dadurch entstehen enorm viele Schwächen und Krankheiten, weil die Nerven überreizt sind und zu viele Ein-

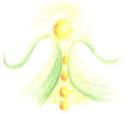

drücke die Menschen verwirren und unkonzentriert werden lassen. Für die Energiearbeit braucht man aber Konzentration und Sammlung der Kräfte. Wie sollte man sonst lernen, Einbildung von echter Wahrnehmung zu unterscheiden?!

Wenn man bedenkt, dass in den alten asiatischen Bewusstseinsschulungen viele Jahre nur darauf verwendet wurden, einen stabilen Solarplexus zu entwickeln und völlig locker vom Alltag in die Meditation und von dort in den Alltag umzuschalten, können wir die Bedeutung ermessen, die diesen Fähigkeiten zukommt. Darum beginnen auch wir mit der wichtigsten Erdungsübung, die folgenden Verlauf hat:

5.1.3 DIE SOLARPLEXUS-ÜBUNG

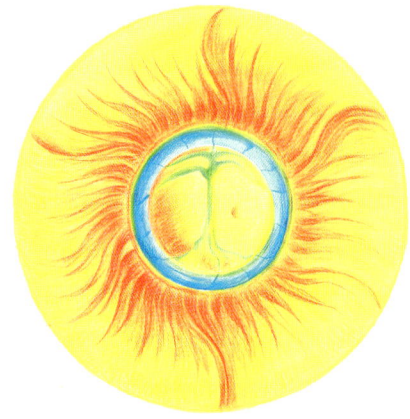

Abb. 7 Cakrabild „Solarplexus"

Die Übung besteht aus fünf Elementen, die dazu dienen, die Solarplexusenergie zu schützen und zu stärken:

Einschalten – Solarplexusbild fühlen/visualisieren – ENERGIEARBEIT – Solarplexus fühlen/visualisieren – AUSSCHALTEN.
Die Energiearbeit wird also zweifach umrahmt. Nun gehen wir Schritt für Schritt die Übung durch:

1. Schritt: Setzen Sie sich auf einen Stuhl, ohne sich anzulehnen. Bewegen Sie leicht das Becken hin und her, bis Sie die Sitzbeinhöcker spüren. Legen Sie die Zunge auf den Mundboden (sie klebt meistens vor den oberen Schneidezähnen!) und entspannen die Kiefergelenke.

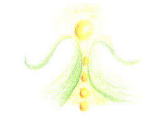

Nun lassen Sie den Atem ganz natürlich ein- und ausströmen. Der Ausdruck dieser Haltung ist ICH BIN.

2. Schritt: Legen Sie Ihre Hände auf den Solarplexus. Wenn Sie mögen, schließen Sie die Augen. Stellen Sie sich einen Einschalter vor. Das kann zum Beispiel ein Stecker sein, den Sie in die Steckdose führen oder ein Kippschalter, bei dem ein Lämpchen angeht oder sonst ein Einschalter.
Machen Sie sich klar: Wenn Sie den Einschalter bedienen, ist Ihr gesamtes Energiesystem eingeschaltet und auf Arbeitsbereitschaft auf der feinenergetischen Ebene vorbereitet.

3. Schritt: Wenn Sie eingeschaltet sind, visualisieren oder fühlen Sie dort, wo Ihre Hände sind eine schöne Blume Ihrer Wahl.
Diese Blume ist fortan die Repräsentantin Ihres gesamten Energiesystems. An ihr werden Sie jederzeit ablesen/abfühlen können, ob Sie in Ihrer Mitte bzw. gut geerdet sind.

4. Schritt: Nun führen Sie die Energiearbeit aus, die angesagt ist.
In dieser Zeit passt sich nun die bewusst „eingeschaltete" Solarplexusenergie optimal an IHRE energetischen Bedürfnisse an. Der Solarplexus ist jetzt die Steuerzentrale, damit alles, was Sie tun, zu Ihrem Wohl geschieht. Er schützt Ihr gesamtes Energiefeld, denn er regiert die zwölf paarigen Meridiane und die acht unpaarigen Meridiane, damit in ihnen die Lebensenergie Qi unbehelligt fließt. Er sorgt sogar dafür, das nicht zuviel von der Ur-Lebenskraft, die die Chinesen „Nieren-Jing" nennen, verbraucht wird. Das Qi können wir im Leben mehren, das Jing nicht. Sind Sie sorgsam eingeschaltet und durch den Solarplexus gut geerdet, ist optimal für Sie gesorgt. Über den Solarplexus geschieht die Kommunikation nach außen, sei es mit physischen Wesen oder sei es mit Energien.

Da wir unser eigenes Energiefeld nicht sehen und kontrollieren können, brauchen wir eine Instanz, die uns seinen Zustand vermittelt. Das ist der Solarplexus. Aber auch den können wir nicht sehen. Deshalb erschaffen wir uns ein konkretes Stellvertreterbild – Ihre Blume.

5. Schritt: Sie beenden Ihre Energiearbeit damit, dass Sie Ihre Hände wieder auf den Oberbauch legen, in den Solarplexus hineinspüren, die Zunge an den Mundboden legen, Kiefergelenke entspannen und sich

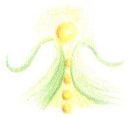

an Ihre Blume erinnern. Schauen Sie, wie Ihre Blume aussieht. Das Ziel sollte sein, dass sie genau so aussieht wie vor der Übung/Energiearbeit. Das bedeutet, Sie haben keine eigene Energie verloren.

Doch am Anfang kann alles Mögliche mit der Blume passieren: sie ist weg, sie sieht anders aus, sie lässt den Kopf hängen, ist vertrocknet usw. usw. Es ist völlig egal, in welcher Weise die Blume verändert ist. Jede Veränderung sagt aus, dass Sie bei Ihrer Energiearbeit irgendwann Ihre eigene Lebensenergie eingesetzt und dadurch für Ihr System verloren haben. Ein, zwei oder mehr Meridiane sind blockiert. Dass dies geschieht, ist nicht das Problem. Entscheidend ist, dass Sie merken, dass Sie eine Kontrollinstanz haben – nämlich Ihre Blume. Sie müssen Ihr Energiesystem wieder ins Gleichgewicht bringen und das Fehlende sozusagen wie bei einer Batterie aufladen. Wichtig ist auch, dass Sie Ihrer Wahrnehmung vertrauen.

6. Schritt: Halten Sie die Hände weiter auf dem Solarplexus, Zunge am Mundboden, Kiefergelenke entspannt. Lassen Sie den Atem frei strömen. Nun erinnern Sie sich: Wie sah die Blume aus, wie fühlte sie sich an? Sobald Sie das innere Bild, das Gefühl aktiviert haben, sind alle Meridiane wieder eingeschaltet und das Qi fließt wieder ungehindert in seinen Bahnen.

Der Geist, das Bewusstsein ist die oberste Instanz, die alles steuert. Deshalb können Sie mental Ihr Energiesystem wieder aufladen. Doch brauchen Sie dazu ein mentales Vehikel wie die Solarplexus-Blume, an der Sie jederzeit den energetischen Zustand Ihres gesamten Energiesystems „ablesen" können.

7. Schritt: Stellen Sie sich jetzt einen deutlichen AUS-Schalter vor. Sie ziehen gleichsam alle Antennen ein, bedienen einen Hebel oder eine Aus-Taste oder ziehen den Stecker aus der Steckdose. Ein Lämpchen verlöscht, es wird still. Wenn Sie den AUS-Schalter bedient haben, denken Sie oder sagen leise: Ich kehre zu 100 % ins Hier und Jetzt zurück.

Wir haben diese Übung in sieben Schritten in unsere moderne Sprache übertragen, aber sie ist uralt. Man hat zu Buddhas Zeit ein wenig andere Bilder benutzt, aber das Prinzip des bewussten Einschaltens auf eine höhere Energieebene, die Sorgfalt, über den Solarplexus sein eigenes Energiesystem zu stabilisieren und vor allem abzuschalten und wieder

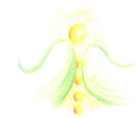

ein ganz normaler, gesunder Mensch im Alltag zu sein, ist seit 2500 Jahren lückenlos tradiert worden.

Das Ein- und Ausschalten ist die beste Übung, um sein Energiesystem zu schonen und ökonomisch mit seinen „Batterien" umzugehen. Menschen, die dauernd auf Empfang eingestellt sind, werden nicht nur wunderlich, weil sie überall etwas hören, fühlen, sehen usw., auch ihr Nervensystem leidet erheblich unter der Dauerbelastung. Der Wunsch, „offen zu sein", darf nicht verwechselt werden mit „dauernd eingeschaltet zu sein".
In der sensitiven Arbeit herrschen feinenergetische Verhältnisse auf hohem Level. Es gehört eine entsprechende Arbeitsethik dazu, das heißt, man fängt nicht aufs Gratewohl an und hört irgendwie auf, sondern es gibt eine Zeit, einen Ort und einen Grund, sich auf dieses Energieniveau zu begeben. Unsere Lehrer sagten stets:
„You have an appointment with the spirit world." Du triffst dich mit der geistigen Welt.

Die Solarplexus-Übung ist nicht nur für die Schulung der Hellsinne sinnvoll und notwendig. Immer dann, wenn wir besonders viel Energie benötigen, unterrichten, Menschen beraten, therapieren oder künstlerisch schaffend sind, sollten wir bewusst ein- und abschalten. Dann wachsen wir, um mal ein Bild aus den östlichen Schulungen zu verwenden, zu einem starken Bambusstamm heran, der sich selbst im Sturm behauptet. Der Solarplexus wird mit dem Wachstumsknoten des Bambusrohrs verglichen. Spirituelles Wachstum muss in jedem Schritt sicher und verlässlich sein. Selbst die kleinste energetische Übung bedarf dieser Voraussetzung.
Sie tun gut daran, weise mit sich umzugehen und jede Tätigkeit, die viel Energie von Ihnen verlangt, mit der Solarplexus-Übung einzurahmen. Haben Sie ein Geschäft, schalten sie morgens ein und nach Geschäftsschluss ab. Leiten Sie eine Schulklasse, schalten sie zu Beginn der Stunde ein und am Ende ab. Therapieren Sie, schalten Sie vor jedem Patienten ein und am Ende der Sitzung ab. Steht ein schwieriges Gespräch mit jemandem an, schalten sie vorher ein und danach ab. Wenn Sie das Prinzip begriffen haben, wird es zu Ihrer zweiten Natur, einzuschalten und vor allem abzuschalten. Die Übung sollte zur zweiten Natur werden, denn darauf baut die Qualität Ihrer sensitiven, medialen und heilerischen Gaben auf!

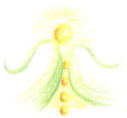

Alle Teilnehmer unserer Schulung bestätigen, dass sich ihr Leben um 100 % positiv verändert hat, seit sie gelernt haben abzuschalten, denn das ist die Basis von Gesundheit, von dem Gleichgewicht der Kräfte. Wer abschalten und loslassen kann, kann nicht chronisch krank werden. Eine chronische Krankheit ist hingegen ein Zeichen dafür, dass irgendwelche Themen immer eingeschaltet, präsent und unerlöst im eigentlichen Sinne sind. Das verbraucht Lebenskraft mit der Folge schleichender Schwäche. Immer auf Empfang zu sein, hat also gesundheitliche Folgen und das sollten wir ernst nehmen.

Solange wir noch ein Spielball unserer Emotionen sind, uns jede Kritik aus den Gleisen bringt, wir keine Gelassenheit und innere Zentriertheit erlangt haben, solange also der Solarplexus unkontrolliert agiert, entfaltet sich keine solide Sensitivität und Heilerkraft. Wir kennen viele kranke Heiler und kranke Medien. Macht es Sinn, durch eine solche Arbeit krank zu werden? Sicher nicht. Tom Johanson, einer der bedeutendsten englischen Heiler, sagte stets: Zuerst heile deinen Geist, dann jemand anderen.

Wir haben schon viele Menschen kennengelernt, die sich mit allen möglichen Yogatechniken zur (vermeintlichen) Öffnung von Cakras befasst haben und nichts als Frustration, Depression und negatives Denken entwickelt haben. Sie zäumen das Pferd von hinten auf. Sie melden sich zum Spitzenderby an und wissen gerade, wo beim Pferd Kopf und Schweif sind. Die Enttäuschung, dass die großartigen Übungen zur Bewusstseinsentfaltung nicht funktionieren, ist vorprogrammiert, denn dies hängt von den ersten Schritten ab. In den alten Schulungswegen werden alleine drei Jahre darauf verwendet, den Solarplexus mitsamt dem Atem zu beherrschen. Das ist nicht spektakulär und wird deshalb in den westlichen Adaptionen dieser Wege weggelassen. Man kann aber eher Übungen der 2. und 3. Stufe weglassen als die Grundübungen. Der Solarplexus ist immer die erste und letzte Instanz, auf der wir prüfen, wie wir mit unserem Energiehaushalt umgehen, ob wir unfreiwillig Energie haben abfließen lassen oder ob unerwünscht Energie eingeflossen ist oder ob wir stabil geblieben sind. Das ist das Ziel: Die Blume sollte zu Beginn und am Ende jeglicher Energiearbeit gleich aussehen und sich gleich anfühlen.

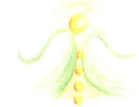

5.1.4 ERDUNGS-ÜBUNG

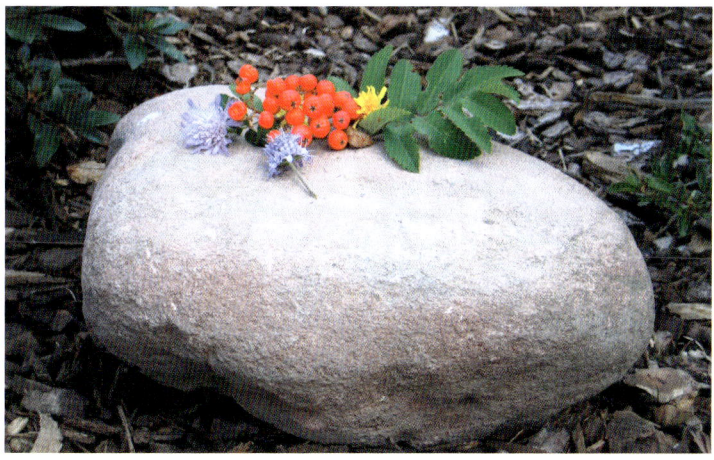

Abb. 8 Stein im Garten

Wir westlichen Menschen sind ständig „unter Dampf", wir tun uns schwer mit dem Loslassen und Abschalten. Darum setzen wir eine zweite Übung ein, die vor allem am Ende einer Energiearbeit Segen bringt und die Sorgfaltspflicht dem eigenen Energiesystem gegenüber erfüllt.

★ Stellen Sie sich aufrecht hin.
★ Achten Sie darauf, dass Ihre Zunge am Mundboden liegt und nicht am Gaumen klebt.
★ Halten Sie die Füße geschlossen und legen Sie locker die Arme an den Körper.
★ Stellen Sie sich vor, dass Sie ein Speicher von vielen Informationen sind, unter denen welche sind, die Sie jetzt loslassen wollen.
★ Stellen Sie Ihre Beine in eine leichte Grätsche und spreizen Sie die Arme seitlich ab.
★ Sagen Sie sich: „Mein Speicher ist nun geöffnet. Ich bin bereit alles loszulassen, was ich nicht brauche/was nicht zu mir gehört."
★ „Ich gebe alles an Mutter Erde ab, was ich nicht brauche/was nicht zu mir gehört."
★ Lassen Sie alles abfließen (Zunge am Mundboden, Kiefer locker!).
★ Wenn Sie eine Leichtigkeit spüren, stellen sie die Beine wieder zusammen, legen die Arme wieder an den Körper.
★ Sagen Sie sich: „Mein Speicher ist geschlossen. Ich bin wieder ganz im Hier und Jetzt und bereit, meinen Alltag energiestark zu leben."

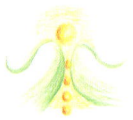

Immer wieder weisen wir darauf hin, die Zunge auf den Mundboden zu legen und die Kiefergelenke zu entspannen. Das heißt, die Zähne sollten nicht aufeinander beißen und schon gar nicht nachts knirschen. Die Kiefergelenke stehen für „Durchbeißen" und Willenskraft. Doch diese Kraft sollte aus der Mitte kommen und nicht unsere Zähne schädigen – was leider geschieht, wenn wir dauernd irgendetwas durchkauen und durchbeißen, was keine Nahrung ist. Das Absurde ist ja, dass wir in der Regel die Nahrung verschlingen statt gründlich zu kauen, aber emotionale Dinge dauernd durchkauen!

Offen sein für Neues, für höhere Energien, das bedarf der Fähigkeit zu staunen. Beim Staunen sind die Kieferngelenke entspannt, der Mund leicht geöffnet und die Zunge ganz natürlich am Mundboden. Die Lage der Zunge ist von enormer Bedeutung. Wieder müssen wir einmal kurz nach Osten schauen, wo seit Jahrtausenden in Bewusstseinsschulungen dem Atemströmen und dem Einsatz von Zungenpositionen große Aufmerksamkeit geschenkt wurde. Die Zunge ist ein Muskel, der dem Menschen zum schöpferischen Selbst-Ausdruck verhilft. Mit ihr können wir unzählige Laute in der Mundhöhle erzeugen, sprechen und singen. Das dazugehörige Energiezentrum ist das Kehl-Cakra, das physisch von der Schilddrüse gesteuert wird. Wenn wir in Betracht ziehen, dass heute mehr Menschen Schilddrüsen-Fehlfunktionen haben als eine gesunde Schilddrüse, sollte das nachdenklich stimmen. Die Natur hat gerade die Schilddrüse mit enormen Kräften ausgestattet, weil sie ja in der Lage sein soll, das optimal zu versorgen, was ein Mensch zu sagen hat, was sein Innerstes bewegt, was er schöpferisch vom Denken und Fühlen zum Handeln führt. Hinter ihr steht ein grandioses Hormonsystem. Und alles beginnt mit der Zunge. Die wichtigste Position ist am Mundboden; das ist der Ausgangspunkt mit der Botschaft: In der Ruhe liegt die Kraft und aus der Ruhe kommt die Kraft. Von der Spannung können wir niemals in höhere Energieebenen wechseln ohne Einbuße der eigenen Lebensenergie, denn Spannung verbraucht Energie.
Die Zunge am Mundboden hat aber nicht nur eine tief greifende Wirkung auf die Schilddrüse und damit auf das Kehl-Cakra. Sie steuert die Spannung der Bauchmuskulatur und der Atemqualität.

Machen Sie dazu mal ein kleines Experiment:
★ Setzen Sie sich auf einen Stuhl, ohne sich anzulehnen.
★ Spüren Sie die Sitzbeinhöcker.
★ Legen Sie vorne eine Hand auf den Oberbauch (Solarplexus) und den

Handrücken der anderen Hand gegenüber auf den Rücken (Lenden-wirbelbereich).
* Die Zunge ist am Mundboden, der Kiefer entspannt.
* Lassen Sie den Atem ein paar Male ein- und ausströmen.
* Legen Sie nun die Zunge oben an den Gaumen und lassen weiter den Atemstrom fließen.
* Spüren Sie die feine Veränderung vorne und hinten, wo Ihre Hände sind.
* Nun legen Sie die Zunge wieder auf den Mundboden.
* Spüren sie, wie der Atem sofort tiefer wird und sich Bauch und Rük-ken entspannen.

Das ist eine einfache uralte Übung, die Ihnen hoffentlich vermittelt hat, welche Qualität die entspannte Haltung hat und wie stark daran die Zunge beteiligt wird. Mit dieser Mund- Bauchbeziehung ist eine eben-falls uralte Meditationsübung verbunden, die jeder täglich mehrmals ausführen kann und sollte:

* Halten Sie für 30 – 45 Sekunden (!) inne, wo immer Sie gerade sitzen oder stehen.
* Spüren Sie, wo Ihre Zunge ist (sicher am Gaumen!). Legen Sie sie be-wusst auf den Mundboden und entspannen die Kiefergelenke (die Zähne waren sicher wieder aufeinander!).
* Lauschen Sie nach innen: „Wo bin ich, was tue ich?"
* Lassen Sie den Atem frei strömen und folgen Sie dem Ein- und Aus-atmen.

Diese Aufmerksamkeitsübung ist zugleich eine Erdungsübung, denn Sie sind sofort wieder in Ihrer Mitte versammelt, ziehen für einen Moment Ihre Antennen ein und tun das Wichtigste, nämlich den Atem frei fließen lassen. Gewiss, 45 Sekunden können lang sein. Doch wer dafür keine Zeit erschafft, sollte auch keine Medial- und Heilerschulung an-streben.
So sei denn abschließend noch einmal gesagt:
Spirituelles Wachstum als großes Ziel setzt voraus, dass wir liebevoll und sorgfältig mit unserem eigenen Energiesystem umgehen lernen. Erst müssen wir bei uns selbst zu Hause sein, ehe wir andere Realitäten und Energieebenen besuchen und unbeschadet wieder von dort zurückkeh-ren können.

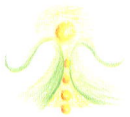

5.1.5 Übungen für die ätherische Ebene

Was in den esoterischen Wissenschaften als das fünfte Element „Äther"
bezeichnet wird, nennen wir modern „morphogenetisches Feld". Es ist
die energetische Instanz, die die Bildekräfte für die Materialisierung unseres Organismus bereitstellt und alle Informationen enthält, wie ein
menschlicher Organismus gemeint ist. Im Folgenden wollen wir vom
„Ätherfeld" sprechen. Die sensitiven Übungen in diesem Energiefeld
dienen vor allem der Hellfühligkeit. Dadurch wird auch die Grundvoraussetzung zum Geistigen Heilen geschaffen.
Die meisten Übungen werden zu zweit ausgeführt. Dabei unterscheiden
wir eine aktive Person A und eine passive Person B, die ihre Rollen nach
abgeschlossener Übung tauschen. Bei allen Übungen werden grundsätzlich alle fünf Sinne eingesetzt. Manche Menschen können sich weder
Farben oder Bilder vorstellen, andere können ihre Ohren schlecht einsetzen, wieder andere haben Mühe, etwas zu spüren. Das macht nichts.
Jeder bringt andere Voraussetzungen mit, und deshalb setzt man stets
alle Sinne ein, damit die schwächeren trainiert und die stärkeren gefördert werden. Der Einsatz aller Sinne fördert zugleich die Toleranz und
Flexibilität.

Grundsätzlich gilt:
Wer aktiv arbeitet, schaltet ein, kontrolliert seinen Solarplexus, ehe mit
der Übung begonnen wird. Dann folgt die Übung. Am Ende der Übung
„schaut" der Übende auf seinen Solarplexus, korrigiert eventuell das
Bild oder Gefühl der Blume und schaltet ab. Dann wechseln die Partner
und führen die gleiche Übung durch. Das hat den Vorteil, dass jeder mal
aktiv wahrnehmend ist und eine Rückmeldung für seine Wahrnehmung
bekommt und jeder auch mal eine Botschaft empfängt und das Recht
hat, die Wahrnehmung anzunehmen oder auch nicht. Es gibt kein „Du
hast, du musst, du sollst", sondern wir formulieren unsere Wahrnehmung positiv und fragen, ob die Botschaft Sinn macht/verstanden
wird/annehmbar ist.

Merke:
In der Medial- und Heilerschulung entfällt jede Form der
Diagnose und Prognose.

1. *Übung* Vermuten – Wahrnehmen

Sie arbeiten zu zweit und sitzen sich gegenüber. A ist aktiv, B ist passiv. Einschalten, Solarplexus kontrollieren.

Der erste Teil der Übung besteht darin, dass Sie Vermutungen über Person B anstellen. Sie können alles vermuten, was Sie wollen. Wenn Ihnen nichts mehr einfällt, fragen Sie Ihr Gegenüber, was von Ihren Vermutungen stimmt und was nicht.

Dann folgt der zweite Übungsteil, in dem Sie versuchen, etwas mit allen Sinnen von B wahrzunehmen. Sie verlassen sich auf den ersten Eindruck, was Ihnen über Ohren, Augen, Gefühl, Geruch und Geschmack in den Sinn kommt, sagen alles, was Sie wahrnehmen und fragen dann Person B, was sie davon annehmen kann und was nicht. Ist das Feedback abgeschlossen, schauen Sie als erstes auf Ihren Solarplexus, harmonisieren ihn, wenn nötig, und SCHALTEN AB.

Nun tauschen Sie die Rollen: Person B ist aktiv, Person A passiv.

Der Sinn der Übung:

Sie werden feststellen, dass es weiche Übergänge zwischen Vermutung und Wahrnehmung gibt, dass Ihre Menschenkenntnis bei der Vermutung viele „Treffer" einbringen mag und dass es schwierig ist, seinem ersten Eindruck zu vertrauen. Die Übung hat den Zweck, erst einmal den Unterschied zwischen beiden Arten, einen Menschen auf sich wirken zu lassen, herauszufinden. Es ist auch eine Anfangsübung, um sich den Ebenenwechsel klarzumachen. Solange ich noch auf der Ebene der Vermutung wirke, kann ich mein psychologisches Wissen und Können anwenden. Das hat seinen Wert und seinen Platz. Es hat jedoch nichts mit Sensitivität zu tun, denn hier ist jedes Psychologisieren und Raten eher hinderlich. Es wird auch bewusst in dieser Übung nicht weiter erklärt, wie der Wahrnehmungsvorgang zu verstehen ist. Man soll ganz unvoreingenommen versuchen, über die fünf Sinne den Partner wahrzunehmen. Er oder sie „zeigt" nur soviel in diesem Moment, wie dem Energiesystem zuträglich ist und der oder die Übende kann nur soviel wahrnehmen, wie einerseits das Gegenüber zulässt und andererseits die eigenen Sinne wahrzunehmen vermögen. Das Wichtigste ist sicher, über diese einfache Einstiegsübung den Zugang zur eigenen Bilder-, Farben- und Symbolwelt zu gewinnen. Was man empfindet, verwandelt sich vielleicht in eine Farbe oder in ein Bild, was man als Bild empfängt, drückt sich vielleicht als ein Gefühl aus usw. Unsere Hellsinne sind immer ver-

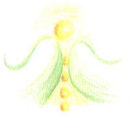

netzt und suchen sich viele Ausdrucksmöglichkeiten. Dieser Verfeine-
rungsprozess bedarf nur des Übens.

2. *Übung*   Sich einschwingen in einen Menschen

Sie arbeiten zu zweit, sitzen sich gegenüber. Person A hält die Handflächen nach oben und ist aktiv. Person B ist passiv und legt ihre Hände in
die Handflächen von Person A.
Einschalten, Solarplexus prüfen.

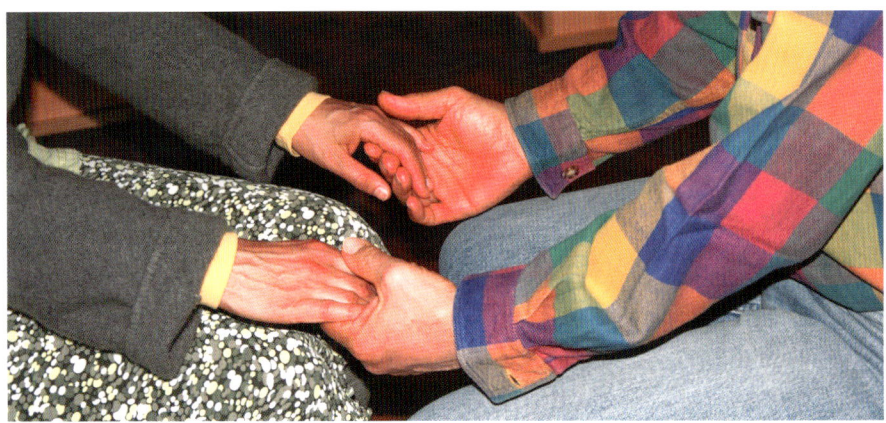

Abb. 9 Heilerübung zu zweit

Person A versucht, über die Hände etwas von Person B wahrzunehmen:
wie es ihr momentan geht, was sie bewegt usw. Es ist nicht erlaubt,
Hiobsbotschaften, Krankheiten oder sonstige Schwächen kundzutun.
Selbstverständlich können Sie Peron B sagen, wenn Sie Bedrückung,
Trauer, Frustration wahrnehmen. Aber Sie sollten die richtigen Worte
finden, um diese Emotionen nicht unnötig zu verstärken. Ihr Gegenüber
sollte sich angenommen und verstanden fühlen. Die Wahrnehmung
wendet sich den positiven Potenzialen zu, denn aus ihnen schöpft der
Mensch die Kraft, um Bedrückung, Trauer oder Krisenzeiten zu überwinden.
Hat Person B ihr Feedback gegeben, kontrollieren Sie Ihren Solarplexus, wenn nötig, harmonisieren Sie ihn und SCHALTEN AB. Nun
werden die Rollen getauscht.

Der Sinn der Übung:
Verständlicherweise freuen wir uns, wenn wir etwas wahrnehmen, was

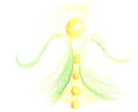

stimmt. Und wir sind alle Meister darin, beim Gegenüber die Schwachpunkte aufzudecken. Das ist allerdings keine Kunst, und es wäre reine Zeit- und Energieverschwendung, wollten wir die Sinne dahingehend verfeinern. Diese Anfängerübung dient dazu, durch den Schleier der Schwächen hindurchzuschauen und die Fähigkeiten eines Menschen wahrzunehmen, um die Schwächen zu überwinden. Das fällt uns allen schwer, aber wenn wir es schaffen, ist es für uns selbst eine große Bereicherung. Es stimmt uns so positiv wie den Menschen, in dessen physischer Aura wir wahrnehmen.

Wir sind so sehr an das Schwarz-Weiß-Denken gewöhnt, dass wir meinen, wir würden bei dieser Übung versuchen, alles durch eine rosafarbene Brille oder gemäßigt sehen oder verharmlosen. Am Anfang kommt es einem tatsächlich so vor. Aber diese einfachen Übungen haben einen ungeheuren Tiefgang, der sich einem erst allmählich erschließt.

Sagen Sie offen und ehrlich, was Sie wahrnehmen. Wenn es etwas wie Frustration, Trauer oder mangelnde Freude usw. ist, so erspüren Sie GLEICHZEITIG, welches Potenzial die Person mitbringt, um mit diesen schwierigen Emotionen umzugehen und hernach, was Sie von diesen Emotionen wahrgenommen haben.

Hier ein Beispiel aus einer medialen Lebensberatung : [2]

Da sitzt eine Dame vor mir, die mit Mühe ihre Fassung bewahrt; ihr ganzes Energiefeld ist eine einzige Trauer. Aber sie weint nicht, sie möchte sich vor mir keine Blöße geben. Welche Stärke legt diese Dame an den Tag, nicht ihr Leid hinauszuschreien?! Ich berühre ihre Hände und nehme als erstes ein großes Herz wahr, also einen Menschen, der mehr für andere tut und zuletzt an sich selbst denkt. Ich könnte das einfach mit dem Begriff „Helfersyndrom" abtun. Aber wurde es den Schmerz dieses Menschen lindern? Deshalb wende ich mich zuerst der Wahrnehmung ihrer positiven Potenziale zu und sage: „Ich spüre bei Ihnen eine große Durchhaltekraft, die Fähigkeit, Dinge bis zum Ende durchzustehen, ich habe bei Ihnen den Eindruck einer starken Persönlichkeit. Kann es sein, dass Sie diese Gaben in der letzten Zeit intensiv einsetzen mussten?" Die Dame bestätigt das. Ich fahre fort: „Ich nehme im Augenblick eine große Traurigkeit wahr, als wenn etwas über Ihre Kräfte gegangen wäre." Auch das bestätigt die Klientin. Ich schaue nun auf die Kräfte und Ressourcen, die ihr zur Verfügung stehen, um aus der Situation wieder herauszukommen und die Trauer zu überwinden. Dabei entdecke ich bunte Farben, die sich wie ein Schal um den Hals legen. Ich sage: „Um Ihren Hals flattern bunte

² Beispiel von Rosina Sonnenschmidt

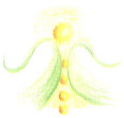

Tücher; sie vermitteln mir die Botschaft, dass Sie gerne mit Farben umgehen. Haben sie schon mal gemalt oder sonst wie Farben eingesetzt?" Die Dame bestätigt lächelnd, dass sie sich vor dem traurigen Ereignis gerne farbenfroh gekleidet habe und malen würde sie auch gerne, aber im Moment .... Ich fahre mit der Wahrnehmung fort und empfange das Bild von einer wunderschönen Vase mit Tulpen und Osterglocken, zu einem attraktiven Strauß vereint. Mit dem Bild kommt zugleich das Gefühl von Leichtigkeit, wie wenn etwas Bedrückendes weggeweht würde und die Assoziation der Blühzeit von Tulpen und Narzissen, also April. Ich teile der Dame diese Wahrnehmungen mit: „Ich nehme den nächsten April wahr, der viel mehr Leichtigkeit bringt. Es kommen wieder Farben in Ihr Leben. Sicher, im Moment heißt es noch dies und das zu erledigen und zu überdenken. Aber schauen Sie nach vorne. Versuchen Sie ein Bild zu malen, das schon alles enthält, was Sie nach der Überwindung der Krise wieder tun und sein möchten. Sie haben die Kraft und das Potenzial. Können sie diese Botschaften annehmen?"

Die Klientin fühlt sich verstanden, getröstet und hoffnungsvoll. Sie gibt mir drei Monate später im April eine Rückmeldung: Sie hatte vier Bilder gemalt und Trost darin gefunden. Sie hatte ein paar unangenehme Dinge mit einem Menschen geklärt und war stolz darauf, ihm so stark entgegen getreten zu sein. Nun war April und in Erinnerung an das Bild, das ich wahrgenommen hatten, gestaltete sie tatsächlich einen bunten Blumenstrauß aus Tulpen und Osterglocken in ihrer Lieblingsvase.

Es geht keinesfalls darum, mit den eigenen Wahrnehmungen hinter dem Berg zu halten – je präziser, um so besser – doch muss uns in jeder Minute der sensitiven Arbeit klar sein, dass vor uns ein Mensch sitzt mit einer Geschichte, mit einer aktuellen Verfassung und keine Maschine, die wir auseinanderpflücken. Jeder von uns möchte angenommen, geliebt, gewürdigt sein, auch in der Übung!

Für die aktive Person in dieser Übung geht es somit einerseits um deutliche Wahrnehmung mittels des Händekontakts und andererseits um die Entwicklung der Fähigkeit, die Wahrnehmung so zu formulieren, zu dosieren und herüberzubringen, dass es Person B besser geht als vorher – auch wenn gar keine schwerwiegenden Probleme anstehen!

MERKE: SENSITIVE ARBEIT IST HEILERARBEIT.

3. *Übung* Senden – Empfangen

Diese Übung findet ebenfalls zu zweit statt. Doch jetzt arbeiten beide Personen gleichzeitig, weshalb auch beide einschalten, den Solarplexus anschauen und mit der Arbeit beginnen. Die folgende Abbildung hilft die Übung zu erklären:

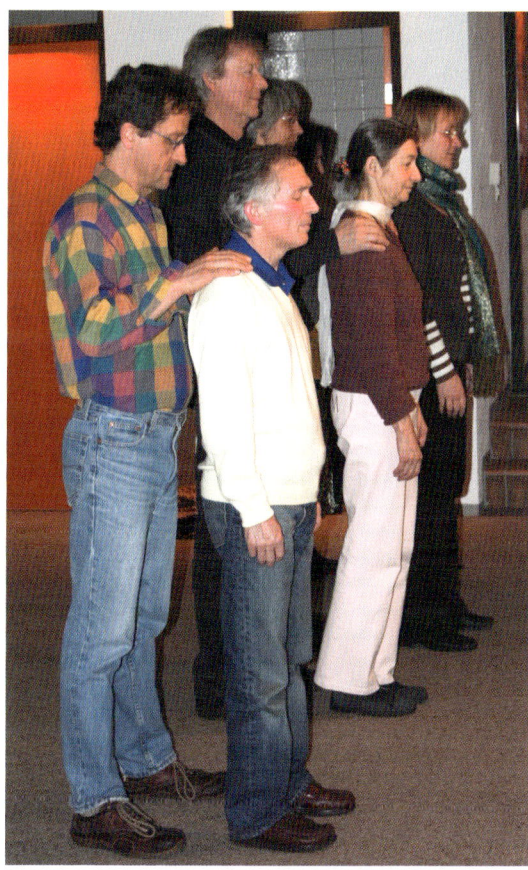

Abb. 10 Sender und Empfangen

Die Übung besteht aus zwei Teilen. Der erste Teil beinhaltet, dass die stehende Person A über die Hände in das Ätherfeld der sitzenden Person B hineinspürt und Person B spürt, was von A zu ihr herüberkommt. Wir schalten bei dieser Übung bewusst den Sehsinn aus. Am Ende dieser Phase, in der es um den ersten Eindruck geht, tauschen sich beide Partner aus.

Dann folgt der zweite Teil der Übung, die Entfaltung der Heilerfähigkeit. Die Personen werden getauscht, es bilden sich also neue Paare. Die sitzende Person ist in der Rolle eines Klienten, denkt an nichts Spezielles, sondern ist nur offen für den Empfang von Heilenergie. Person A legt wieder die Hände auf die Schulter von Person B, spürt ins Energiefeld von A. Sobald der Eindruck entsteht: „Hier könnte etwas mehr Energie sein", sendet Person A, was immer sie im Moment senden möchte: Liebe, ein gutes Gefühl, eine Farbe, ein Bild, einen Klang – was auch immer. Wenn der Heilstrom schwächer wird, wird die Heilungssitzung beendet und beide Partner tauschen sich aus. Person B sagt, was sie empfunden/wahrgenommen hat und wie es ihr in der Sitzung ergangen ist. Person A beschreibt, was sie gesendet hat

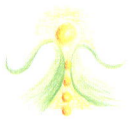

und wie es ihr beim Senden von Heilenergie ergangen ist.
Beiden sollte es besser gehen als vorher, denn es gibt kein Senden ohne
Empfangen!

Es ist nicht wichtig, dass Person B genau das wahrnimmt, was Person A
gesendet hat, aber es sollte ein Wohlgefühl aufkommen. So einfach das
klingt, so schwer fällt es manchen Menschen, ihr Ego aus der Übung her-
auszulassen. Wir modernen Menschen manipulieren für unser Leben
gern, denn das gibt ein Gefühl von Wichtigkeit und Macht. Das sind
menschliche Untugenden, die wir nicht vermeiden, aber disziplinieren
können – durch Üben, Üben, Üben. Nur das verwandelt und erschließt
einem den tieferen Sinn auch einer solch einfachen Übung.

4. *Übung* Das Ätherfeld scannen und Heilenergie fließen lassen

Die menschlichen Hände sind ein Wunderwerk, nicht nur physisch, son-
dern auch als Fühlorgane und Sender von Heilenergie. Wie leicht die
Energie fließt, hängt allerdings von der Flexibilität und Lockerheit der
Handgelenke ab. Sie haben einen direkten Draht zum Gehirn bzw. zum
Bewusstsein eines sensitiven Menschen. Ist das Bewusstsein mit zu vielen Verboten, dogmatischen Glaubenssätzen, emotionalen Problemen,
Sorgen, Intoleranz oder sonstigen unerledigten Konflikten belastet,
zeigt sich das an der Steifheit der Handgelenke. Wie oben so unten!
Heilenergie ist freie Energie und entspringt einem Freigeist. Sie verträgt
keine Einschränkung oder Einengung. Mit dem Loslassen und Erledigen belastender Faktoren wächst proportional sowohl die Qualität als
auch die Intensität der Heilenergie.
Diese Basisübung hilft, einen Anfang zu machen:

Sie arbeiten zu zweit. Person A ist aktiv, Person B ist passiv.
Jetzt gilt für beide Partner: Einschalten, Solarplexus kontrollieren.

Sie benutzen eine Hand oder beide Hände wie einen Scanner; Sie fahren
im Abstand von ca. 20 cm langsam über den Kopfbereich, den Rumpf
und die Extremitäten und achten auf Ihre Wahrnehmungen in der
Hand. Das kann ein Kälte- oder Hitzegefühl, Kribbeln, leichtes Ziehen,
Stechen oder eine punktuelle Empfindung in der Hand sein. Versuchen
Sie, ohne Bewertung oder gar diagnostische Absicht nur Ihre Empfindungen zu verstehen und einzuordnen. Die Übung dient dazu, dass Sie

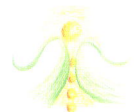

die Dreidimensionalität und Beweglichkeit eines Energiefeldes spüren. Es gleicht der Topographie einer Landschaft mit Bergen und Tälern, feuchten, warmen, trockenen oder kühlen Zonen. Nur dass Sie die feinen Unterschiede nicht sehen, sondern fühlen. Sie erschaffen sich, wenn Sie diese sensitive Übung öfter ausführen, eine Art sensitive Handnomenklatur, das heißt, ein System von Empfindungs- und Wahrnehmungsmustern, das Ihnen im Laufe der Zeit genau signalisiert, wie Sie hellfühlen.

Diese Übung ist anstrengend und verlangt eine besonders sorgfältige Prüfung Ihres Solarplexus und das sorgfältige Abschalten.

Natürlich bekommen Sie ein Gefühl für Energiestärke und Energieschwäche. Aber darüber müssen wir uns nicht aufhalten. Kein Mensch ist in vollkommener Balance. Uns interessiert als Heiler nicht, ob jemand diese Schwäche schon länger hat oder ob es eine momentane Verfassung ist. Sobald unsere Hände den Eindruck erwecken, hier in dieser Region könnte mehr Energieausgleich sein, lassen wir Heilenergie fließen. Stellen Sie sich vor, wie aus der Handmitte gleich einem Laserstrahl Energie für den Ausgleich bereitgestellt wird. Der „Laser" kann farbig sein. Sie können aber auch ein Gefühl oder einen positiven Gedanken senden, die Hände sind die Leiter und Energieträger. Die Heilenergie muss nicht gelenkt werden. Sie ist von höchster Intelligenz und fließt dorthin, wo sie gebraucht wird. Dennoch ist es wichtig, dass wir von dem

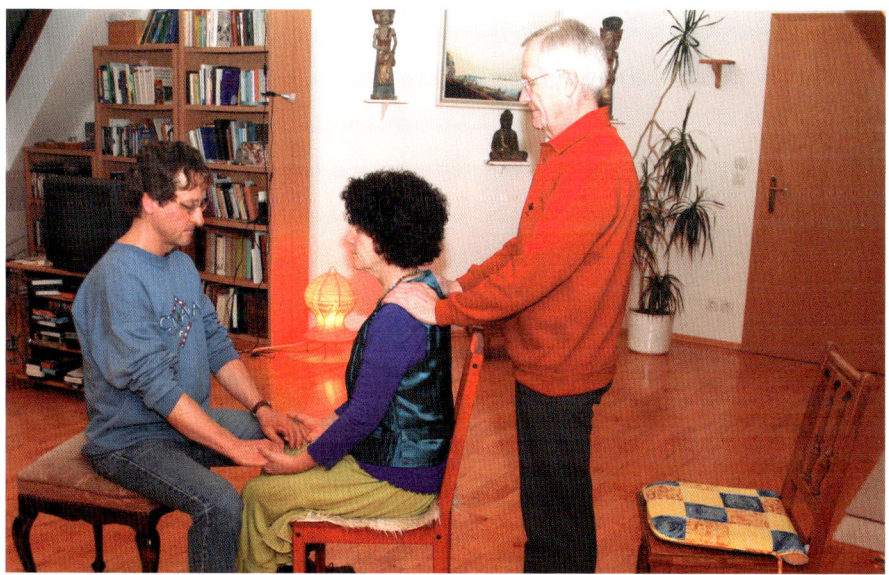

Abb. 11 Heilungsübung zu dritt

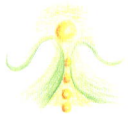

Ort oder der Zone ausgehen, wo wir den Mangel an Ausgleich gespürt haben. Alles Weitere liegt nicht in unserer Hand.

Sobald Sie das Gefühl haben, dass nichts mehr fließt, beenden Sie die Übung. Nun tauschen Sie sich aus, teilen mit, was Sie wo gespürt haben und hören, wie es Person B dabei ergangen ist und was sie gespürt hat. Dann wechseln Sie die Rollen. Ist auch diese Übungsrunde fertig, schauen Sie beide auf Ihren Solarplexus, korrigieren oder harmonisieren ihn, falls nötig und schalten beide ab.

5. *Übung* Professionelle Heilerarbeit

Diese Übung zieht sich durch die gesamte Schulung und hilft, alle möglichen Grade der Heilerqualität zu erreichen. Die Übung wird zu dritt ausgeführt. Zwei Heiler arbeiten mit einem potenziellen Klienten, später auch Patienten.

Der Energiefluss geht durch den Klienten und weiter zu dem zweiten Heiler, der vor dem Klienten sitzt. Dieser zweite Heiler lässt ebenfalls Energie zum Klienten fließen, doch kommt ihm in dieser Übung noch eine zweite wichtige Bedeutung zu: Er hat sowohl den Klienten als auch den ersten Heiler in seinem Blickfeld, so dass eine Art „Schleife" entsteht.

Er sieht, wie es dem Klienten geht, ob eventuell die Heilenergie zu lange oder zu intensiv fließt und kann deshalb die gesamte Heilungssitzung bei Bedarf steuern.

Für den Klienten ist diese Art der Heilungssitzung sehr intensiv und vermittelt große Sicherheit. Er oder sie wird ja von zwei Heilern gehalten und mit Energie versorgt.

Die Übung enthält auch ein kleines Ritual:

Die Personen A und B sind die Heiler, Person C der Klient. A, B und C schalten ein, spüren in den Solarplexus. Person A steht hinter dem Klienten und sendet mental zuerst ein kleines Gebet bzw. eine Bitte um Heilenergie, auf dass sie fließen möge und alle förderlichen Energien für den Klienten bereitstehen. Dann legt A die Hände sanft auf die Schulter von C, spürt ins Energiefeld und lässt dann die Heilenergie fließen mit der Gewissheit, dass sie dorthin gelangt, wo sie gebraucht wird.

Person B sitzt vor dem Klienten und hält die Hände. Sie hilft mit, dass

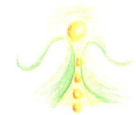

die Heilenergie kreist und in Fluss bleibt. Sie schaut ab und zu auch, wie es Person C geht.

Hat Person A den Eindruck, dass der Energiestrom schwächer wird, beendet sie die Heilungssitzung, indem sie die Hände von den Schultern des Klienten nimmt, sich mit gefalteten Händen verneigt und einen Schritt zurücktritt. Das ist das Zeichen für das Ende der Heilungssitzung.

Nun tauschen sie sich zu dritt aus und wechseln die Rollen, so dass jeder mal hinten steht, vorne sitzt und Klient ist. Sind diese drei Übungsrunden beendet, schauen alle drei Personen auf ihren Solarplexus, harmonisieren ihn wenn nötig und schalten ab.

Diese kleine Auswahl von Übungen, die bevorzugt das Hellfühlen im Ätherfeld schulen, mag ausreichen, um einen Eindruck zu gewinnen.

5.2 Übungen für die emotionale oder astrale Ebene

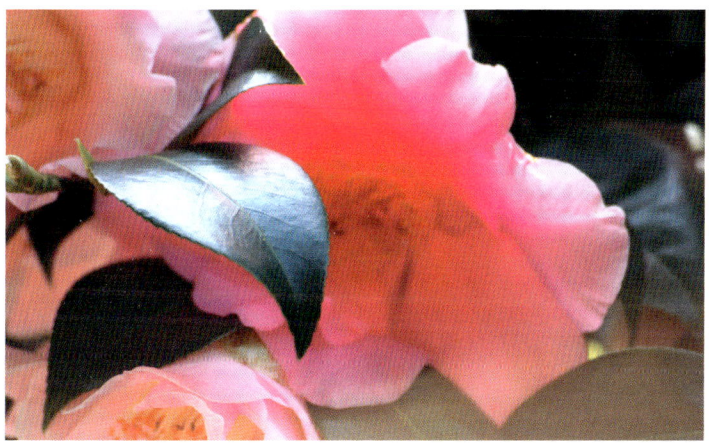

Abb. 12 Kamelienblüte

Während man mit moderner Technologie das Ätherfeld des menschlichen Organismus sichtbar machen kann, ist das Fluidum der emotionalen Aura oder des Astralfeldes zu fein. Die verschiedenen Schichten und Dichten der Aura sind nicht scharf voneinander getrennt, denn alles schwingt und ist in ständiger rhythmischer Bewegung. Deshalb schwingen selbstverständlich emotionale Anteile der Aura auch in das Ätherfeld und umgekehrt können wir im Emotionalfeld Hinweise auf physi-

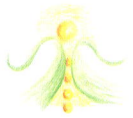

sche Bedingungen wahrnehmen. Dennoch gibt es in jeder Schicht der Aura Konzentrationen und Schwerpunkte, die es dem Übenden ermöglichen zu unterscheiden, wo er oder sie wahrnimmt. Das Fluidum des Astralfeldes bewegt sich rhythmisch, es pulsiert und lässt sich am leichtesten in Farben und Klänge umsetzen. Es verändert sich insofern schnell, als es auf momentane Gemütszustände reagiert. Aber es beherbergt auch Potenziale, die Zeit zur Reifung und Verwirklichung benötigen. Diese Informationen kann man nur sensitiv wahrnehmen und nicht durch Apparate (Aurakameras) sichtbar machen. Aber man kann die Wahrnehmungen in Farben umsetzen und das ist die Hauptaufgabe der sensitiven Arbeit im Astralfeld. Erfahrungsgemäß bereiten die „Aura-Übungen" am meisten Freude, weil sie spielerisch sind und den künstlerischen Ausdruck in allen Graden fördern.

Allen Übungen sind folgende Merkmale gemeinsam:

1. Sensitive Sinneseindrücke werden in Formen (Strukturen) und Farben umgesetzt, das heißt gezeichnet und gemalt.
2. Die farbigen und strukturierten Gemälde können zwei- und dreidimensional (bemalte Papierfläche, gefaltetes, geknicktes Papier) sein.
3. Es wird aus der farbigen Vorlage sensitiv „gelesen".
4. Die Farben werden sensitiv gedeutet, nicht farbpsychologisch.

Dieser letzte Punkt ist zwiespältig, weil es sehr wohl sinnvoll ist, etwas von Farben zu verstehen. Es ist einerseits wichtig, die polaren Kräfte der Farben zu kennen und andererseits dieses Wissen völlig zurückzustellen, wenn es um das Lesen in der emotionalen Aura geht. Das heißt zum Beispiel: Es ist gut zu wissen, was Gelb theoretisch alles bedeuten kann, aber wenn man es wahrnimmt in jemandes emotionaler Aura bzw. auf einem gemalten Bild, zählt nur der momentane, praktische Eindruck, was dieses Gelb im Verbund mit den übrigen Farben ausdrückt. Eine Farbenlehre ist somit wichtig, legt jedoch den Schwerpunkt auf die einzelnen Farben. Diese Flexibilität zwischen Wissen und Wahrnehmen braucht viel Übung.

Noch ein Wort zur Wahrnehmung:
Die meisten Menschen meinen, man müsse eine Aura mit den physischen Augen sehen, also hellsichtig sein, um in ihr zu „lesen". Es ist aber so, dass zuerst die Hellfühligkeit entwickelt wird, so wie wir das bei den Übungen im Ätherfeld kennengelernt haben. Die Hellfühligkeit ist die

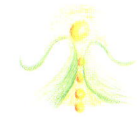

Basis aller anderen Hellsinne. Das „Sehen" der Aura ist die Fähigkeit, mit den inneren Augen wahrzunehmen und dies durch Farben sichtbar zu machen.

Ein weiterer Punkt ist in diesem Zusammenhang von Bedeutung: die Bewertung von Farben. Es gibt genügend Bücher, die hier mehr Unheil angerichtet als die Sensitivität gefördert haben. Nach diesen einfachen Mustern sollte ein spiritueller Mensch möglichst viel Violett und wenig Rot in der Aura haben, weil Violett als spirituelle Farbe gilt, Rot dagegen als Ausdruck von Sexualität, Triebhaftigkeit und Aggression. Menschen, die sich bestimmten religiösen Richtungen verschreiben, tragen demonstrativ spirituelle Farben, ob Orange, Weiß, Lila oder Schwarz. Wer sich als „spiritueller Heiler" bekannt macht, sagt, er habe die „typischen Heilerfarben" Orange und Grün in der Aura usw. Das sind Glaubenssätze und naive Vorstellungen. Jede Farbe ist eine Heilfarbe. Jeder Mensch ist ein lebender Regenbogen. Jede Farbe hat Stärken und Schwächen, so wie Sie Stärken und Schwächen haben. Man schult sich als Medium nicht jahrzehntelang, um Ihre Schwächen aufzudecken, weil Schwächen nur momentane Abschattierungen Ihrer Stärken sind. Jede Farbe bzw. Energie, die Sie leben, ist Ihre Heilfarbe. Natürlich gibt es Heilfarben auch in dem Sinne, dass sie vielleicht ein bestimmtes Heilertalent mitbringen, doch spielt hierbei eine Rolle, wo welche Farbe in welchem Verbund mit anderen Farben in Ihrer Aura schwingt und für welche Art des Heilens Sie begabt sind, ob für Mensch, Tier oder Pflanze. Jeder bringt ein bestimmtes Potenzial an Heilungskräften mit, um zuerst einmal sich selbst heilen zu können. Das sind die Selbstheilungsenergien. Dann gibt es eine Extraenergie, um andere heilen zu können. Ihre Qualität ist entscheidend, nicht ihre Farbe.

Zusammenfassend ist also zu sagen: Alle Farben sind wichtig, alle Farben können Stärken und Schwächen ausdrücken. Was sie für einen Menschen bedeuten, hängt von ihrer Position im Energiefeld und von ihrem Verbund mit anderen energetischen Impulsen = Farben ab. Wer in einer Aura „liest" und seine Eindrücke in Farben umsetzt, muss genau wissen, in welcher Ebene der dreidimensionalen, äußerst beweglichen Energiekörper er oder sie wahrnimmt, welche Farben stabil, welche flüchtig sind, welche zum Charakter bzw. Potenzial eines Menschen gehören, welche vorübergehende Emotionen widerspiegeln, welche Informationen der Gegenwart, der Vergangenheit und der Zukunft angehören. Das bedarf vielen Übens und eines Übungspartners, der einem eine Rückmeldung geben kann. Nur so wachsen Sicherheit, Zuversicht und Klar-

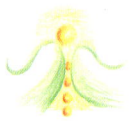

heit der Wahrnehmungen. Ohne Feedbackpartner entschweben wir allzu leicht in die nebulösen Gefilde der Einbildung und des Wunschdenkens.

5.2.1 EINE KLEINE FARBENLEHRE FÜR DIE SENSITIVE DEUTUNG

Rot

Diese Lebensfarbe steht für die größte Dynamik, für Lebensenergie, Selbstbewusstsein, Spannkraft, Emotionalität, gesunde Aggression, Tatkraft. Es ist die Signalfarbe „Achtung!" und „Hier bin ich!" Das Immunsystem hat Resonanz zu der Farbe Rot der Frequenz 633 nm (Nanometer): „Ich bin immun gegen..." Hinter Rot kann sich niemand verstecken, Rot will sich zeigen und drückt Willensstärke aus. Ferner bedeutet Rot im Energiefeld Sinnlichkeit, Neugier, Entdeckergeist, Pioniergeist, das Ausleben von Schaffenwollen und Geschaffenem, Lebensfreude, Stimulation, Sexualität im Sinne von schöpferischem Grundpotenzial und körperlicher Sexualität im Sinne von Erotik, die Fähigkeit des Zorns, Verantwortung zu tragen, Selbstdarstellung und Begeisterung.

Ist das Rot blass oder starr oder wirkt dumpf und fest, so zeigen sich darin die unerlösten, stagnierenden Kräfte von Destruktivität, Egoismus, Wut, unkontrollierten Gefühlsausbrüchen, Machthunger, Begierde, Brutalität. Rot steht in seiner erlösten Form für Stabilität, wird es geschwächt, dann wird es labil, unberechenbar, lustlos, freudlos und sogar verantwortungslos.

Nehmen Sie die Farbe Rot als schwer, starr oder von einem Grauschleier überzogen wahr, so sind das zwar Zeichen der Schwächung, doch ist es wichtig, darin die Stärken von Rot zu erkennen. Das heißt: Sie sollten vor allem die Stärken von Rot kennen und die Abweichungen davon in zweiter Linie, weil die Abweichungen wesentlich variabler sind als die latenten Potenziale.

Die wichtigsten Lernbereiche der Energie Rot sind: Rücksicht, Einfühlungsvermögen und Verantwortung.

Orange

Diese Farbe ist die wichtigste Quelle der Selbstheilungskräfte und die Heilfarbe par excellence, weil sie milder ist als Rot und ihre Vitalität sich auf weite Gebiete der Kreativität erstreckt. Je nachdem, wo Orange

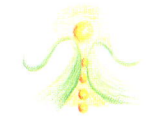

wahrgenommen wird, spielen künstlerische Neigungen hinein, die die Heilung beflügeln oder heilerische Neigungen, die die Kunst beflügeln. Orange ist die Farbe des Mitgefühls, des selbstlosen Gebens, des Magnetismus und der Beziehungsfähigkeit. Orange ist die Farbe des Sonnenaufgangs und des Sonnenuntergangs, also des Zwielichts in der Natur, das für die Balance zwischen Realität und Traum steht. Rot ist der Impuls, Orange der Botschafter des Impulses, der Vermittlung, des Gestaltenden. Es ist die Farbe der Warmherzigkeit, der Sanftmut und der Selbstverwirklichung. Sie ist die Balance zwischen innen und außen und hat eine gleichmäßige Strahlkraft. Orange weist auf eine große Liebesfähigkeit hin, aber auch auf ein großes Organisationstalent und das Bestreben, zum Kern einer Sache vorzudringen. Während Rot durch praktisches Tun, Erste Hilfe heilt, heilt Orange nonverbal, magnetisch, mental und spirituell. Es werden vorzugsweise die Hände eingesetzt auch als Sinnbild, jemandem die Hand zu reichen. Orange steht ferner für ein gesundes Leistungsstreben.

Ist Orange starr, dumpf, fehlt ihm die Transparenz, kommen Arroganz, ungesunder Stolz, Überheblichkeit, Stress, Intoleranz, Fanatismus und Helfersyndrom zum Vorschein. Alle Qualitäten werden starr und inflexibel.

Nehmen Sie Orange wahr, ist es wichtig, anhand der Nuance zu erkennen, ob es sich um eine erlöste, entspannte oder um eine verkrampfte Komponente handelt. Es gilt auch hier: Prägen Sie sich die typischen Qualitäten ein, damit Sie Abweichungen davon erkennen. Das schult Ihre Sensitivität.

Die Lernbereiche von Orange sind: Maßhalten, Liebesfähigkeit, die Balance zwischen Geben und Nehmen und kreativer Ausdruck.

Gelb

Es ist die Farbe des Lichts, der Sonne, des Geistes und der Kommunikation nach außen. Gelb steht für die geistige Suche nach höheren Werten, nach Reife und Ernte. Gelb ist der Inbegriff der Reinheit und Klarheit, es verträgt nicht das kleinste Schmutzpartikelchen. Es bedeutet Beweglichkeit, Leichtigkeit, Transparenz, Offenheit, Erfahrungslust, Einsicht, Unterscheidungsfähigkeit. Gelb weist auf emotionale Selbstkontrolle, Logik und intellektuelle Fähigkeiten. Gelb sucht die Gemeinschaft und das Du, um sich auszutauschen. Gelb durchleuchtet das Dunkel, ist Hoffnungsträger in düsteren Zeiten. Nicht zufällig wird Gelb in der Farbtherapie bei Depression und mangelndem Lebensmut eingesetzt. Gelb zeugt auch von großer Sensitivität, doch möchte Gelb stets seinen

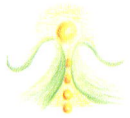

gesunden Menschenverstand einsetzen und braucht den Boden der Tatsachen unter den Füßen. Gelb ist der Ausdruck von Sprache, Ideenreichtum und Inspiration. Der Kontakt zu den höchsten geistigen Gefilden braucht stets den Verstand und das kritische Unterscheidungsvermögen. Es kommt schnell und direkt zum Wesentlichen. Gelb ist die Heilfarbe, die sich im heilenden Wort (Gesprächstherapie, ganzheitliche Psychotherapie, Gesang) äußert.

Wirkt das Gelb hart, grell, starr oder schmutzig, treten seine Schwächen zutage: Intoleranz, Rechthaberei, Neid, Missgunst, Egoismus, Erwartungshaltung, Ironie, Leere, Übertreibung, Leichtsinn und Herrschsucht. Gelb wirkt dann drückend und mit grünlichem Schimmer wie vergiftend, wobei der Körper und die Psyche beteiligt sein können. Ein unerlöstes Gelb wirkt aufdringlich und bohrend.

Die Lernbereiche von Gelb sind: Unterscheidungsvermögen, Verständnis, Anpassungsfähigkeit, Konzentration und Klarheit.

Grün

Die Farbe Grün passt zu jeder anderen Farbe. Es ist vermittelnd, harmonisiert und balanciert. Es steht für die Natur, das Wachstum, den Neubeginn (Frühling), für verborgene geistige Kräfte, künstlerische Talente, Schöpferkraft und Gerechtigkeit. Grün bedeutet Ausgeglichenheit, Geduld, Besänftigung und die Fähigkeit, größte Extreme zu vereinen. Als Heilfarbe bedeutet Grün Heilen mit Pflanzen, Homöopathie und den Kontakt zur Erde, zum Boden. Da Grün ein Ausdruck für künstlerisches Talent ist, kommen hier auch klangliche und farbliche Elemente hinein. die Farbe Grün signalisiert deutlich in einer Aura, für welche Art von Lebewesen die Heilenergie geeignet, für welche Heilungsart oder Kunst jemand begabt ist. Da Grün in der Mitte des Regenbogens ist, steht Grün auch psychometrisch für das Bedürfnis, aus der Mitte zu handeln, Körper und Geist in Einklang zu bringen, Verstand und Gefühl gleichzeitig einzusetzen. Grün drückt auch Diplomatie und vermittelnde Fähigkeiten aus.

Ist das Grün dunkel, starr, stumpf oder fühlt sich schwer an, so kommen die Schwächen zum Vorschein: Engstirnigkeit, Starrsinn, Stagnation, Phlegma, Rechthaberei und Intoleranz. Es wird passiv, ungeduldig, unversöhnlich und nachtragend. Es mangelt an Kreativität, alles wirkt verblockt und gestaut.

Die Lernbereiche von Grün sind: Entschlossenheit, Durchsetzungskraft, Begeisterung und Friedfertigkeit.

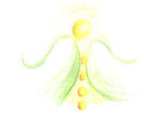

Blau

Diese Farbe steht für Weite, Selbstausdruck, Tanzen, Musik hören, ja, überhaupt mehr Hören als Schauen, für Wasser, das fließt, Wahrheitsliebe, Sensitivität, Hilfsbereitschaft und das Streben nach höheren Werten. Blau wie der Himmel. Blau verändert die Wahrnehmung: In blauem Licht erscheinen die Bewegungen langsamer, das Zeitgefühl ändert sich, Gewichte erscheinen leichter. Blau gibt Schutz und zeigt eine Heilfähigkeit an, die oftmals religiös oder in eine spezielle Lebensphilosophie eingebunden ist. Blau ist auch die Farbe der Inspiration, des Vertrauens in kosmische Kräfte. Die Heilerfarbe Blau hat mit Dienen, mit Nächstenliebe und Meditation zu tun. Ihre Kraft ist zusammenziehend, in sich zurückziehend, introvertiert und ruhig. Blau bindet das Individuum in die Gemeinschaft ein.

Erscheint das Blau hart, düster und fehlt ihm die Leuchtkraft, so kommen seine Schattenseiten zum Vorschein: Depression, Einsamkeit, mangelnde Beweglichkeit, der Eindruck von Blockade, Bedrückung, Prinzipienreiterei und Dogmatismus. Es wirkt stur, kalt und starr, kann seinen Emotionen keinen Ausdruck mehr verleihen.

Die Lernbereiche von Blau sind: Hingabe, Treue, Stille, Entspannung, Verpflichtung, Autorität und Eingrenzung.

Indigo

Indigo ist nachtblau, die dunkelste Farbe im Spektrum. Es ist die sensitivste Farbe und steht für die Gabe, über große Distanzen hinweg wahrzunehmen, steht für Weitsicht, Ernst, die Fähigkeit, in der Einsamkeit zu leben, Indigo will keine Nähe, sondern liebt den Abstand. In ihm verbergen sich die höchsten Ansprüche, die höchsten Ziele, die höchsten Werte. Strenge Meditation, Askese und Mystizismus gehören genau so zu Indigo wie das krasse Gegenteil, wenn die hohen Ideale nicht erreicht werden können: Süchte aller Art, Fanatismus und Dogmatismus. Indigo kann Hingabe und Idealismus unterstützen, kann aber auch zur Melancholie und Traurigkeit treiben. Es ist zusammenziehend und kühlend, die Farbe des Traumes, der tiefsten Entspannung und Trance.

Wirkt Indigo fast schwarz, kalt und hart, so zeigt dies seine Schwächen an: Härte, Humorlosigkeit, totale Vernachlässigung des Äußeren, Panik, Angst und Wahnvorstellungen bzw. fixierte Ideen. Die Lernbereiche sind: Feinfühligkeit, Lebensfreude, Geben und Wärme.

Violett

Diese Mischfarbe aus Blau und Rot steht für Transformation und ist der

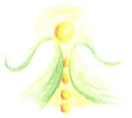

Brückenkopf zwischen Dunkel und Hell. Sie symbolisiert die Extreme von dichter Materie und Transzendenz und ist die Farbe der größten Inspiration. Sie zeigt Hingabefähigkeit bis zur Selbstaufgabe an, Macht und große, weltumfassende Ideale, Erhabenheit und Demut. Violett ist die Farbe der mystischen Versenkung, der „alchymischen Hochzeit", bei der die beiden Pole des Menschen (Rot und Blau = Körper und Geist) in Ekstase verschmelzen. Oft steckt in dieser Farbe der Wunsch nach Zauber und Verzauberung. Die Spannung und das Beunruhigende am Violett liegen wohl nicht zuletzt darin, dass es eine Farbe der Entscheidung ist: ob sich die Tendenz zum Licht oder zum Schatten hin durchsetzt.

Wie immer bei der Sehnsucht nach hohen Zielen, ist die unerlöste Form, hier ein hartes, stumpfes Violett, mit Enttäuschung, Schmerz, Trauer und Frustration verbunden. Statt Macht erscheinen Ohnmacht und Machtmissbrauch, statt Opferbereitschaft das Opfern anderer. So sehr Violett physische Schmerzen mildert und die ideale Farbe in der Sterbebegleitung ist, so sehr fügt das unerlöste Violett anderen Schmerzen zu. Fundamentalismus, Fanatismus in seiner grausamsten Form finden sich im lichtarmen, stumpfen Violett wieder. Alles ist total: positiv oder negativ, stabil oder labil, spirituell oder materialistisch.

Die wichtigsten Lernbereiche des Violett sind: Verwirklichung, Tun, Selbsterkenntnis, Einssein.

Es gibt noch einige wichtige Mischfarben, die immer wieder in der sensitiven Auraarbeit auftauchen. Dazu zählen Türkis, Pink und Braun. Einen Sonderstatus nehmen Schwarz und Weiß ein.

Türkis

Diese Mischfarbe, die mehr ein flüchtiger Eindruck ist, als dass man sie eindeutig aufmalen könnte, steht für Wandel, momentane oder anstehende Veränderungen, auch für Unentschlossenheit, Nervosität und Unsicherheit. Es bedeutet klares Denken bzw. der Wunsch danach. Im spirituellen Bereich ist es die Suche nach Klarheit und Transparenz, der Wunsch, die Ratio einzusetzen, wenn etwas sehr abgehoben wirkt. Türkis kennzeichnet eine Lebensphase des Aussortierens, die jeder Mensch einmal durchläuft. Im emotionalen Energiefeld ist Türkis eher eine momentane, vorübergehende Farbe, denn sie drängt nach Entscheidung und Eindeutigkeit, die auf jeden Fall irgendwann erreicht wird. Dann wird daraus Grün oder Blau. Türkis ist somit eine sehr schillernde und bewegliche Farbe, die ständig zwischen Entspannung und Spannung wechselt und daher die unbeständigste Farbe ist.

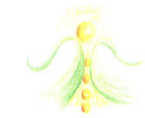

Pink, Rosa

Auch diese Mischfarbe entspricht einem wechselhaften Zustand.

Rosa ist ein geläutertes Rot, dem aber oft die Stärke und Sicherheit fehlt. Manchen Menschen macht Rosa Unbehagen, weil es ihnen zu zart und zimperlich erscheint. Rosa steht für eine natürliche Emotionalität, ohne Pathos und Gekünsteltes. Das Verschenken von uneigennütziger Zuneigung liegt in dieser Farbe, was auch zugleich ihre Problematik zeigt. Rosa als Farbe der Zartheit ist sehr offen, verletzlich und kann sich schlecht abgrenzen. Menschen mit viel Pink oder Rosa in der Aura glauben immer an das Gute. Rosa kann hier anzeigen, dass jemand eine Beschäftigung hat, die viel Liebe braucht, zum Beispiel eine Arbeit mit schwierigen, behinderten, kranken Kindern, mit alten oder kranken Menschen oder mit Außenseitern der Gesellschaft. Das kann manchmal zuviel Kraft kosten. Auf der emotionalen Ebene fällt es schwer, Nein zu sagen, da die Harmonie im Zusammenleben mit anderen um jeden Preis erhalten werden möchte. Die Gefahr, dass dieser Mensch ausgenutzt wird, ist sehr groß. Unerlöstes oder belastetes Rosa kann auch eine Vorliebe für Klatsch und Tratsch anzeigen und die Beschäftigung mit nichtigen Dingen. Andererseits ist die Natürlichkeit der Emotionalität zu großer Tiefe fähig und ein Mensch mit dieser Qualität ein wahrer Freund und Helfer. Man findet Rosa bzw. Pink sehr häufig im Energiefeld der Menschen im Pflege- und Therapeutenberuf.

Im Englischen sagt man, Pink sei die Farbe des „caring", des Sich-Kümmerns und Sorgens um andere. Es liegt nahe, dass diese Gabe sich schnell zum Helfersyndrom wandelt, wenn der Mensch nicht lernt, sich deutlich gegen die zu Betreuenden abzugrenzen. Wenn das Rosa in einer Aura dominiert oder stumpf aussieht, können auch fanatische Ansichten im Spiel sein.

Rosa oder Pink als Heilerfarbe weist immer auf die Bereitschaft hin, helfen zu wollen. Das Du ist wichtig. Die Gratwanderung zeigt sich darin, dass hier oftmals eine Hierarchie angestrebt wird: Hier Ich, der Helfende, dort Du, der Kranke, Hilflose. Das Bedürfnis, jemanden zu entmündigen ist genau so präsent wie uneingeschränkt zu lieben und zu geben. Menschen mit viel Pink in der Aura haben die permanente Aufgabe, ihr Energiefeld, ihren Solarplexus und ihre Emotionen in den Griff zu bekommen, sonst sind sie ein Blatt im Wind, der ihre fabelhafte Gabe fortträgt.

Das erlöste Rosa kann eine immense Heilkraft freisetzen, bedarf aber einer konsequenten und strengen Schulung, damit auch der letzte Hauch von Labilität, mangelndem Selbstbewusstsein und dem damit

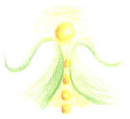

verbundenen Helfersyndrom verschwindet. Wo viel Licht ist, ist eben auch viel Schatten!

Braun

Diese Farbe taucht selten als beständige Energie auf, sondern in bestimmten Lebensphasen. Braun ist der Erde zugeordnet und bedeutet konkrete „handfeste" Arbeit. Sie steht auch für den Herbst, für Reife und den Prozess des Absterbens, den wir im Fallen der Blätter erkennen, die neuen Humus schaffen. Braun zeigt an, dass jemand fruchtbringend tätig ist, zum Beispiel im Beruf, dass jemand Geld adäquat seiner Arbeit verdient. Auf der emotionalen Ebene zeigt Braun die Freude am sinnlichen Genuss, Freigebigkeit oder auch dessen Gegenteil, den Geiz an. Seine spirituelle Komponente ist der bewusste Verzicht auf irdische Güter und ein selbst gewähltes Leben in spartanischer Bescheidenheit.

Braun hat auch mit dem Lernen für einen bestimmten Zweck zu tun oder mit der Gabe, im Erdreich zu arbeiten, unter Tage oder im Tagesabbau von Mineralen, Erzen oder Kohle. Menschen mit einem ständigen gesunden, leuchtenden Braun in der Aura sind erdverbunden, bodenständig, das hundertprozentige Gegenteil von Rosa und Pink, denn sie brauchen den ständigen Kontakt zu ihren Wurzeln. Ihr Thema ist eher, zu wortkarg, zu introvertiert oder zu materiell orientiert zu sein. Sie sind leicht zu verkennen, weil sie von außen eine raue Schale zeigen, doch innen sehr feinfühlig sind. Ihre Domäne ist nicht das Wort, schon gar nicht Klatsch und Tratsch, sondern die Tat. Männer mit schwieligen Händen, die wortkarg ihrer Arbeit nachgehen, oder Bäuerinnen, die Schwerstarbeit leisten und alles andere als zimperlich mit sich und ihren Familienangehörigen umgehen, zeigen oft ein warmes Erdbraun im Energiefeld, das die selten gewordene Liebe zur Erde, zum körperlichen Tun ausdrückt.

Braun kann aber genau so gut bei jemandem auftauchen, der oder die etwas sehr fleißig lernt oder studiert, also ein „Kopfarbeiter", der sich durch die schwierigsten Aufgaben kämpft. Braun weist Durchhaltevermögen, Zähigkeit und Willenskraft auf.

Es leuchtet ein, dass die unerlöste Form von Braun in seiner stumpfen, festen, dunklen Nuance schnell die Schwelle zum Materialismus überschreitet. Der Geist wird stumpf, die Emotionen sind erstarrt, das Weltbild, die Meinungen und Einsichten werden eng. Es kehren sich die Qualitäten der Erdverbundenheit zu Engherzigkeit, Geiz und Anhaften an irdische Güter um.

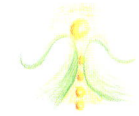

Brauntöne muss man genau differenzieren, damit man nicht am Ende jemandem ein Trauma zuschreibt, wo keines ist oder von materieller Verhaftung spricht, wo einfach eine Lehr- und Lernzeit stattfindet. Die Farbe Braun ist aus vielen anderen Farben gemischt, deren Qualitäten somit durchschimmern.

Weiß und Schwarz

Weiß und Schwarz sind keine Farben, beide bilden die zwei Pole, aus denen die Farben hervorgehen. Das Licht braucht etwas Trübes, Dunkles, an dem es sich bricht und die Farben treten dabei hervor. Das Dunkle treibt die latenten Qualitäten des Lichts hervor, was in der Schattenarbeit ganz deutlich wird. Das Dunkle wiederum braucht das Licht, denn sonst könnte es nichts zeigen von seinen Kräften. Die Aura entsteht ebenfalls durch das Aufeinandertreffen beider Qualitäten. Das Licht der Seele trifft auf die Dunkelheit des stofflichen Körpers, wobei die Farben und ihre Qualitäten entstehen. Keine Farbe ist so kulturgeschichtlich geprägt und auch vorbelastet wie Schwarz und Weiß, was ein weiterer Grund ist, weshalb sie in unserer Arbeit auch keine Verwendung finden, außer vielleicht als schwarze Konturen.

5.2.2 Die Übungen zur astralen Ebene

1. Übung Eine Raumwahrnehmung in Farbe umsetzen

Dies ist zunächst eine Gruppenübung, die anschließend zu zweit ausgeführt wird.
Jeder schaltet ein und schaut auf seinen Solarplexus.

Sie lassen leise Musik Ihrer Wahl[3] laufen und richten Ihre Sinne auf die Umgebung, in der Sie sind. Alle Eindrücke, auch die der Musik, setzen Sie auf einem weißen Blatt Papier in Farbe um. Sie können gegenständlich, abstrakt, in Strukturen oder Farbflächen malen. Lassen Sie sich von Ihren Eindrücken und Gefühlen leiten. Ist Ihr Bild fertig, kommt der teils spannende, teils amüsante Teil der Übung, indem Sie Ihr Blatt einem Partner geben bzw. Sie das Blatt von jemand anderem erhalten. Nun wird aus dem Gemalten sensitiv „gelesen". Das bedeutet, Sie schwingen sich über das Bild in die Person ein, die es gemalt hat und folgen Ihren Eindrücken. Sie sagen, was Sie wahrnehmen, so dass Ihr Gegenüber aussortieren kann, was Sinn macht, was unverständlich ist

<hr>

[3] Im Kurs wählen wir immer mal wieder verschiedene Musikstile aus.

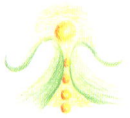

und daher nicht angenommen wird. Wenn Sie sich gegenseitig aus Ihrem Bild gelesen haben, schauen und fühlen sie wieder in Ihren Solarplexus, harmonisieren ihn eventuell und schalten wieder ab.

Es ist nicht wichtig, malen zu können, sondern über Farben einen Zugang zu seinen Emotionen und Wahrnehmungsarten zu finden. Das kann auf verschiedene Weise geschehen:

Menschen, die bevorzugt Strukturen wahrnehmen und aufzeichnen, sind eher intellektuell begabt, verfügen über einen scharfen und analytischen Verstand. Ihre „große Stunde" findet mehr bei den Übungen im Mentalkörper statt. Dennoch ist es für sie eine Wahrnehmungsbereicherung, wenn sie mehr Farben in die Strukturen bringen. Sie sind oft visuell orientiert und hellsichtig begabt. Ihre Aufgabe ist es, diese Gabe über die anderen Hellsinne zu schulen – was sehr viel Geduld erfordert, da diese Menschen sehr kritisch sind und nur das gelten lassen, was sie wirklich sehen.

Menschen, die bevorzugt ganzflächige Farben auftragen, sind eher emotional veranlagt und können sich auf dieser Ebene leicht ausdrücken. Für sie sind oft die später beschriebenen mentalen Übungen schwieriger, weil sie ihr Denken mehr vom Gefühl leiten lassen und sich nicht so einfach abgrenzen können gegen andere. Sie nehmen oft kinästhetisch bzw. hellfühlig wahr. Manche haben auch die Gabe, energetische Impulse in ihrem eigenen Körper zu spüren. Ihre wichtigste Aufgabe ist es, den Solarplexus zu stabilisieren und andere Sinne bewusst einzusetzen.

Menschen, die auf ausgewogene Weise Farben und Formen verbinden, liegen zwischen den beiden Extremen von „zu emotional" und „zu mental". Ihre Wahrnehmungsarten wechseln oft zwischen hellhörend, hellsehend und hellfühlend. Ihre Aufgabe ist es, viel Geduld aufzubringen, damit sich im Laufe der Zeit einer der Hellsinne herauskristallisieren kann.

Menschen, die ihre Wahrnehmungen mehr in gegenständlichen Piktogrammen darstellen, die zunächst wie ein Sammelsurium von Einzelteilen aussehen, gehen ausgewogen mit Farben und Formen um, legen aber Wert auf die komprimierte Wahrnehmung als Symbol. Sie sind oft hellsichtig und telepathisch begabt, nehmen schneller wahr als sie verstehen, was sie wahrnehmen. Ihre Hauptaufgabe ist das Verständnis der bildhaften Konzentrate und das Vereinen der Einzeleindrücke zu einem sinnvollen Ganzen.

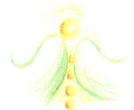

2. *Übung* Gegenseitiges Wahrnehmen und Malen der Energieabstrahlung

Sie arbeiten zu zweit, sitzen sich gegenüber und setzen Ihre Wahrnehmungen in Farben um. Da Sie beide aktiv empfangend sind, schalten Sie beide ein und betrachten kurz den Solarplexus, ob er in Harmonie ist.

Wenn Sie mit dem energetischen Abbild des anderen fertig sind, tauschen Sie die Bilder und lesen nacheinander aus dem Energiebild. So hat jeder die Gelegenheit, wahrzunehmen, dies in Farben umzusetzen, dann ein Energiebild sensitiv zu deuten und schließlich ein Feedback zu empfangen und eines zu geben.

3. *Übung* Kleine Auragrafe

Was immer Sie wahrnehmen und in Farben malen, nennt man ein „Auragraf". Es ist in gewisser Weise ein Seelenbild, ob abstrakt oder gegenständlich oder mit einem menschlichen Konterfei gemalt.

Die Art der Darstellung, wie man seine Wahrnehmung eines Energiefeldes in Form und Farbe umsetzt, kennt keine Grenzen. Eine alte und sehr beliebte Übung ist das Malen eines kleinen Bildes, das man später für viele weitere Übungen verwenden kann.

Lassen Sie Musik laufen und malen Sie ein kleines Bild und schneiden es anschließend aus. Im Kurs malen alle gleichzeitig, deshalb schalten auch alle ein und kontrollieren ihren Solarplexus. Sind die Bildchen fertig, tauschen Sie Ihres mit dem eines Partners. Sie lesen beide aus dem kleinen Auragraf. Wenn Sie mit der Übung fertig sind, prüfen Sie Ihren Solarplexus und schalten ab.

Hier ein paar Beispiele:

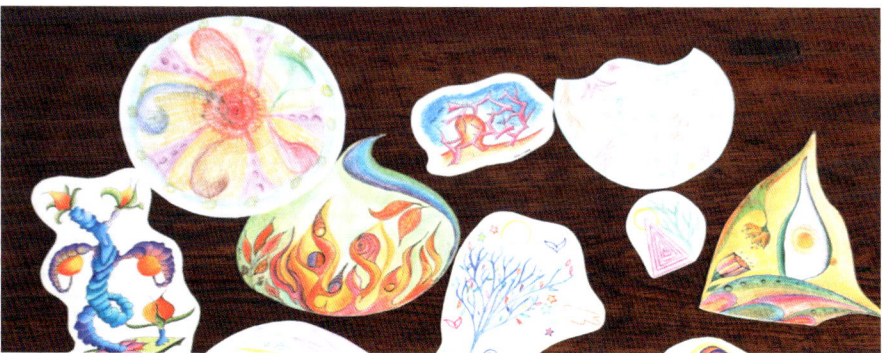

Abb. 13 Kleine Auragrafe

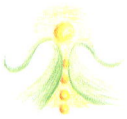

4. *Übung* Auragraf mit Konterfei

Der Umriss eines menschlichen Konterfeis dient dazu, die Wahrnehmungen genauer zu platzieren, sowohl am Ort des Körpers als auch in den Energieschichten. Das bedeutet, dass Sie genauer wahrnehmen, wo Sie die Energie spüren, ob sie mehr zum Ätherfeld, Astralfeld oder außen zum Mentalfeld gehört.

Sie arbeiten zu zweit und malen gleichzeitig. Schalten Sie beide ein und betrachten Sie Ihren Solarplexus. Wählen Sie eine Vorlage, die den Umriss des menschlichen Körpers und seine Energieebenen zeigt. Eines der

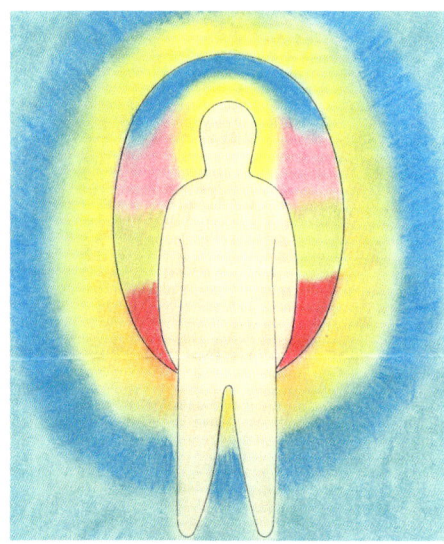

Beispiele sehen Sie in den Abbildungen.

Wenn Sie beide das Aurabild gemalt haben, tauschen Sie es und lesen gegenseitig aus Ihren Bildern. Nach Beendigung der Lesung mit Feedback schauen Sie auf Ihren Solarplexus und schalten ab.

Die folgenden Aurabilder zeigen, wie verschieden sie gestaltet werden können. Es spielt auch keine Rolle, ob man nur den Kopf, die

Abb. 14 Auragraf mit Konterfei

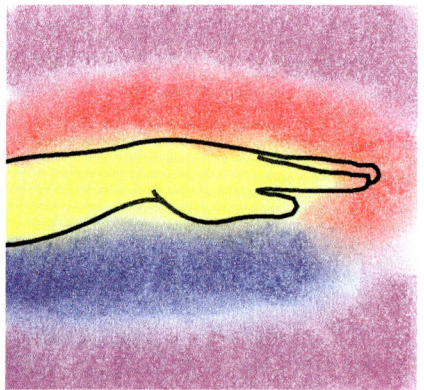

Abb. 15 Auragraf einer „Heilerhand"

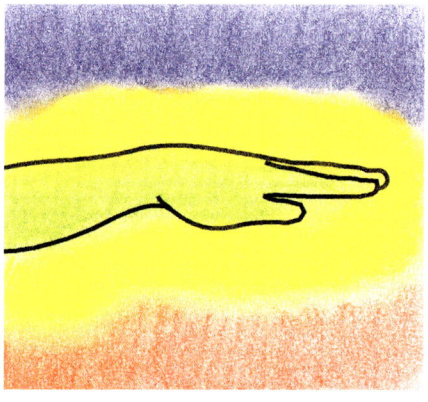

Abb. 16 „Therapeutischen Hand"

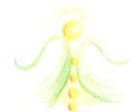

Hand oder einen Teil des Körpers als Vorlage wählt, immer spiegelt sich das Ganze im Detail. Entscheidend ist, für welchen Anlass ein Aurabild gemalt wird. Da es auch in der professionellen Therapie angewendet wird, kann ein Auragraf sowohl diagnostisch eingesetzt werden als auch die Heilungspotenziale offenbaren, über die ein Patient verfügt. Einerlei wie ein Auragraf gestaltet wird, die Angaben sollten so präzise wie möglich sein und für den Klienten verständlich und aufbauend herüber kommen.

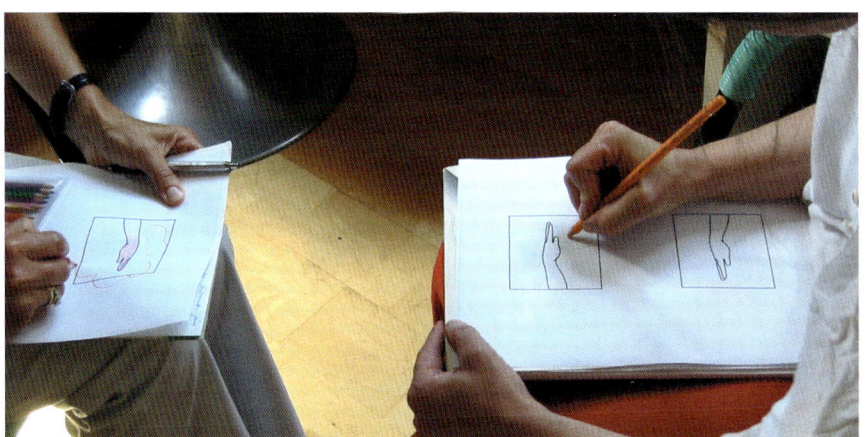

Abb. 17 Erstellen eines Auragrafs mit Hand-Konterfei

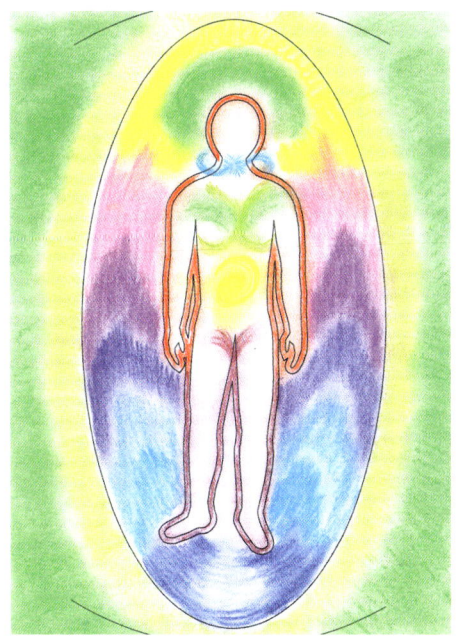

Abb. 18 Fertiges Auragraf

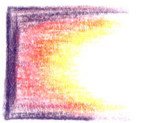

6. Übungen für den Übergang vom Astral- zum Mentalfeld

Gedankenformen erzeugen Gefühle und Gefühle führen Gedanken herbei. An der Schwelle vom Emotional- zum Mentalfeld zeigt es sich, wie gesund wir sind. Denken, Fühlen und Handeln sollten zum eigenen Wohl eine Einheit bilden, dann dienen sie auch zum Wohl anderer Menschen. Für die spätere Arbeit als Medium und Heiler ist es zwingend notwendig, dass wir uns ganzkörperlich empfinden und dass wir fühlen, wie wir denken. Worte können heilen, verletzen und töten. Darum lernen wir von Anfang an in der Medial- und Heilerschulung die so genannte „Freundessprache". Unter Freunden finden wir immer die rechten Worte, den rechten Ton, lassen einander ausreden und hören zu. Diese Tugenden verlieren sich leicht im Alltag und in Partnerschaftsbeziehungen. Man kann aber kein guter Heiler, kein gutes Medium sein, wenn man zu Hause die Frau anschreit oder über seinen Mann lästert oder im unwirschen Ton Befehle an Kinder oder an Untergebene erteilt. Der Ton macht die Musik, es kommt weniger darauf an, was man sagt als vielmehr darauf, WIE man etwas sagt. Es können klare und strenge Worte sein, es kann ein NEIN notwendig sein, um deutliche Grenzen zu setzen. Die Kunst ist, Ich-Botschaften zu senden und nicht jemanden verbal anzugreifen. Wenn Denken, Fühlen und Handeln einander näher rücken, sind das Zeichen eines gesunden Menschen. Darauf arbeiten wir kreativ in unserer Schulung hin. Die weise Erkenntnis, dass man das wird, was man denkt und einem das begegnet, was man mental aussendet, wird hier ganz real ernst genommen und vom ersten Tag an geübt, damit wir Empfänger starker, lebensfördernder Energien werden und Sender starker Heilungsbotschaften.

Sie erinnern sich: Wie die Hände bzw. Handgelenke, so das Bewusstsein und Denken.

Da uns das so wichtig ist, verwenden wir auch viel Zeit und Übungen (ohne erhobenen Zeigefinger!) auf die enge energetische Verbindung von Astral- und Mentalfeld. Die Übungen sind so kreativ und bereiten soviel Freude, dass Sie vordergründig gar nicht merken, welchen spirituellen Tiefgang sie haben.

1. *Übung* Gegenstände sensitiv wahrnehmen

Die Übung wird mit persönlichen Gegenständen ausgeführt, die sowohl

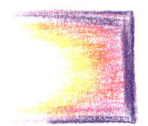

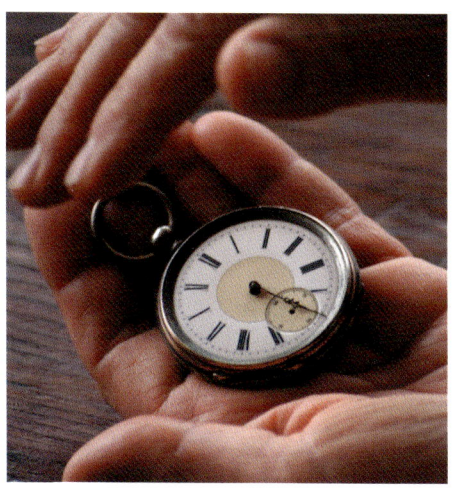

Abb. 19 Einfühlen in eine alte Taschenuhr

Farben, Formen, vor allem aber auch eine eigene Geschichte haben. Es können zum Beispiel Taschenuhr, Armbanduhr, Schreibzeug, Schmuck aller Art oder sonst ein kleiner Gegenstand sein, der schon länger in Ihrem Besitz ist.

Diese Dinge sind durch ein emotionales Band energetisch „aufgeladen", sie besitzen eine Art feinstofflichen „Fingerabdruck", in dem man sensitiv, das heißt mit allen Hellsinnen „lesen" kann.

Sie arbeiten zu zweit. Beide schalten ein und schauen auf den Solarplexus. Person A gibt ihren Gegenstand an Person B, die daraus liest. Person B hält den Gegenstand in der Hand und setzt alle Sinne ein, um etwas über die Herkunft zu erspüren. Sie fragt sich: Ist dieser Gegenstand ein Geschenk? Wer hat ihn geschenkt? Gab es einen besonderen Anlass? Woher stammt der Gegenstand? Was bedeutet er für den Besitzer? Welche Bilder steigen in mir auf, welche Gerüche, welcher Geschmack, welche Töne und Gefühle usw.? Alles dies teilt man sofort Person A mit und hört sich ihr Feedback an. Dann überreicht Person B ihren Gegenstand an A und Person A liest mit allen Hellsinnen daraus. Sind Sie beide mit Ihrer Lesung fertig, betrachten Sie Ihren Solarplexus, harmonisieren ihn gegebenenfalls und schalten beide ab.

2. *Übung* Bunte Bänder für drei Energieebenen

Das Übungsmittel besteht aus einem Sammelsurium bunter Bänder, wie man sie in allen Kaufhäusern in der Kurzwarenabteilung für wenig Geld bekommt. Sie sind etwa 40 cm lang und werden auf einem Stück Karton befestigt.

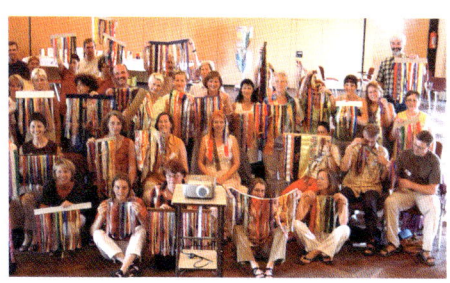

Abb. 20 Übung mit bunten Bändern

Vielen macht es Spaß, unterschiedliche Farbnuancen von Gelb, Orange, Rot, Violett, Blau

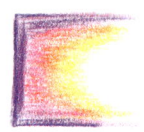

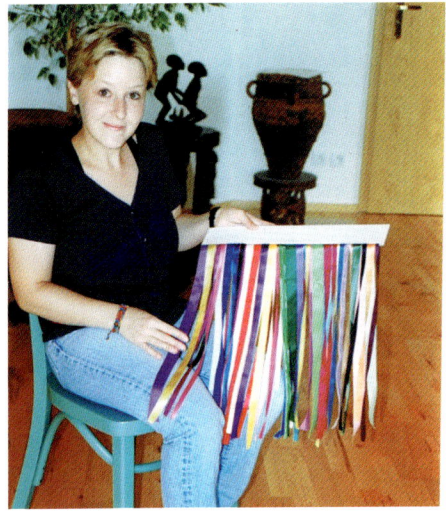

Abb. 21 Arbeit mit Bändern

und Grün aufzutreiben oder auch verschiedene Bandqualitäten auszusuchen: Samtbänder, Schleifenbänder, Geschenkbänder, schmale und breite Bänder.

Sie arbeiten zu zweit, schalten ein und kontrollieren beide Ihren Solarplexus. Person A wählt drei Farbbänder aus, legt sie über den Karton- oder Holzrand und überreicht das Bänderspiel an Person B. Person B muss sich merken, in welcher Reihenfolge die Bänder gewählt wurden, denn:

Band 1 steht für die momentane physische Befindlichkeit,
Band 2 für die emotionale Lage,
Band 3 für die Gedanken, mit denen Person A momentan umgeht, was sie beschäftigt.

Person B liest nun aus den drei Bändern, indem sie eins nach dem anderen berührt, abstreicht und hineinfühlt. Außer Textur, Farbe oder Form ist für die Lesung interessant, ob die Bänder in gleichen Abständen liegen, ob weit auseinander oder eines isoliert erscheint und wie die Bänder zueinander passen.
Sobald der Informationsfluss in Gang kommt, sprechen Sie, teilen Sie alles mit, was Sie wahrnehmen. Ist der Zenit der Wahrnehmungsfolge überschritten, hören Sie sich das Feedback von Person A an.
Dann tauschen Sie die Rollen. Am Ende der Übungsrunde schauen beide ihren Solarplexus an und schalten ab.

Diese einfache Bänder-Basisübung ist ideal geeignet, nicht in die Falle der Diagnose zu fallen „Du hast, du bist, du musst ..." Solche Du-Botschaften haben nichts in der sensitiven Arbeit zu suchen. Nur Üben bringt die rechte Wortwahl und den Blick auf die Potenziale eines Menschen, denn nur sie können eventuelle Schwächen oder Krisen heilen. Keine Form von Diagnose hat Heilkraft, ganz davon abgesehen, dass sie nur in die professionelle Therapie gehört.

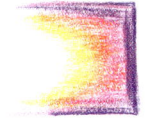

3. *Übung* Bunte Bänder für drei Zeitebenen

Sie arbeiten wieder zu zweit, schalten ein, betrachten Ihren Solarplexus. Wieder wählt Person A drei Bänder, die diesmal für Gegenwart, Vergangenheit und Zukunft stehen. Person B liest wieder aus den drei Bändern. Danach tauschen Sie die Rollen. Schließen Sie die Übung mit Blick auf den Solarplexus und mit dem Abschalten.

4. *Übung* Bunte Bänder für die drei wichtigsten Potenziale

Sie arbeiten wieder zu zweit, schalten ein, betrachten Ihren Solarplexus. Wieder wählt Person A drei Bänder, die diesmal für drei verschiedene Potenziale stehen. Person B liest wieder aus den drei Bändern. Danach tauschen Sie die Rollen. Schließen Sie die Übung mit Blick auf den Solarplexus und dem Abschalten.

In den Kursen lernen Sie noch viele andere Übungen mit den bunten Bändern, aber die drei hier vorgestellten sind repräsentativ.

5. *Übung* Regenbogenpapier

Auch dies ist eine fröhliche und spielerische Übung. Das Handwerkszeug ist jetzt ein Bogen Papier mit vielen Farbverläufen.

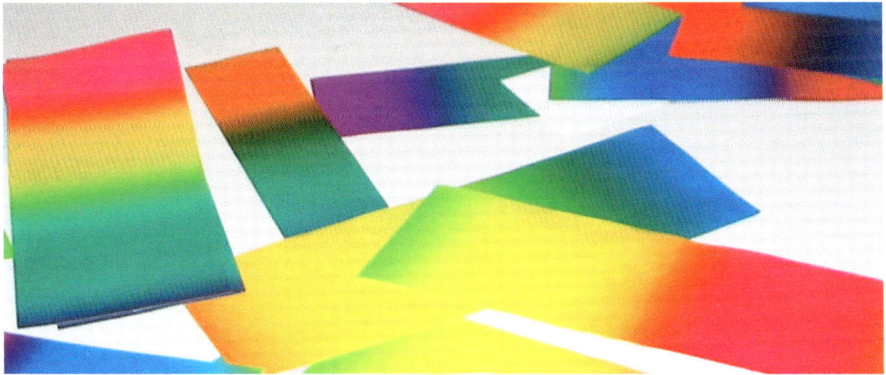

Abb. 22 Regenbogenpapier

Sie arbeiten zu zweit, schalten ein, schauen auf Ihren Solarplexus. Person A berührt kurz das Blatt Regenbogenpapier und überreicht es Per-

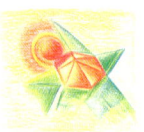

son B. Sie hat nun die Aufgabe, die Lebenssituation von Person A im 18. Lebensjahr zu erspüren. Dazu fährt sie mit der Hand über das Papier und hält dort inne, wo sie diese Lebensphase von Person A spürt. Dann liest sie daraus mit allen Sinnen, teilt es Person A mit, die ein Feedback dazu gibt.

Nun berührt Person B ein Blatt Regenbogenpapier (es kann auch dasselbe sein, das gerade benutzt wurde!) und gibt es an Person A, die nun zum 18. Lebensjahr daraus liest.

Sind Sie beide fertig mit der Übung, betrachten Sie Ihren Solarplexus, harmonisieren ihn vielleicht und schalten ab.

7. Übungen für die mentale Ebene

Konzentrieren wir uns auf die Wahrnehmungen im Mentalfeld eines Lebewesens, sei es Mensch oder Tier, dominieren nicht so sehr die Farben als vielmehr Strukturen und Symbole. Dazu gehören auch gehörte und geschriebene Worte. Für den Übenden heißt das: Wenn Sie sich am Anfang schwertun, Farben zu spüren oder einen Eindruck farblich umzusetzen, so weist das zwar auf eine mehr mentale Begabung hin, aber sie kann nur entwickelt und voll genutzt werden, wenn die Bilder- und Farbenwelt vorher durch Übungen aktiviert wurde. Das ist deshalb so wichtig, weil die Hellfühligkeit die Basiskraft der Sensitivität und später der Medialität ist und diese am stärksten im Emotionalfeld aktiviert wird. Mentale Energie braucht somit eine feinfühlige Basis und die gesamte Palette der Hellsinne. Dazu müssen wir nicht im üblichen Sinne „emotional" werden, dauernd unsere Gefühle exponieren, nein; aber auch cin introvertierter oder mehr intellektueller Mensch muss einen freien Zugang zu seinen Emotionen haben. Was schwingt, ist lebendig. Schwingen unsere Energiefelder, sind ihre Qualitäten lebendig. Was nicht schwingt, wird starr und brüchig. Es kommt zu Staus und Blockaden.

Das Mentalfeld schwingt adäquat zum Denken, das unser Leben leitet. Sprache, Stimme, Schreiben und Lesen sind seine Ausdruckskanäle. Die Wahrnehmungsübungen zielen auf diese Qualitäten. Energetisch ist das Mentalfeld die Ebene der Symbole mit ihren komprimierten Inhalten, die es bei der Wahrnehmung zu „entpacken" gilt. Darunter fallen Zahlen, Buchstaben, Wörter, Piktogramme und symbolische Zeichen aus al-

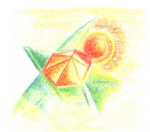

len möglichen Bereichen. Die mentale Aura schwingt je nach Bedarf sehr schnell, wechselt aber wesentlich langsamer ihre Energien bzw. Farben als die emotionale Aura. Auch die Farbenvielfalt ist viel geringer als in der emotionalen Aura. Wenn daher Wahrnehmungen eher statisch, fotoähnlich, schwarz-weiß strukturiert oder symbolhaft auftauchen, können Sie sicher sein, dass Sie im Mentalkörper tätig sind.

Die mentalen Wahrnehmungen werden häufig durch Hellhören oder Hellsehen, seltener durch das Hellriechen und -schmecken geleitet. Auch die telepathische Fähigkeit gehört zu den mentalen Gaben. Auf der einen Seite haben gerade intellektuell gebildete Menschen eher einen Zugang zu mentalen Übungen, weil sie nicht primär emotional und daher weniger farbig bewegt sind. Andererseits braucht es viel Übung, ein Symbol sensitiv zu erfassen, weil gerade Symbole oft durch Glaubenssätze, Meinungen und Konventionen festgelegt werden. So wie ein Symbol geschaffen wird, um möglichst viele Informationen auf einmal zu vermitteln, so zeigen sich auch durch seine sensitiv wahrgenommene Auflösung viele Möglichkeiten der Bedeutung. Eine große Hilfe ist daher, dass die mentalen Übungen nicht alleine, sondern zu zweit oder, wie noch zu sehen sein wird, in der Zirkelgruppe durchgeführt werden.

1. Übung Fotos mit den Hellsinnen erfassen

Übungsgrundlage sind Fotos von einzelnen Personen, die einem gut bekannt sind.
Die Übung wird zu zweit ausgeführt, beide schalten ein und betrachten ihren Solarplexus.
Person A gibt das ausgewählte Foto an Person B, die daraus mit allen Hellsinnen liest.
Sind Sie Person B, besteht Ihre Aufgabe darin, sofort die Wahrnehmungen laut zu äußern. Sie sollen keine Bildbeschreibung vollbringen, sondern Ihre Sinne einsetzen. Mag sein, Sie können Strukturen, Farben, Vorder- und Hintergrund unterscheiden oder aber Gefühle, Laute, Gerüche oder Geschmacksempfindungen wahrnehmen. Sie sagen alles, was Sie mental aufgreifen und teilen es der Person A mit. Sie gibt Ihnen ein Feedback und sortiert aus, was zutrifft und was nicht.
Dann wechseln Sie die Rollen. Ist die Übung zu Ende, schalten beide Übungspartner ab.

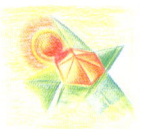

2. *Übung* Mentales Empfangen von Bildern

Sie arbeiten zu zweit, schalten ein, schauen auf den Solarplexus. Person A setzt sich mit dem Gesicht zur Wand. Person B hält drei Bilder beliebigen Inhalts bereit. Sie hält das erste Bild/Foto in die Nähe des Hinterkopfs von Person A. Person A sagt, was sie wahrnimmt. Dann folgt das Feedback, indem Person B das Bild anschaut. Damit man tiefer in diese Übungsweise, die den Sehsinn ausschaltet, eindringen kann, folgen zwei weitere Fotos oder Bilder, die Person B nacheinander an den Hinterkopf von Person A hält.

Ist diese Übungsrunde fertig, wechseln Sie die Rollen. Nun hält Person A drei Bilder/Fotos ihrer Wahl bereit, die sie nacheinander Person B in die Nähe des Hinterkopfs hält.

Sind sie beide mit der Übung fertig schauen Sie Ihren Solarplexus an und schalten ab.

3. *Übung* Das mentale Pflanzenlesen

Sie arbeiten zu zweit, schalten ein und betrachten Ihren Solarplexus. Sie beide haben je drei Blumen oder Pflanzenteile unter einem Tuch verborgen. Person A sitzt wieder zur Wand gewandt, Person B hält die drei Pflanzenteile/Blumen in die Nähe des Hinterkopfs von Person A. Sie setzt ihre fünf Hellsinne ein, um die Pflanze wahrzunehmen. Hier ist auch wichtig, im eigenen Körper zu fühlen, da Blumen oder Pflanzen

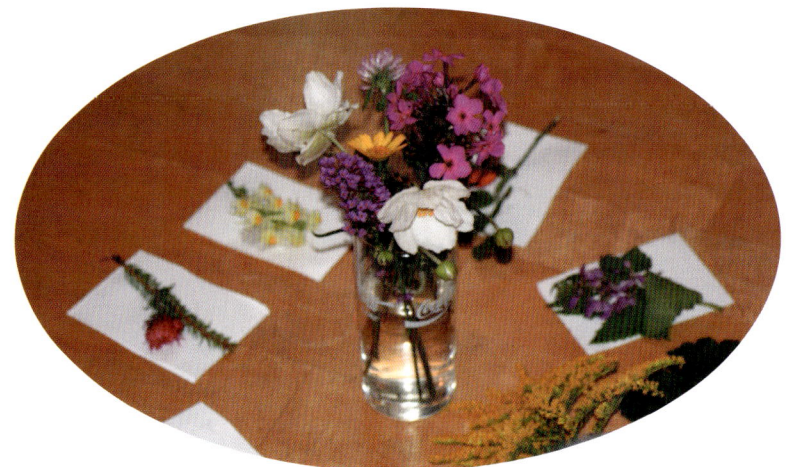

Abb. 23 Übung mit Blumen

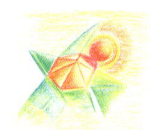

Heilbotschaften enthalten. Person B sollte allerdings etwas über die ausgewählten Pflanzen wissen, damit sie eine Rückmeldung geben kann, wenn Person A ihre Wahrnehmungen mitteilt. Wurden alle drei Pflanzen von Person A gelesen, tauschen Sie die Rollen. Nun hält Person A ihre unter dem Tuch verborgenen Blumen oder Pflanzenteile nacheinander an den Hinterkopf von Person B.

Diese Übung wird auch sehr gerne mit Heilmitteln gemacht. Das können Arzneien aller Art sein, homöopathische, allopathische, naturheilkundliche. Besonders für Therapeuten ist diese Übung sehr hilfreich, von Glaubenssätzen und vorgefassten Meinungen wegzukommen und nur auf die eigene Wahrnehmung zu vertrauen.

4. Übung Das mentale Wahrnehmen eines Menschen (große Gruppe im Seminar)

Die Gruppe wird in zwei Parteien geteilt. Gruppe A setzt sich in eine Reihe mit genügend Abstand zwischen den Stühlen zur Wand gewandt. Ihre Mitglieder schließen die Augen, schalten ein, schauen auf den Solarplexus und sind aktiv empfangend. Die Mitglieder von Gruppe B verteilen sich hinter Gruppe A. Dann stellt sich jeder hinter eine Person von Gruppe A, legt sanft die Hände auf die Schulter, schaltet ein und ist aktiv sendend.

Die Aufgabe von den Personen der Gruppe A ist, den Menschen hinter sich zu erspüren, indem alle Sinne eingesetzt werden. Die Personen von Gruppe B geben sich erst zu erkennen, wenn der Informationsstrom der jeweiligen Person A ausgeschöpft ist.

Damit das Mentalfeld möglichst stark in Schwingung versetzt wird, bleibt Gruppe A noch für 2 weitere Runden sitzen. Die Personen von Gruppe B verteilen sich zwei weitere Male hinter der sitzenden Gruppe und verfahren wie vorher.

Hat Gruppe A dreimal geübt, werden die Rollen getauscht: Gruppe B setzt sich, schließt die Augen, Gruppe A verteilt sich, legt die Hände auf die Schultern der Übungspartner von Gruppe A und führt ebenfalls die Übung dreimal durch.

Am Ende der Übungsrunde schauen alle auf ihren Solarplexus und schalten ab.

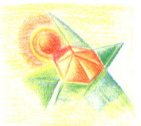

5. *Übung* Telepathisches Simultanzeichnen

Sie arbeiten zu zweit, schalten ein, schauen auf Ihren Solarplexus. Die Rollen sind so verteilt, dass einer der Sender, der andere der Empfänger ist. Beide sitzen mit dem Rücken zueinander. Beide zeichnen. Sind Sie Person A, senden Sie ein einfaches Symbol und zeichnen es auf. Geben Sie einen Hinweis, dass Sie anfangen zu zeichnen. Person B beginnt sofort zu zeichnen, wenn sie das „Kommando" hört. Nachher vergleichen Sie, was beim Zeichnen herausgekommen ist. Wie immer bei den mentalen Übungen ist es sinnvoll, dreimal eine Übung durchzuführen, ehe Sie die Rollen tauschen. Ist eine Übungsrunde zu Ende, übernimmt Person B die telepathische Senderfunktion und Person A zeichnet sofort, wenn sie etwas empfängt. Wichtig ist, dass man nicht lange überlegt, sondern einfach loszeichnet.
Am Ende der Übungsrunde betrachten Sie beide Ihren Solarplexus und schalten ab.

6. *Übung* Telepathie zu zweit

Diese Übung ist für die Schulung zu Hause gedacht und hilft, die Telepathie immer weiterzuentwickeln. Sie ist die Grundlage der Fernheilung.

Der Übungsaufbau ist folgender:
Die beiden Personen sprechen eine bestimmte Zeit an einem bestimmten Tag ab. Entweder sie vereinbaren, zum Beispiel jeden Morgen von 9 Uhr bis 9.10 Uhr auf Sendung und Empfang zu gehen. Oder sie verabreden zum Beispiel, sich jeden Donnerstag von 22 Uhr bis 22.10 Uhr mental zu treffen. Einerlei, was verabredet wird, es müssen Uhrzeit und Tag klar abgesprochen werden.
Als nächstes wird festgelegt, wer für welche Zeitspanne Sender und Empfänger ist. Erfahrungsgemäß ist es gut, wenn Sender und Empfänger für eine Woche in der gleichen Besetzung zusammenarbeiten. Das bedeutet, Sender A ist zum Beispiel eine Woche aktiv und sendet zur abgemachten Zeit immer den gleichen mentalen Inhalt, den er oder sie natürlich nicht bekannt gibt. Empfänger B ist für eine Woche aktiv, zur abgemachten Zeit den mentalen Inhalt aufzufangen. Am besten, man notiert sich täglich, was man wahrgenommen hat.
Nach einer Woche werden die Erfahrungen ausgetauscht, dann wech-

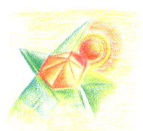

seln Sender und Empfänger ihre Rollen und arbeiten wieder für eine Woche zusammen.

Diese Übung sollte man mindestens einen Monat lang durchführen. Auch wenn sie zeitlich gesehen einfach erscheint, beweist doch die Praxis, dass es gar nicht leicht ist, die Konzentration auf den Adressaten zehn Minuten lang zu halten. Es ist günstiger, mit noch weniger Minuten zu beginnen, wenn man sich dabei besser fühlt. Wenn Heilen, Fernheilung oder Telepathie anstrengend wird, ist es notwendig, so weit mit den Energien herunterzufahren, bis wieder ein Gefühl der Leichtigkeit aufkommt. Soll Heilenergie fließen, darf es keinen Druck und erst recht keinen Stress geben. Wir modernen Menschen neigen dazu, uns unter Leistungsdruck zu setzen und sooft wie möglich unsere Grenzen zu überschreiten. Leider müssen auch viele Menschen erst die leidvolle Erfahrung machen, dass Medialität und Geistiges Heilen genau das Gegenteil brauchen: Lockerheit, keine Erwartung hegen, den Dingen ihren Lauf lassen und darauf vertrauen, dass alles zum eigenen Wohl verläuft, ja, dass gut für einen gesorgt ist. Wir mischen uns aber immer ein, darum dauert die Entfaltung der Hellsinne viel mehr Zeit als eigentlich nötig. Sie sind natürliche Gaben und jederzeit verfügbar. Wir glauben es nicht und müssen deshalb selbst erleben, wie uns Willen und Leistungsdruck lähmen und frustrieren, um sich dann im Loslassen und Vertrauen auf den Energiefluss zu üben.

7. *Übung* Telepathie mit Namen

Auch das ist eine Basisübung zur Fernheilung.
Sie arbeiten zu zweit, schalten ein, schauen auf Ihren Solarplexus. Person A ist der Sender und konzentriert sich auf eine Person, die sie gut kennt. Sie sagt Person B nur den Namen. Person B setzt alle Sinne ein, um über den Namen etwas von der dazugehörigen Person wahrzunehmen. Wenn Person B alles gesagt hat, gibt Person A ein Feedback zu den Wahrnehmungen. Handelt es sich um eine Person, die in einer Krise steckt oder gar krank ist, senden am Ende beide Übungspartner Heilenergie und danken mental für die Zusammenarbeit.
Dann tauschen Sie die Rollen. Am Ende der Übung betrachten Sie beide Ihren Solarplexus und schalten ab.

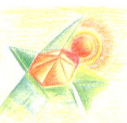

8. *Übung* „Lesen" aus den Inspirationskarten

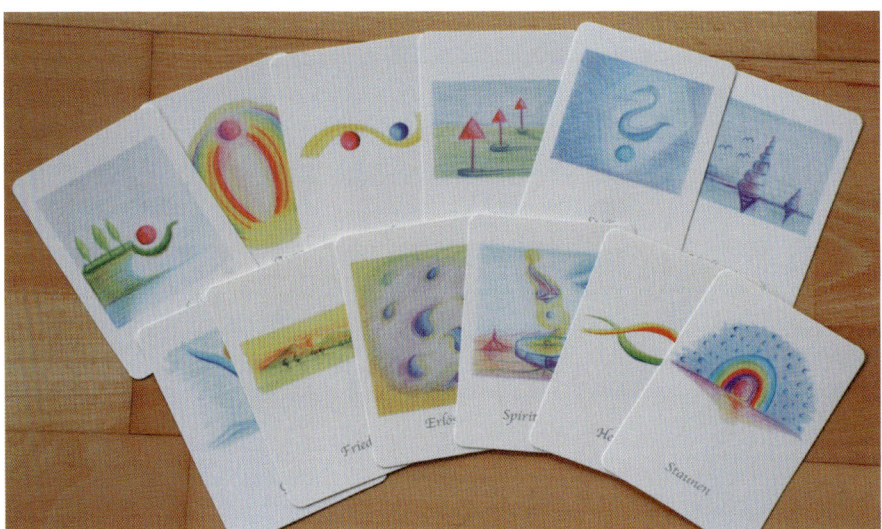

Abb. 24 Die Inspirationskarten von Harald Knauss

Wir nehmen für diese Übung das Kartenset „Inspiriertes Reden" [4] und arbeiten zu zweit. Mischen Sie die Karten und lassen Sie Ihr Gegenüber verdeckt eine Karte ziehen, die es Ihnen dann zum Wahrnehmen gibt. Betrachten Sie das Bild der Karte, die Farben, lassen Sie sich vom Wort inspirieren. Geben Sie die inspirierte Botschaft an Ihr Gegenüber, das Ihnen sein Feedback zu Ihren Wahrnehmungen geben kann.

[4] Bezugsquelle s. Anhang

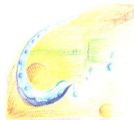

8. DIE ZIRKELARBEIT

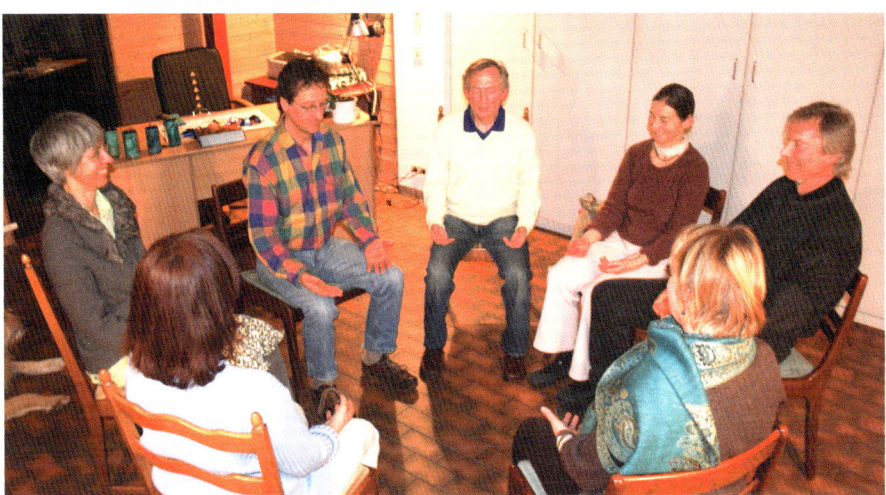

Abb. 25 Zirkelarbeit

In der alten englischen Tradition des Spiritualismus gab es drei geniale und zugleich einfache Ideen, um die Hellsinne zu erwecken und in gewisser Weise auch durch einige Übungen zu schulen. Da waren die Überprüfbarkeit und ein relativ kleiner Übungskanon. Aber das Herzstück war die Idee der so genannten „Zirkelarbeit". Ein Zirkel ist ein Kreis von Freunden, die sich schätzen und mögen. Man ging davon aus, dass das Band der Zuneigung die stärkste Energie zwischen Menschen ist und sich damit ein stabiles Energiefeld aufbauen lässt. Wir haben durch die eigene Erfahrung in 25 Jahren regelmäßiger Zirkelarbeit noch viel größere Potenziale darin erkannt und haben sie deshalb zum Zentrum unserer Schulung erkoren und weiter ausgebaut. Engländer sind Teamarbeit gewohnt, wir sind dagegen viel individualistischer angelegt und hätten am liebsten jeder einen eigenen Guru, der einen dauernd prüft und der einem sagt, was man tun und lassen soll. Doch haben inzwischen auch Hunderte Menschen in unserer Schulung selber den Segen der Zirkelarbeit erfahren.

Schon im ersten Kurs wird erklärt, wie man einen Zirkel gründet und dass fortan die Übungen im Freundeskreis gepflegt werden.

Die Gründung ist einfach: Man sucht im Freundeskreis diejenigen, die Lust haben, regelmäßig sensitive und Heilerübungen durchzuführen. Ob zu viert oder fünf, die Zahl der Mitglieder ist nicht entscheidend, man muss sich vertrauen und mögen. Der Zirkel dauert etwa eine Stun-

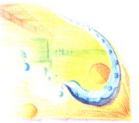

de. Es wird ein Tag, ein Ort und eine Zeit festgelegt. Pünktlichkeit ist obligat, denn der Zirkel ist ein Treffpunkt mit der geistigen Welt.

Der Zirkel wird von jemandem geleitet, der die Übungen kennt und er wird durch ein selbst gewähltes Gebet oder eigene Worte eröffnet. Das entspricht der Solarplexusübung. Es folgen Übungen, die der Zirkelleiter vorbereitet oder ausgewählt hat. Am Ende des Zirkels wird ein Dankesgebet gesprochen.

Im Gegensatz zu den Zweierübungen, bei denen man den Partner vor sich sitzen hat, führt die Vielzahl der Möglichkeiten in einer Freundesgruppe dazu, ganz bei sich zu bleiben und nur den sensitiven Wahrnehmungen zu vertrauen. Es wächst auch das gegenseitige Vertrauen, denn jeder darf so sein wie er/sie ist. Die Zirkelarbeit ist die eigentliche intensive Schulung der Hellsinne, da man regelmäßig zusammenarbeitet und ein konstantes Energiefeld gemeinsam aufbaut, das jeden in seinem sensitiven Wachstum befruchtet. Man kann sich das bildlich so vorstellen: Jedes Zirkelmitglied bringt positive Energie durch Freude am Üben und freundschaftliche Verbundenheit in die Mitte des Kreises. Dort potenziert sich die Energie und fließt zu jedem wieder zurück. Oder anders gesagt: Das in der Mitte eines Zirkels wachsende Energiefeld steht jedem während der abgemachten Zeit für die Übungen zur Verfügung. Die Zirkelarbeit ist ein zirkulierendes und bewegliches Energiefeld.

Grundsätzlich kann man alle Übungen für die Hellsinne und für das Heilen im Zirkel durchführen. Sei es, man macht eine Gruppenarbeit, sei es, man arbeitet zu zweit – wie im Kurs. Wir möchten aber dennoch ein paar typische und attraktive Zirkelübungen vorstellen:

1. Übung „Lesung" eines Gegenstandes

Im Übungsraum wird ein Tablett auf einen Tisch aufgestellt und darüber ein leichtes Tuch gelegt. Alle Teilnehmer verlassen den Raum; dann geht einer nach dem anderen in den Raum und legt unter das Tuch seinen Gegenstand. Wenn alle wieder im Kreis sitzen, wird das Tuch vom Tablett entfernt. Nun nimmt jeder Teilnehmer der Reihe nach einen ihm fremden Gegenstand und setzt für die Wahrnehmung seine Hellsinne ein. Der Besitzer des Gegenstandes gibt sich nicht zu erkennen! Wer „liest", versucht über die Herkunft des Gegenstandes, über seine Bedeutung für den Besitzer und über den Besitzer selbst etwas zu erfahren. Erst wenn der Informationsstrom versiegt (am Anfang recht schnell!),

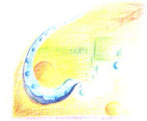

fragt man, wem der Gegenstand gehört. Dann gibt der Besitzer sein Feedback und sortiert gewissenhaft aus, was er annehmen kann und was nicht. Auf diese Weise geht es reihum. Die letzten drei Gegenstandslesungen sollten ohne sofortiges Feedback stattfinden, weil man sonst erraten kann, wem einer der letzten Gegenstände gehört. Zum Schluss geben die drei Besitzer ihr Feedback zu den Wahrnehmungen.

2. *Übung* Blumen-Hellfühlen

Das ist eine der beliebtesten und schönsten Zirkelübungen!
Alle Teilnehmer des Zirkels gehen in die Natur und pflücken eine kleine Blume oder ein kleines Stück von einer Pflanze. Diese Naturgaben werden einzeln auf ein Tablett gelegt, ohne dass die anderen es sehen können. Wenn alle wieder im Kreis versammelt sind, liest einer nach dem anderen aus einer ihm fremden Blume oder Pflanze.

Wenn Sie die Pflanze, das Blatt, den Zweig, die Blüte in der Hand halten, versuchen Sie sich einzuschwingen in die Person, die es gepflückt hat. Lassen Sie sich hierbei von der Farbe, der gesamten Form, der Form der Blätter, dem Gefühl, wie sich Blätter und Stiel anfühlen, leiten. Sie können auch den Blatt- und Blütenstand, die Zahl der Blätter als Impulse für Ihre Wahrnehmungen nutzen. Sind Sie mit Ihrer Blumenlesung fertig, fragen Sie, wer sie gepflückt hat und hören sich das Feedback an.
Wieder werden die drei letzten Exemplare sensitiv gelesen und erst am Schluss enthüllt, wem welche Blume gehörte und das Feedback ausgetauscht, damit man nicht ins Raten verfällt.

Der Sinn der Übung:
Abgesehen von der Schönheit und Ästhetik der Übung lehrt sie, dass selbst eine kurze Berührung eines Gegenstandes einen energetischen Fingerabdruck des Berührenden hinterlässt, in dem alle Informationen des Menschen enthalten sind. Da aber die Pflanze ein starkes Energiewesen ist, verstärkt sie gewissermaßen diesen „Fingerabdruck" und fördert dadurch eine intensive und umfassende Wahrnehmung.
Den meisten Menschen fällt daher diese Übung wesentlich leichter als jede andere.

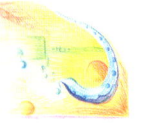

3. *Übung* Mit verbundenen Augen wahrnehmen I

Sie ist mit Abstand die schwierigste und spannendste Übung für die mentalen Fähigkeiten. Die Grundfassung kann nur in einem größeren Zirkel von mindestens sechs Personen durchgeführt werden.

Der Übungsaufbau ist folgendermaßen: Person A verlässt den Raum. Draußen werden ihr mit einem Schal die Augen verbunden.
In der verbleibenden Gruppe wird eine Person B als Übungspartner ausgewählt. Sie soll aber nicht selber Antwort geben, weil Person A sie an der Stimme erkennen würde. Deshalb tritt eine weitere Person C als „Sprachrohr" hinter Person B und legt ihr die Hände auf die Schulter. Person C leiht ihre Stimme für die stummen Antworten von Person B, die durch Kopfnicken, verneinende oder abwägende Gesten anzeigt, was sie von der Wahrnehmung der Person A versteht, annehmen oder nicht annehmen kann.
Während Person A draußen ist, ändern die Zirkelmitglieder im Raum ihre Sitzordnung neu. Person A wird in den Raum geführt und bleibt in Türnähe stehen und beginnt mit ihrer sensitiven Wahrnehmung und äußert diese; die Gruppe ist mindestens drei Meter von ihr entfernt. Person A empfängt von Person B über Person C nur drei Arten von Antworten: Ja, Nein, Vielleicht/Jein/könnte sein. Die anderen Gruppenmitglieder dürfen keine Kommentare abgeben, damit Person A nicht orten kann, wer wo sitzt.
Für Person A ist wichtig, dass sie sofort die mentale Route verlässt, auf die ein, zwei oder drei Nein-Antworten kommen. Sobald ein Ja gegeben wird, muss sie ihre Sinne in diese Richtung des Eindrucks lenken. Versiegt die Wahrnehmungsintensität, tut sie kund, dass keine weiteren Eindrücke folgen. Damit ist die Übung beendet; das Tuch vor den Augen wird entfernt und es wird enthüllt, wer der wirkliche Mentalpartner war.

4. *Übung* Mit verbundenen Augen wahrnehmen II

Auch diese Übung trainiert die Hellsinne durch Ausschalten des physischen Sehsinns.
Person A verlässt den Raum oder bleibt am Ausgang stehen. Sie bekommt die Augen verbunden.
Die übrigen Teilnehmer ändern ihre Sitzordnung, damit Person A nicht raten kann, wer wo sitzt und setzen sich in eine Reihe. Es wird eine Per-

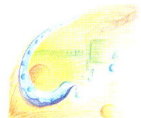

son B als Übungspartner ausgewählt. Person B stellt vor sich einen kleinen Tisch. Durch Klopfzeichen mit einem Stift auf den Tischrand gibt sie „Antwort" auf die Wahrnehmungen von Person A. Es gibt nur drei Antwortzeichen: Ja = 2 Schläge, Nein = 1 Schlag, Jein/weiß nicht/eventuell = 3 Schläge.

Person A wird entweder vor die Gruppe in ca. drei bis vier Meter Abstand geführt oder bleibt an der Eingangstüre stehen, schwingt sich in das Energiefeld des Partners ein und teilt ihre Wahrnehmungen mit. Wichtig ist auch hier die Lautgebung durch die hörbaren Stiftschläge anstelle der Stimme von Person B.

Kennen sich die Zirkelmitglieder schon lange, empfehlen wir eine weitere Erschwernis, die wir auch in unserem Zirkel praktizieren:
Vor dem Tisch sitzt die echte Partnerperson B, aber es klopft jemand anders aus der Runde an ihrer Stelle und setzt ihre Antworten in die Klopfzeichen um.

5. *Übung* Die Hand im Sand lesen

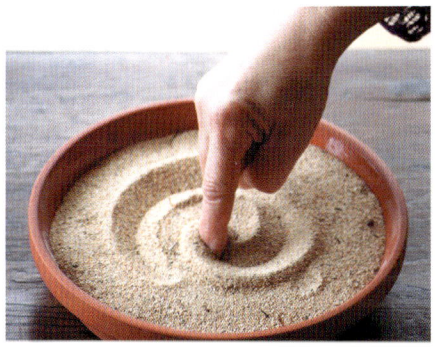 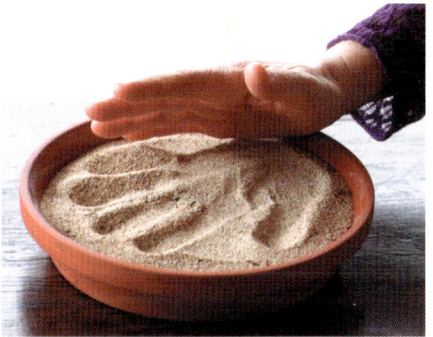

Abb. 26 Übungen mit Sand

Auch diese Übung löst immer wieder Begeisterung aus.
Person A verlässt kurz den Raum. Auf einem Tisch steht eine flache Schale mit feinem Vogelsand. In diesen Sand drückt einer der Gruppe = Person B seine linke oder rechte Handfläche hinein. Bitte die anhaftenden Sandkörner abklopfen, damit niemand mit Sand an der Hand entlarvt wird!
Sitzen alle wieder in der Runde, kehrt Person A in den Raum zurück, setzt sich auf ihren Platz und „liest" nun aus dem Handabdruck etwas über Person B.

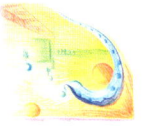

Setzen Sie alle Sinne ein, halten Sie eventuell Ihre Hand über den Abdruck im Sand und sagen Sie alles, was Sie wahrnehmen. Am Schluss fragen Sie, wessen Hand dort abgebildet ist und hören sich das Feedback an.

Der Sinn der Übung:
Selbst wenn lauter Handdiagnostiker anwesend wären, ginge es nicht darum, psychologische Studien zu betreiben beim Betrachten des Handabdrucks. Sich ganz und gar auf die eigenen Wahrnehmungen zu verlassen, ist der Sinn der Übung. Der Sand als Vertreter des Mineralreiches ist ein starker Energieträger. Es ist ganz erstaunlich, was Menschen aus dem Handabdruck, der in nur wenigen Sekunden entstand, herausspüren können!

Eine interessante Variante dieser Übung besteht darin, dass nicht die ganze Hand abgebildet wird, sondern jemand mit einem Finger Zeichen in den Sand malt.

6. Übung Telepathie im Zirkel I

Person A verlässt den Raum, während die übrigen Zirkelmitglieder einen unter sich auswählen, den sie intensiv als Information an A senden. Auch die ausgewählte Person fungiert als Sender.
Draußen ist Person A auf Empfang geschaltet. Nach ein paar Minuten wird Person A hereingerufen, sie schildert ihre Wahrnehmungen bzw. beschreibt die Person, die vor ihrem geistigen Auge auftauchte. Dann wird enthüllt, wer aus der Gruppe gesendet wurde. Es zeigt sich, in wieweit Empfang und Sendung übereinstimmen.

7. Übung Telepathie im Zirkel II

Person A verlässt als aktiver Empfänger den Raum, während sich die Zirkelmitglieder intensiv auf eine Farbe konzentrieren und sie für ein paar Minuten senden. Dann wird Person A hereingerufen und befragt, was sie wahrgenommen hat. Da Farben Emotionen und Empfindungen auslösen, kann es sein, dass Person A weniger die Farbe als die damit verbundenen emotionalen Botschaften wahrnimmt. Das Feedback zeigt, wie nahe oder entfernt die Wahrnehmungen waren.

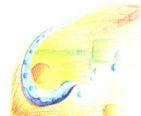

8. *Übung* Telepathie im Zirkel III

Person A verlässt als aktiv Empfangende den Raum und nimmt ein Blatt Papier und Schreibzeug mit. Die übrigen Zirkelmitglieder zeichnen alle das gleiche Symbol auf ein Blatt Papier und senden es dann für ein paar Minuten intensiv an Person A. Diese zeichnet draußen auf, was sie wahrnimmt. Wenn sie nach ein paar Minuten hereinkommt, werden gesendetes und empfangenes Symbol verglichen.

9. *Übung* Sensitive Wahrnehmung über Namen I

Es folgen nun zwei Übungen für fortgeschrittene Zirkelmitglieder.
Einer der Gruppe nennt laut den Vornamen und Namen eines ihm oder ihr gut bekannten Menschen und bleibt dabei aktiv sendend. Die übrigen Personen schalten auf aktiven Empfang. Nach ein paar Minuten sagt jeder, was er von der Person wahrgenommen hat, ohne dass die Senderperson sofort eine Rückmeldung gibt. Erst wenn alle dran gewesen sind, sondiert sie aus, was stimmt und was nicht stimmt.
Am Schluss der Übung bedanken sich alle Zirkelmitglieder kurz bei dem Menschen, mit dem man mental Kontakt aufgenommen hat! Erst danach ist ein anderes Zirkelmitglied an der Reihe, einen Namen zu nennen.

10. *Übung* Sensitive Wahrnehmung über Namen II

Diese Übung ist eng mit der vorhergehenden verwandt, ist aber noch schwieriger, dadurch, dass kein Namen genannt wird. Einer im Zirkel denkt intensiv an eine Person, die er oder sie gut kennt. Die übrigen Zirkelmitglieder schwingen sich auf diesen Gedanken ein und berichten nach ein paar Minuten, was sie von der gesendeten Person wahrgenommen haben. Es folgen der Feedbackaustausch und der Dank an die Person, mit der man mentalen Kontakt aufgenommen hat.

11. *Übung* Inspiriertes Sprechen

Wir nehmen wieder das Kartenset „Inspiriertes Reden"[5] zur Hand und mischen die Karten. Wir können sie auch verdeckt in der Mitte des Zir-

⁵ Bezug des Kartensets s. Anhang

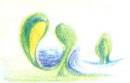

kels auslegen. Eines der Zirkelmitglieder zieht eine der Karten, ohne dass es sie zunächst anschaut. Zuerst stimmt es sich ein auf seine Inspirationsquelle, zum Beispiel seinen Seelenort aus der Alphareise. Dann betrachtet es die Karte mit ihrem Bild und Begriff ein paar Sekunden und beginnt zu sprechen, was ihm innerlich einkommt.

9. DER ÜBERGANG VON DER SENSITIVITÄT ZUR MEDIALITÄT

In Kurs 4 und 5 gibt es, abgesehen von der Schattenarbeit, Übungen, die den sanften und sicheren Übergang von dem Einsatz der Hellsinne, also der rein sensitiven Arbeit, zur Inspiration ermöglichen. In unserer Kultur ist das wichtig, denn nichts flößt so viel Angst ein wie die Vorstellung, Medialität sei die Kommunikation mit Verstorbenen, man müsse seinen Geisthelfer kennen oder die Ahnen herbeizitieren. Das alles sind naive und bruchstückhafte Vorstellungen. Der Übergang von der Sensitivität zur Medialität ist immer fließend, sobald die Kanäle zur Inspiration geöffnet sind. Ohne das „Handwerk", den Einsatz der Hellsinne, kann sich die Medialität nicht entfalten. Der nächste Schritt führt wieder zurück zur Basis, zum inneren spirituellen Menschen- und Weltbild. Die Spiritualität eines Menschen ist unabhängig von seinem religiösen Glauben. Sie ist die Synthese aus der Fähigkeit, körperliche, emotionale und mentale Bedürfnisse in Harmonie zu bringen. Das ist bekanntlich gar nicht so einfach. Ein Medium öffnet sich höheren Energien, als es sie selbst erschaffen kann, ähnlich einem Komponisten, Maler oder Dichter, die im Schaffensprozess den Eindruck haben, als fließe ihnen eine Extraenergie zu, als seien es nicht allein sie selbst, die das Werk vollbracht haben. Sie beherrschen ein Handwerk, aber Inspiration fragt nicht nach dem Handwerk, es setzt es als selbstverständlich voraus.

In Kurs 4 finden die ersten Schritte in diese Richtung statt. Die Basisübung ist immer für die Teilnehmer ein beglückendes Erlebnis, weil sie von dem besagten Halbwissen um die Medialität befreit werden.

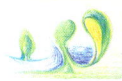

Übung – **Inspiration aus den Naturreichen**

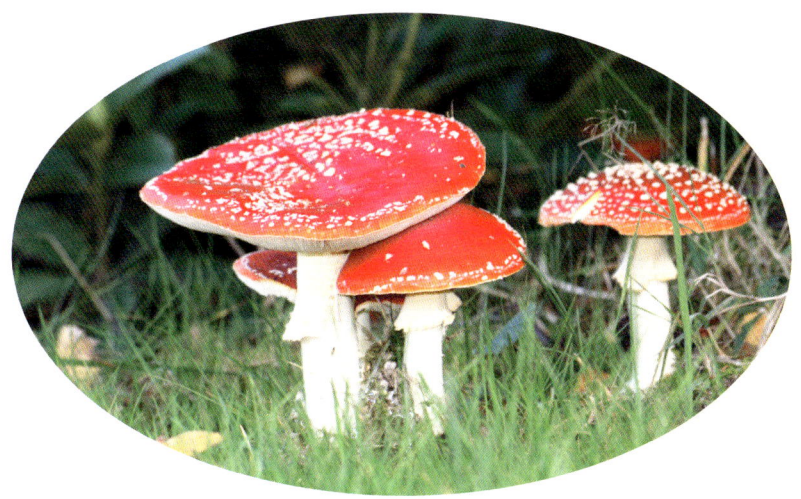

Abb. 27 Fliegenpilze

Person A sitzt auf einem Stuhl und ist das Hauptmedium. Die Personen B und C sind die Helfermedien. Ihre Aufgabe ist, Energie zu spenden und zugleich auf das Wohl von Person A zu achten. Person D protokolliert die Sitzung und beobachtet das energetische Setting insgesamt, dass es harmonisch abläuft.

Alle Beteiligten machen ihre Solarplexusübung und schalten ein. Dann öffnet Person A bewusst ihre inneren Kanäle nach rechts, links, oben und unten, also in alle Richtungen. Person D nennt nun den Namen einer Person, die sie gut kennt.

Das Hauptmedium hört den Namen und wartet nun als erstes, welches Naturreich sich für die inspirativen Kräfte öffnet. Ist es das Mineralreich, das Pflanzenreich, das Tierreich, das Menschenreich? Erst wenn das Medium bewusst wahrnimmt, woher die Inspiration fließt, sammelt es seine Hellsinne auf den Namen. Person D notiert, was Person A sagt. Diese Übung verbraucht viel Energie – vor allem beim Anfänger – und wird deshalb nicht länger als fünf bis sieben Minuten ausgeführt. Es braucht Übung, um den hohen Energielevel zu halten.

Kommt der Informationsfluss zur Ruhe, kündigt Person A das an: „Das ist alles, was ich wahrnehme." Nun gibt der Protokollant, Person D, ein Feedback.

Der Unterschied zu den sensitiven Übungen ist offensichtlich: Das Medium lässt sich in Bezug auf jemanden (später Klienten) inspirieren

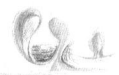

und schaltet weitgehend den Intellekt aus. Es muss nicht memorieren, was es gesagt hat. Dafür ist Person D zuständig.

Diese erste Übung vermittelt die Gabe eines Mediums, sich in ein Energiefeld fallen lassen zu können, wissend, dass es von positiven und förderlichen Kräften gehalten und getragen wird und dass es die notwendigen Hilfen aus der Natur bekommt. Die Natur ist gütig und es ist ratsam, sich an sie bewusst zu binden. Die Übung wird von allen Beteiligten durchgeführt. Die vier Personen tauschen somit ihre Rollen und erleben die verschiedenen Aspekte von Medialität.

Im Laufe des Kurses sind unter den Namen, die Person D nennt, durchaus auch Ahnen. Aber dann ist längst das Bewusstsein für die Vorgehensweise reif geworden. Es spielt keine Rolle mehr, in welcher Seinsform sich ein Mensch befindet, ob mit oder ohne Körper.

Diese Übung ist selbstverständlich für den Zirkelleiter gedacht und nicht für die übrigen Zirkelmitglieder, wenn sie nicht in der Schulung sind. Alle zwei oder drei Monate sollte man sich als Zirkelleiter die Gelegenheit zu dieser Übung verschaffen, damit langsam und sicher die inspirativen Kräfte reifen.

In Kurs 5 widmen wir uns ausführlich dem Halten eines hohen Energielevels. Es werden zum einen ähnliche Übungen zur Medialität wie in Kurs 4 durchgeführt. Zum anderen befassen wir uns aber auch mit dem natürlichen Übergang von der physischen zur immateriellen Welt. Wir betrachten Leben und Sterben aus medialer Sicht[6]. Das baut noch einmal viele Glaubenssätze ab und rückt das Menschen- und Weltbild zu einem zyklischen und rhythmischen Verständnis zurecht.

Einen Höhepunkt bildet der erste Versuch, selber eine zehnminütige Sitzung vor der Gruppe mit einem Klienten zu gestalten. Das ist ein Vorgeschmack oder eine Generalprobe für die Prüfung, denn im Kurs ist es eine Klientin/ein Klient aus der Gruppe, in der Prüfung ist es eine fremde Person.

Jetzt heißt es, sich auf den Klienten einzuschwingen, gleichzeitig sich für eines der Naturreiche als Inspirationsquelle zu öffnen und spontan die Botschaft seiner Wahrnehmungen mitzuteilen. Alles, was man zuvor als einzelne Vorgänge kennengelernt hat, fließt nun zu einem einzigen Energiestrom zusammen. Der Klient gibt sein Feedback. Das gibt dem Medium die Sicherheit und lässt noch einmal tiefer das Vertrauen in die eigene Wahrnehmung wachsen.

Sobald Inspiration im Spiel ist, fallen die Schranken der Zeitebenen

[6] Die Grundlagen dazu bieten die Bücher „Leben und Sterben aus medialer Sicht" von Harald Knauss und „Exkarnation - Der große Wandel" von Rosina Sonnenschmidt. Siehe Literaturliste.

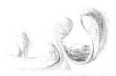

weg. Das werdende Medium erlebt, dass auch die Zukunft vieles für den Klienten bereithält, was dieser sich momentan noch gar nicht zutraut oder vorstellen kann. Er kann deshalb auch nicht sofort ein Feedback geben. Doch wenn das Medium verborgene Potenziale wahrgenommen hat, fangen sie gleich Saiten an zu schwingen und bringen im Klienten etwas zum Erleben, dessen Tragweite noch nicht absehbar ist.

In diesem Stadium der Medial- und Heilerschulung ist bereits hundertfach geübt und daher klar: Ein Medium bestimmt nicht, dominiert nicht und sagt niemals „Sie müssen /Sie sollen". Nun zahlt sich aus, dass jemand schon lange im Zirkel sitzt, viele Übungen gemacht hat und ganz selbstverständlich die Freundessprache einsetzt, die weiß, WIE man eine Botschaft formuliert und vermittelt, dass der Klient die Wahl behält, sie anzunehmen oder auch abzulehnen.

In den Kursen 4 und 5 finden Heilerübungen statt, die der Vertiefung dienen und sich rein äußerlich nicht von den Übungen der Kurse 1 bis 3 unterscheiden. Aber die Qualität zeigt sich. Vor allem wird klar, dass Geistiges Heilen nicht nur über Handauflegen geschieht. Der Heiler ist ein Medium, weil er sich inspirieren lässt. Das Medium ist ein Heiler, weil es durch seine Botschaften Heilenergie spendet, gleich welches Handwerk es dazu benutzt. Auch das wird nun am Ende der Schulung klar, dass sich Sensitivität, Medialität, energetisches und Geistiges Heilen zu einem großen Ganzen vereinen, ohne Wertung. Jeder lernt, angemessen zur Situation aus seinem reichen Erfahrungsschatz das zu wählen, was für einen Ratsuchenden im Augenblick der Zusammenkunft optimal ist.

Damit haben wir das Kapitel der Übungen abgeschlossen, denn nur der sensitive Anteil lässt sich üben. Um gänzlich und wirklich in die Medialität hineinzukommen, bedarf es einer weiteren Bewusstseinsschulung, weshalb sich an unsere Kurse eine spirituelle Schulung anschließt.

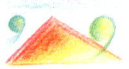

10. Die spirituelle Schulung

Durch die Medial- und Heilerschulung gehen wir in die Fülle der Möglichkeiten, mit allen Hellsinnen zu arbeiten. Sie hat das Vertrauen in die eigene Wahrnehmung gestärkt. Ihre Botschaft ist: „Ja, ich kann das!" Diese Fülle lässt sich zwar durch immer mehr Übungen steigern und ausdehnen, aber eine qualitative Entwicklung findet so nicht statt. Gemäß dem Naturgesetz, dass alles im Leben rhythmisch angelegt ist, gilt dies auch für eine Bewusstseinsschulung. Nach der Ausdehnung der Kräfte muss ihre Sammlung und Konzentration nach innen folgen. Daher bildet die Medial- und Heilerschulung den Grundstein für die nächste Stufe, die „spirituelle Schulung",

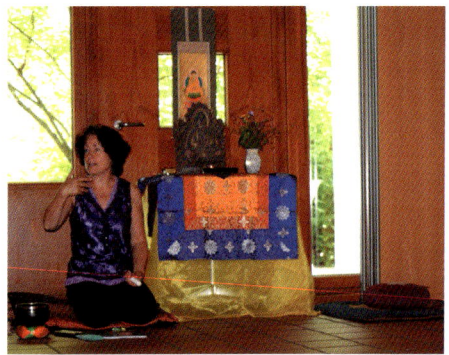

Abb. 28 Einführung in die Zen-Meditation

an der alle Absolventen auf Wunsch teilnehmen können. Die Übungen bleiben dieselben, aber ihre Energie und Qualität erhöht und vertieft sich. Dies geschieht in erster Linie durch einen anderen Tagesablauf mit Zeiten der Zen-Meditation, der Atemschulung, des Schweigens und des „medialen Abends". Indem die innere Sammlung im Vordergrund steht, werden neue Energien frei und wird der Zugang zu neuen Dimensionen der Wahrnehmung eröffnet. Wie die Erfahrung zeigt, reift nicht nur die Qualität der medialen Wahrnehmung und des Geistigen Heilens heran, die medialen Lebensberater und Heiler entwickeln ein ganz eigenes Profil ihrer Arbeit ähnlich dem „Personalstil" in der Kunst. Es kristallisieren sich durch die spirituelle Schulung besondere mediale Begabungen und Heilerqualitäten heraus.

Wir können die gesamte Entwicklung so ausdrücken:

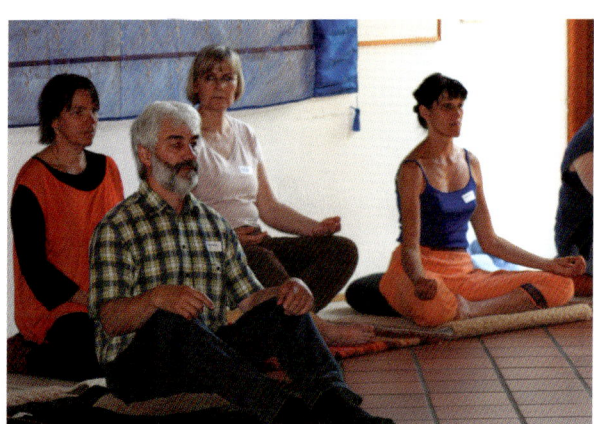

Abb. 29 Vorbereitung zur Zen-Meditation

1. Ebene

Instinkt + Reaktionsvermögen = ungeschulte, natürliche, unbewusste Sensitivität

2. Ebene

Geschultes Empfindungsvermögen + Denken = geschulte, bewusste Sensitivität und energetisches Heilen

3. Ebene

Geschulte Sensitivität + spirituelles Bewusstsein = Medialität und Geistiges Heilen

Als Medium und Geistheiler braucht man eine spirituelle Lebensausrichtung und ein „sensitives Handwerk", das einem jederzeit zu Diensten steht. Die spirituelle Ausrichtung ist bei uns nicht religionsphilosophisch festgelegt. Meditation, Schweigezeiten und innere Einkehr stehen ebenbürtig neben „medialen Abenden", bei denen die Teilnehmer ihre medialen und heilerischen Gaben auf individuelle Weise darbieten können. Nun steht nicht die Arbeit zu zweit oder im Zirkel im Vordergrund, sondern die Arbeit vor einem Publikum.

Wenn auch diese Entwicklungsstufe genommen wird, in der viel Arbeit am Ego stattfindet, folgen die „Lehrerkurse", das heißt die Schulung derer, die unsere Kurse 1 bis 3 der Medial- und Heilerschulung an unserer statt unterrichten möchten.

Abb. 30 Mediale Arbeit am Abend

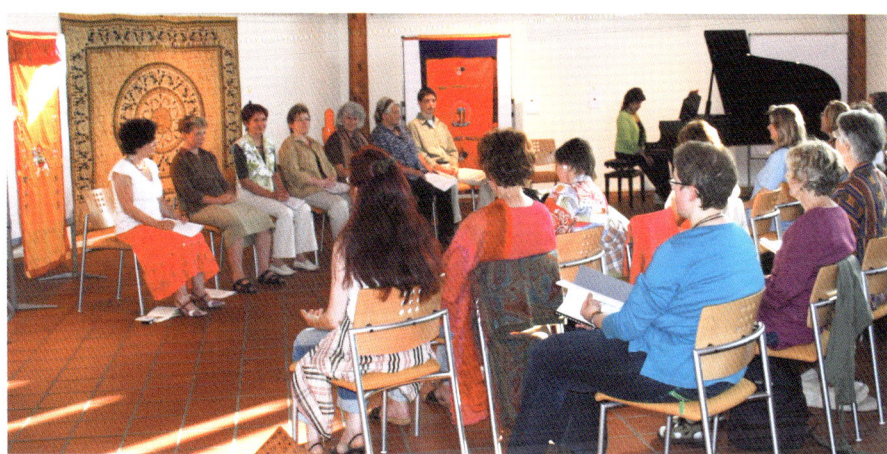

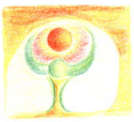

11. Das Berufsbild als „Medialer Lebens-berater und Heiler"

Eine Schulung der sensitiven, medialen und Heilerfähigkeiten dient immer zuerst dem eigenen Wachstum. Damit meinen wir aber nicht nur das spirituelle Wachsen in neue Dimensionen und in die Suche nach dem Einssein mit sich und der Welt. Das ist viel zu abstrakt, ein viel zu großes und fernes Ziel. Unsere Schulung ist eine Lebensschulung. Sie lehrt zu leben, jetzt, in dieser turbulenten Zeit mit allen ihren Schatten- und Lichtseiten. Obgleich nicht religionsphilosophisch eingebunden, bietet sie einen inneren Halt, wenn die Stürme des Alltags, die Lebenskrisen und die Momente der Zukunftsängste über uns hereinbrechen. Was uns in diesen Stunden trägt, hat die innere Mächtigkeit angeregt.

Wir leben in einer Zeit der Verunsicherung, sonst hätten wir das Handy nicht erfunden. Wir brauchen es, um jederzeit der Vernetzung mit anderen Menschen und des momentanen Standorts sicher zu sein. Intellektuell wissen wir, dass alle Lebewesen miteinander vernetzt sind, dass wir weise durch die Schöpferkraft der Natur geführt werden, dass es Schutzengel gibt und keine Zufälle. Solange aber dieses Wissen nicht zur eigenen Erfahrung wird, ist es totes Wissen. In allem gilt: Nur was wir selbst erfahren haben, ist wirklich und wahr. Erfahrung bedeutet aber, Meinungen und Urteile zu vergessen und sich eigenverantwortlich auf etwas einzulassen, dessen Ausgang wir nicht berechnen können. Man muss etwas loslassen, ohne etwas anderes sicher in Händen zu halten. Für solche Fälle sind wir westlichen Menschen seit Anbruch des Industriezeitalters sehr findig, indem wir Geräte, Apparate und Maschinen erfunden haben, die uns scheinbar diese Arbeit abnehmen. Sie sind Abbilder menschlicher Bewusstseinsfähigkeiten und täuschen uns vor, besser als wir selber zu sein.

Die Medial- und Heilerschulung rückt dieses mechanistische Weltbild zurecht. Es geht nicht um Ja oder Nein zu unserem High-Tech-Zeitgeist, sondern um die Verhältnismäßigkeit, um Bewahren und Veredeln menschlicher Fähigkeiten. Wer sie durchläuft bestätigt:

★ Ich habe mehr Selbst-Vertrauen.
★ Ich kann besser mit anderen Menschen kommunizieren.
★ Ich kann besser mit anderen Lebewesen (Tiere, Pflanzen, Mineralien, Naturgeister) kommunizieren.
★ Ich habe eine positive Lebenseinstellung.
★ Ich habe mehr Lebensfreude.

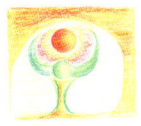

★ Ich bin kreativ, mir fällt immer etwas ein, um Lebenssituationen zu meistern.

★ Ich schaue nach vorne und lebe meine Visionen.

Der Weg dahin wird im Grunde nur von einer Übung begleitet: zuerst das Potenzial in sich und einem anderen Menschen erkennen zu können. Es ist das Einfachste und daher nicht leicht, denn wir sind alle zum sofortigen Erfassen des Mangels erzogen worden. Wir gehen durchs Leben und verwirklichen pausenlos die Denkmuster: „Das kann/weiß/habe ich (noch) nicht." Überall sehen wir den Mangel, das Defizit und die Unvollkommenheit. Dieses Mangel-Bewusstsein hat sich beispielsweise in der Medizin darin manifestiert, dass wir eine kleine Anamnese, einen riesigen Wasserkopf an Diagnosemöglichkeiten und ein Miniangebot an Heilungsimpulsen erschaffen haben. Wir haben uns in den Mangel so weit verstiegen, dass viele Menschen glauben, dass eine genaue Diagnose schon die Heilung sei. Nichts gegen eine genaue Diagnose! Aber der Sinn der Heilkunst ist das Heilen. Heilung kann ohne Anamnese und Diagnose geschehen. Dass es so ist, muss man aber erst einmal selbst erleben. In der Medial- und Heilerschulung ist das möglich. Wir erleben die verschiedenen Arten des energetischen und Geistigen Heilens. Dabei machen wir die Erfahrung, dass sowohl die Selbstheilungskräfte eines Menschen als auch die Heilenergie, die wir spenden, von höchster Intelligenz sind. Wir müssen nichts tun, manipulieren, dirigieren. Wir dürfen geschehen lassen. Nur so kommt etwas zum Erleben und lässt mehr und mehr ein unerschütterliches Selbst-Vertrauen heranwachsen. Im Sprachgebrauch nennen wir das „unerschütterliches Gottvertrauen". Wenn wir das Göttliche im Sinne der unversiegbaren Schöpferkraft verstehen und uns als Mensch darin erkennen, uns als Teil dieser fantastischen Kraft wieder empfinden, wird auch klar, warum wir statt „Gottvertrauen" auch „Selbstvertrauen" sagen können. Wer das universale Lebensprinzip, das wir „Gott" nennen, nicht in sich erkennt, handelt gegen die Naturgesetze. Und das macht bekanntlich sehr krank. Hier schließt sich der Gedankenkreis:

Indem wir unseren medialen Kräften und unseren Heilerkräften vertrauen, werden wir im besten Sinne lebensfähig und schwingen mit den Lebensrhythmen. Werden sie gelegentlich heftig und stürmisch, spüren wir, wie tief unsere Wurzeln reichen, um auch mit dieser Energie zu „fließen", statt gegen sie zu kämpfen – was immer ein aussichtsloser Kampf ist!

Wir hören immer wieder von Menschen, die gelernt haben, ihrer eige-

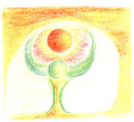

nen Wahrnehmung wieder zu vertrauen, dass sie dann ihr Leben sehr viel besser meistern als zuvor im anerzogenen Mangel-Bewusstsein.

Ein weiterer Schlagschatten unserer Zeit ist die niedrige Stressschwelle. Alles und jedes wird mit Stress in Verbindung gebracht. Es gibt keine Anstrengung und zufriedene Müdigkeit mehr, sondern den Ausnahmezustand „Stress" und die totale Erschöpfung. Wir umschreiben diese Misere mit hochtrabenden Begriffen wie „Chronicle Fatigue-Syndrom" oder „Burnout-Syndrom". Der Stresszustand ist von der Natur als Ausnahme vorgesehen, denn es geht um Leben und Tod. Wenn aber das Versagen einer Druckerpatrone, ein Examen, eine Beziehung eine Frage von Leben und Tod wird, müssen wir uns ernsthaft fragen, wie wir mit unseren Energien umgehen, ja, wie wir mit uns umgehen. So gehen wir auch mit anderen, mit Menschen, Tieren und der großen Natur um. Der Stress oder, wie man es medizinisch genauer ausdrücken kann: die sympathikotone Energielage, ist auf schnelle Lösung der Spannung ausgerichtet. Die Lösung heißt Körperbewegung. Wenn man hört und liest, dass wir modernen Menschen im Durchschnitt etwa zu 90 % sitzen und uns kaum noch körperlich ausagieren, müssen wir uns nicht wundern, dass eine permanente Sympathikotonie entsteht. Sie führt in die Lähmung, in die Starre. Alles dies zeigt sich am deutlichsten in unserer Zeitgeistkrankheit Krebs, der Stresskrankheit Nr. 1. Wir können noch soviel unter dem Mikroskop nach Erregern und Genen suchen, wir werden auf diese Weise keine Lösung finden. Die Lösung ist einfach, aber nicht leicht: die Stresshürde muss wieder deutlich höher gesteckt werden. Das geht nicht durch Willenskraft oder durch intellektuelle Überlegungen, es geht nur über eine andere Erlebnisebene. Hier feiert die Medial- und Heilerschulung ihre eigentlichen Triumphe, weil sie Stück um Stück die Schwelle erhöht, ehe jemand in Stress gerät. Die altehrwürdige Tugend der Gelassenheit ist die Folge des stabilen Nervensystems, das man sich erwirbt, wenn die innere Mächtigkeit an die Stelle der flatterhaften Unsicherheit tritt. Die Fähigkeiten der Hellsinne und der Heilergaben sind die beste Gesundheitsvorsorge, weil sie durch die Übungen einen Lebensrhythmus bewirken. Man bekommt wieder ein Gefühl, wann Aktivität, wann Pause angesagt ist, wann Nützliches mit schöpferischem Tun abwechseln soll. Wo Lebensrhythmus besteht, ist der Stress weit entfernt. Sicher gibt es Anstrengung, auch Grenzüberschreitung der Kräfte, auch Müdigkeit. Das macht aber nicht krank. Entscheidend ist die innere Elastizität und Sorgfaltspflicht dem eigenen Energiesystem gegenüber, die Einsicht, wann es wieder Zeit ist, nach innen zu schauen und zur Ruhe zu kommen. Wir sehen bei allen Menschen, die die Schu-

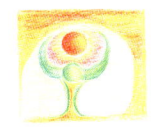

lung durchlaufen, einen hundertprozentigen Energiezuwachs. Wir müssen nicht weniger arbeiten, wir brauchen „nur" einen Rhythmus im Leben, einen Wechsel von nutzorientierter und schöpferischer Arbeit. Durch die regelmäßigen Übungen zu Medialität und Heilen wächst ein gesundes Äquivalent zur Pflichtarbeit, um unseren Lebensunterhalt zu verdienen und unser Leben sinnerfüllt zu gestalten. Jedem wird klar dabei, dass es weniger darum geht, was wir tun als vielmehr darum, WIE wir etwas tun.

Unsere Schulung bewirkt auch noch etwas Positives im kollektiven Bewusstsein. Sie gehört zu den spirituellen Wegen, die uns westlichen Menschen angepasst sind. Das ist durchaus nicht so selbstverständlich, wie sich das anhört. Nach Kriegsende fand eine geradezu suchtartige Hinwendung zu östlichen spirituellen Lehren statt – verständlich nach dem Verlust sämtlicher menschlicher und kultureller Werte durch den Holocaust. Yoga und buddhistische Schulungswege waren „in". Das Heil lag nicht vor der Haustüre, sondern weit weg von dem zerstörten physischen und geistigen Zuhause. Doch gegen Ende des 20. Jahrhunderts kehrte mehr Ruhe und Besonnenheit ein und man musste zugeben, dass die Kopie östlicher Wege nur für ganz wenige Menschen heilsam war und ist. In unserem Drang nach Licht und Bewusstseinserweiterung, nach Magie und innerer Freiheit vergaßen wir, dass wir nicht im Kloster leben, sondern in einem turbulenten Alltag mit Schule, Ausbildung, Beruf, Partnerschaft, Kindererziehung und Privatleben.

Für einige wenige mag der Klosterweg der richtige sein. Doch die meisten Menschen fühlen sich überfordert und driften statt in Richtung Erleuchtung immer mehr in Richtung Frustration, Selbstzweifel und Identitätsschwund. Man kann ein Klosterleben, das auf dem Prinzip des Kollektivs beruht (der einzelne ist nicht wichtig) nicht 1:1 in ein weltliches Leben integrieren, das auf dem Prinzip der Individualität und Beziehungsfähigkeit beruht. Letzteres umso mehr, als wir im Westen die große Errungenschaft der Menschenrechte zu verzeichnen haben. Natürlich lebt auch der weltlich-individuelle Mensch in einem Kollektiv – Partnerschaft, Familie, Gesellschaft, Nation und wird auch der individuelle Mönch im Klosterkollektiv wahrgenommen, aber die Gewichtung ist vollkommen unterschiedlich. Die beiden Gegensätze bedingen genaue Verhaltensregeln, Pflichten und besondere Freiheiten. Der Versuch, als westlicher multifunktionaler, seine Energien auf viele Tätigkeitsfelder verteilender Mensch wie ein Mönch zu leben, beschwört in

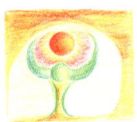

den meisten Fällen eine ungesunde Askese herauf. Es entstehen Glaubenssätze, Verbote, Verzichte und Unterdrückungen, die bei genauerem Hinsehen mit dem ursprünglichen Credo einer indischen oder ostasiatischen Bewusstseinsschulung gar nichts zu tun haben. Es wird aufgrund der eigenen, verständlichen Schwierigkeiten, Fülle und Verzicht auf einen Nenner zu bringen, alles mögliche in die östlichen Philosophien hineininterpretiert. Weder hat Buddha strenge Askese gelehrt, hatte er sie doch selbst als Irrweg erkannt, noch ist der Buddhismus lebensfeindlich, noch entspricht der Hatha Yoga dem indischen Verständnis vom Erleuchtungsweg. Wir haben die Dinge verwestlicht und in den populären Übersetzungen alter asiatischer Texte alles weggelassen, was unverständlich oder überflüssig schien. Jeder kann nur das lesen und verstehen, was dem eigenen Bewusstsein entspricht. Kurzum: Wir haben uns im Westen redlich bemüht, so indisch, tibetisch, japanisch oder indianisch zu werden wie möglich, ohne dass es uns bis in die Tiefe hinein befriedigt hätte. Wir sind nicht nur hungrig geblieben, wir sind in den Mangel gegangen, weil wir uns jahrzehntelang mit den anderen Kulturträgern verglichen haben und meinten, dabei schlecht abgeschnitten zu haben. Der Vergleich führt in den Mangel. Ist man im Mangel, kann man spirituell nicht wachsen – übrigens einer der zentralen Lehrsätze des Buddha Gautama _akya Muni. Mangel erzeugt Hunger – und damit kehren wir zum Ausgangspunkt dieser Betrachtung zurück: Die Suche nach Licht, Leichtigkeit und Lebensfreude kann nur in gesunden Bahnen verlaufen, wenn wir erst in die Fülle und dann in die freiwillige Beschränkung oder den freiwilligen Verzicht gehen. Das bedeutet, mit unserem westlichen Bewusstsein in die Versöhnung zu gelangen:

1. Wir gehen in die Fülle und schauen auf die Potenziale von uns westlichen Menschen: Welche natürlichen Gaben und Fähigkeiten bringen wir mit, um inneren Frieden, Licht und Lebensfreude zu erfahren?
2. Weiteres spirituelles Wachstum, auch wenn dafür Lehrer notwendig sein sollten, akzeptieren wir, wenn es in unserem weltlichen, multifunktionalen, beruflichen und privaten Alltag möglich ist.

Einmal die Sinne dafür sensibilisiert, erkennen wir, dass es uns „Westlern" an nichts fehlt. Wir sind ungemein kreativ, fleißig, wissbegierig und experimentierfreudig. Wir haben unseren hohen Lebensstandard selbst erarbeitet. Es fehlt uns nur eines: dies DANKBAR anzunehmen und zu würdigen und aufzuhören, uns dauernd mit anderen zu vergleichen. Alle großen Meister sagen als Essenz einer spirituellen Schulung:

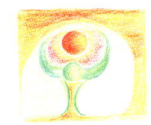

ERLEUCHTUNG ZU ERLANGEN, IST GAR NICHT SO SCHWER,
DAZU BEDARF ES DES WILLENS, DER AUSDAUER UND DES FLEISSES.
ABER DANACH BEGINNT DIE EIGENTLICHE SCHULUNG:
DIE ERLEUCHTUNGSERFAHRUNG IM GEWÖHNLICHEN ALLTAG ZU LEBEN.

Der Alltag im Kloster hat sicherlich auch seine Mühen und Beschwernisse, kann aber nicht mit unserem weltlichen Alltag verglichen werden. Das wäre, als vergliche man eine stille Landstraße mit einer sechsspurigen Hauptverkehrsstraße in einer Großstadt. Sicher, beides nennen wir Straße, doch spüren wir mal hinein, wie anders unsere Sinne in der stillen und in der dröhnenden gefordert werden! Wir modernen Menschen leben viel mehr nach außen gewandt, weil wir viel im Außen wahrnehmen müssen, um lebensfähig zu bleiben. Wir haben durch unseren turbulenten Zeitgeist gelernt, schnell zu reagieren, schnell zu begreifen, schnell zu entscheiden. Das alles muss überhaupt kein Nachteil sein. Warum sollte das ein spirituelles Wachstum hindern? Lassen wir das „Ja, aber…", es hat uns keinen Millimeter näher ans Licht gebracht.

Die Auswirkung unserer Medial- und Heilerschulung auf uns arbeitsame Menschen ist daher, erst einmal aus tiefsten Herzen JA zu unserem Leben in dieser Zeit, in dieser Inkarnation, zu diesem westlichen Bewusstsein zu sagen.

Der Blick nach Osten ist lehrreich, aber nun ist es an der Zeit, in die eigene Fülle unserer Kultur zu gehen und unser Land, unsere Ahnen, unsere Familie zu ehren. Auch das ist eine spirituelle Handlung: Statt nach außen nun nach innen in die eigene geistige Heimat zu schauen, ohne gleich die Schattenthemen ins Blickfeld zu rücken. Wenn wir die eigene Kultur, die eigene Heimat, die eigenen Potenziale nicht ehren, können wir auch keine andere Kultur ehren. Das muss man erst einmal in seiner Tiefe begreifen. Alles fängt bei uns selbst an. So wie wir mit uns selbst umgehen, gehen wir auch mit anderen um.

So entfaltet sich die Fülle und man schaut mehr und mehr auf das, was da ist und immer weniger auf das, was fehlt. Das ist ein höchst spiritueller Prozess – ohne komplizierte Körperposen, teure Räucherstäbchen oder lange Meditationen. Wer in der Fülle seines Lebens steht und lebt, ist auch für den Verzicht geeignet. Doch das wird nicht durch Dogmen und Vorschriften eingefordert, sondern, wie wir in unserer spirituellen Schulung seit Jahren erleben dürfen, durch freiwillige Disziplin.

Wenn wir die Medial- und Heilerschulung durch uns selbst verwirklichen, sind wir gute Ratgeber. Damit kommen wir zu ihrem dritten und

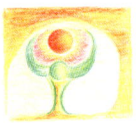

praktischen Nutzen, indem wir unsere Gaben in den Dienst der Menschheit stellen. Dafür braucht man ein paar Voraussetzungen. Die erste Voraussetzung erfüllt bereits unsere Schule, da unsere Absolventen eine Prüfung mit fremden Klienten ablegen, um ihre sensitiven Fähigkeiten und die des Geistigen Heilens unter Beweis zu stellen. Ein weiteres Gütesiegel verdanken wir dem deutschen Staat, der wie auch England das Geistige Heilen gesetzlich anerkannt hat. Das ist ein großer Schritt in Richtung Professionalisierung der Arbeit als Heiler und Medium. Aus diesen seriösen Vorbedingungen leiten sich weitere ab, denn der Kunde orientiert sich an Qualifikationen. Seit Jahren erhalten wir viele positive Feedbacks von Klienten, die eine Beratung oder Heilbehandlung bei einem unserer Absolventen in Anspruch genommen haben. So hat sich inzwischen ein neues Berufsbild durch Qualität selbst erschaffen. Da man nicht umsonst arbeitet, sondern ein Honorar beansprucht, kann die „Praxis für Mediale Lebensberatung und Heilen" durchaus zu einer Vollerwerbspraxis werden. Sie kann auch, kompatibel zu jedem anderen Beruf, zu einem „zweiten Standbein" werden. Im Falle von professionellen Therapeuten gibt es die Möglichkeit einer zweiten Praxis.

Die Praxis selbst kann jeder nach eigenen Wünschen inhaltlich den Bedürfnissen der Ratsuchenden anpassen: als Heiler arbeiten, wann immer jemand Heilung benötigt. Beim Medialen Lebensberater steht im Vordergrund, auf die Potenziale des Klienten zu schauen und dadurch Hilfe zu bieten, wenn jemand

★ vor der Berufswahl steht (junge Leute),
★ einen neuen Sinn in seinem Leben sucht,
★ an einer Wegkreuzung im Leben steht,
★ auf der Suche nach seinen Potenzialen ist,
★ Trost nach dem Verlust eines geliebten Menschen sucht.

Das ist eine außerordentlich erfüllende Arbeit. Auf die Quelle zu schauen, aus der ein Mensch das Potenzial zur positiven Veränderung und Heilung schöpft, ist für einen selbst aufbauend und inspirierend. Wie oft hören wir von Klienten, dass sie sich schon in wenigen Minuten besser fühlen, weil vom Medium oder Heiler eine warme, freundliche und heitere Energie ausgeht. Hoffnung und Zuversicht müssen nicht erst bemüht und angerufen werden, sie sind einfach da, weil wir uns an das höhere Selbst des Klienten oder Patienten anbinden.

Ein letzter Aspekt sei erwähnt. Selbst wenn jemand keine „Praxis für

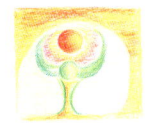

Mediale Lebensberatung und Heilung" führt, wirkt sich die Schulung äußerst fruchtbar auf den Beruf aus. Ob Geschäftsleute, Angestellte, Lehrer oder Institutsangehörige – durch die Schulung ihrer Hellsinne und Heilergaben haben sie mehr Erfolg im Beruf. Ohne ein Wort darüber zu verlieren, manifestiert sich das von Lebenskraft und innerer Mächtigkeit erfüllte Bewusstsein nach außen. Die Mitmenschen merken es, kommen gerne zu einem und suchen unsere Nähe. Von Firmenchefs hören wir, dass sie durch den „Blick" auf die Potenziale die Belegschaft besser zusammenstellen und für mehr Harmonie im Arbeitsklima sorgen können. In Büros verschwindet die Untugend des Mobbing, in der Schule sinkt der Stresspegel, im Arbeitsamt entstehen neue Ideen – die Liste der Rückmeldungen, die uns aus allen möglichen Berufsrichtungen erreichen, ließe sich beliebig fortsetzen. Wir hören von mehr Erfolgen, mehr Arbeitsfreude und weniger Stress am Arbeitsplatz. Es bewahrheitet sich die uralte weise Erkenntnis:

ÄNDERE ICH MEIN BEWUSSTSEIN,
ÄNDERT SICH DIE UMGEBUNG.

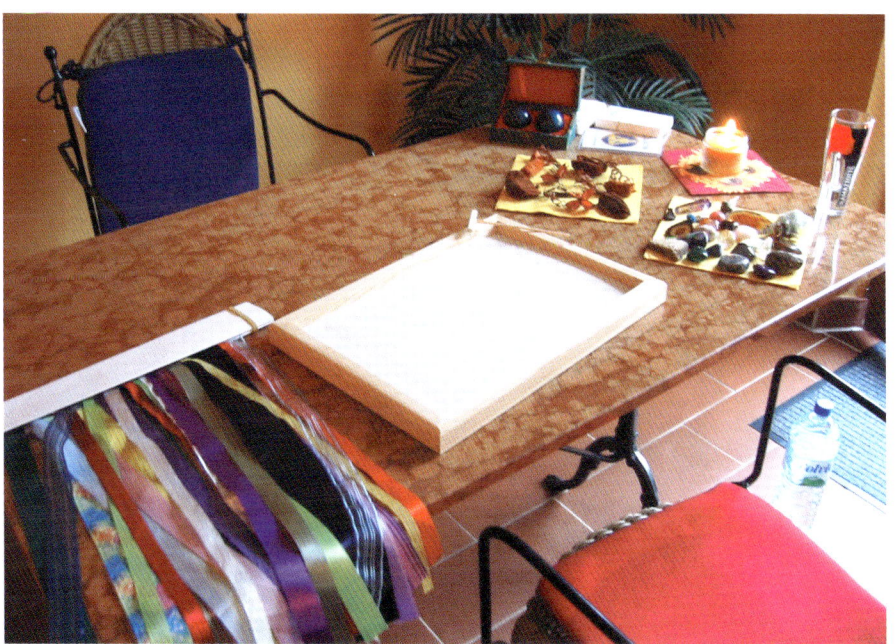

Abb. 31 Handwerkszeug für die Mediale Lebensberatung

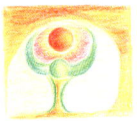

11.1 Beispiele aus der Praxis

Wir wollen ein paar Beispiele vorstellen, wie Mediale Lebensberater und Heiler ihre Fähigkeiten in den Dienst der Menschen stellen.

Eine Firmenchefin setzt ihre Hellsinne ganz pragmatisch ein, um in der Belegschaft zum einen eine optimale Balance der Arbeitsatmosphäre zu gewährleisten. Zum andern sucht sie ihre Mitarbeiter nicht nach Zeugnisnoten aus, sondern schaut sich an, welche menschlichen und fachlichen Fähigkeiten jeder mitbringt. Dadurch, dass jeder sich in der Firma optimal gemäß seinen Gaben entfalten kann, floriert die Firma. Interessant ist, dass diese zugrunde liegende Intention der Chefin einen toleranten Umgang der Angestellten vom Manager bis zum Lagerarbeiter geschaffen hat und, wie wir selber erleben durften, jeder seine Arbeit gerne macht. Der entscheidende Punkt ist, dass nicht Papiere und Zeugnisnoten über den Erfolg der Arbeit entscheiden, sondern die Motivation, sein Bestes zu geben, weil da jemand ist, der an einen Angestellten glaubt und in ihn volles Vertrauen setzt.

Oder da ist die Therapeutin, die mit traumatisierten Kindern in einer Arztpraxis arbeitet. Sie hat eine Vorrichtung, an der viele bunte Bänder herunterhängen. Die Kinder sind fasziniert von der Farbenpracht, be-

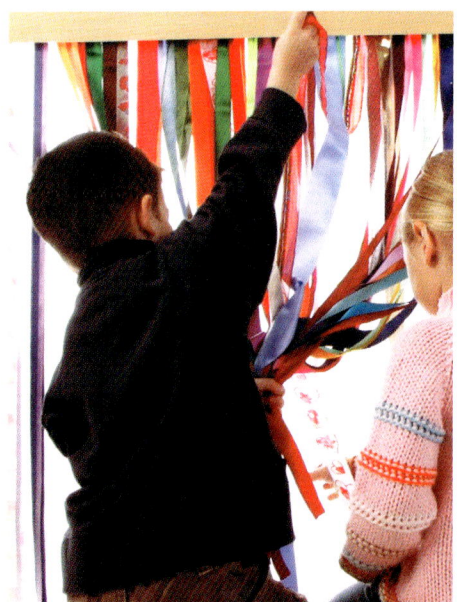

rühren die Bänder und während sie dies tun, kommt die Therapeutin mit ihnen ins Gespräch. Sie schaut auf das Potenzial des Kindes und stellt entsprechende Fragen, was das Kind besonders gut kann und mag. An der Wahl der Farben, an dem Umgang mit den Bändern (sanft streichen, zusammenknüllen, aggressiv dran ziehen usw.) spürt sie, wie etwas Verborgenes zum Vorschein kommt. Wichtig ist ihr, dass die Kinder wieder lernen, an sich zu glauben.

Abb. 32 Bänderarbeit mit Kindern

Eine Juristin im Strafvollzug für jugendliche Kriminelle hat im

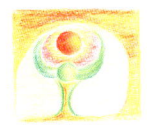

Gefängnis den Jugendlichen Zirkelarbeit angeboten. Das fanden die „Jungs" natürlich erst albern und komisch. Aber sie spürten, dass da jemand aus dem Rechtswesen anders mit ihnen umgeht, auf ihre positiven Potenziale statt auf ihr Vergehen schaut. Schritt für Schritt gewann sie das Vertrauen und machte mit ihnen einfache sensitive Übungen. Sie war erstaunt, wie intuitiv viele der Kriminellen sind. Sie hat ihnen vermittelt, dass sie ihre Kreativität mit negativen Vorzeichen bisher gelebt haben, sie aber auch positiv nützen könnten. Viele dieser Jugendlichen haben kein Selbstwertgefühl und Selbstvertrauen. Durch das Angebot der Juristin geschieht mehr als ein therapeutisches Gespräch, denn die Übungen sind spielerisch und haben auf die Seele der jungen Leute eine viel heilsamere Wirkung als belehrende Gespräche. Wir müssen ja bedenken, dass bei den Zweierübungen auch ein Täter mit der Juristin zusammenarbeitet und sensitiv wahrnimmt. Die Juristin gibt ihr Feedback und wenn die Wahrnehmung stimmt, bedeutet das viel für den jungen Menschen, der vielleicht zum ersten Mal in seinem Leben einen ebenbürtigen Dialog erlebt. Wie die Juristin bestätigt, ist die sensitive Arbeit ein sehr guter Weg, den Gefängnisinsassen ein anderes Menschen- und Weltbild zu vermitteln und ihre positiven Potenziale anzuregen.

Eine Angestellte im Amt für öffentliche Ordnung ist für die Arbeitssuchenden zuständig. Sie setzt ihre Hellsinne ein, um die positiven Potenziale der Arbeitslosen anzuschauen und berät ihre Klientel so gut, dass es auffällt, wie viele inzwischen wieder Arbeit gefunden haben!

Zur Einzelberatung kommen immer wieder Menschen, die den Verlust eines geliebten Menschen zu beklagen haben. Man sollte meinen, sie kämen wegen ihrer eigenen Schmerzen und Nöte. Aber das Erstaunliche ist, dass die meisten fragen, wie es denn wohl dem Verstorbenen „drüben" gehe, ob er nun von Schmerzen befreit sei, ob er die letzten Schritte in die Erlösung gegangen sei. Das sind bewegende Momente. Wenn wir als Medium auch niemanden anrufen, so gibt es dennoch viele Möglichkeiten, eine Atmosphäre des Trostes zu erschaffen und uns inspirieren zu lassen von den bereitgestellten Energien. Oft kommen ja auch Botschaften aus dem Ahnenfeld, die dem Ratsuchenden helfen, sein Leben wieder anzunehmen. Für alle ist es wichtig zu begreifen, dass es eine körperlose Welt gibt und wir nach dem physischen Tod nicht einfach verschwinden. Aber darüber kann man nicht reden, das muss aus der eigenen ERFAHRUNG hervorgehen und das ist es, was die Ratsuchenden tröstet.

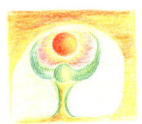

Ein besonders großer Augenblick entsteht, wenn jemand eine Heilungssitzung möchte, weil er oder sie die klinische Prognose bekam „Sie haben nur noch so und so lange zu leben." Sicher ist das ein luziferisches Element, das sich schleichend an die Diagnose geheftet hat und besonders die Onkologie durchdringt. Aber das hilft dem Betroffenen nicht. Der Mensch gerät in Todesangst und wird damit alleine gelassen, denn die Prognostiker sind auf die Erfüllung ihrer Statistiken fixiert, nicht auf den leidenden Menschen.

In solch einer Situation bewährt sich eine gründliche Schulung seiner Hellsinne und Heilergaben. Viele solcher Sitzungen haben wir schon erlebt. Der Leidende kommt gebeugt und nichts ist ergreifender, als wenn derselbe Mensch nach einer Stunde erhobenen Hauptes den Beratungsraum wieder verlässt. Was passiert zwischen Kommen und Gehen? Die Wahrnehmung der Potenziale, denn solange der Mensch noch da ist, ist Leben angesagt! Wir kümmern uns nicht um Prognosen, sondern um das Ausfüllen des Lebensweges, gleich wie lange oder kurz er sein mag. Sowohl das Auragraf, das man vielleicht anfertigt und für den Klienten „liest" als auch die heilenden Hände, die man auflegt, bewirken Heilung für die Seelenkräfte. Aus eigener Erfahrung können wir sagen: Die mediale Lebensberatung und das Geistige Heilen sind in solchen Situationen von enormer inspirativer Kraft aller nur denkbar positiven Wesen aufgeladen und sind ein Glanzlicht menschlicher Begegnung. Was wir ebenfalls bestätigen können: Keine Prognose ist je eingetroffen. Alle haben viel länger gelebt und ihre Lebensspanne mit ihren Potenzialen ausgefüllt anstatt mit Angst und Leiden. Etliche Menschen sind vollkommen gesund geworden, weil genügend körperliche Reserven vorhanden waren.

Da viele Therapeuten zugleich mediale Lebensberater sind, nehmen sie die Situation von Patienten ganzheitlich wahr und sind nicht fixiert auf die äußere Erscheinung und die klinischen Befunde. Letztlich ist Heilung ein großes Geheimnis. Wie es geschieht, weiß niemand, aber dass unsere Hellsinne viel dazu beitragen, ein vorhandenes Heilungspotenzial vollkommen auszuschöpfen, das ist gewiss!

Eine Kassiererin in einem Supermarkt setzt ihre medialen und heilerischen Fähigkeiten ganz unauffällig ein. Sie ist täglich im Stress, an der Kasse die richtigen Preise mittels des „Pieptons" einzugeben und normalerweise schwirren ihr die Sinne und leidet ihre Konzentrationskraft nach ein paar Stunden. Doch sie hat gelernt, zunächst einmal vor Arbeitsbeginn sorgfältig einzuschalten und während der Arbeitszeit die

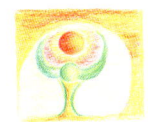

Menschen kurz anzuschauen, die ihr gegenüberstehen. Sie wirft sozusagen einen „Hellblick" auf das Energiefeld des Kunden, sieht das Farbenspiel der Aura und – LÄCHELT. Mehr ist von außen nicht zu sehen. Abends schaltet sie sorgfältig ab und dankt für den Tag.

Wieder geht es nicht um das WAS, sondern um das WIE. Sie bleibt innerlich entspannt und locker, ihre Konzentration bleibt stabil und sie hat immer ein freundliches Wort. Instinktiv spüren das die Menschen, so dass ihre Kasse immer belagert ist und sich hier und da ein kurzes Gespräch ergibt. Privat hat sie eine Beratungspraxis und ohne jegliche Werbung nach außen kommen Kunden zu ihr, um etwas über ihre Potenziale zu erfahren.

Fassen wir noch einmal die Einsatzmöglichkeiten der Medial- und Heilerschulung zusammen:

★ Sie dient dem eigenen spirituellen Wachstum
★ Sie bereichert jeden Beruf
★ Sie ist ideal für alle heilenden Berufe
★ Sie hat ein eigenes, anerkanntes Berufsbild

HINTERGRUNDWISSEN
TEIL II

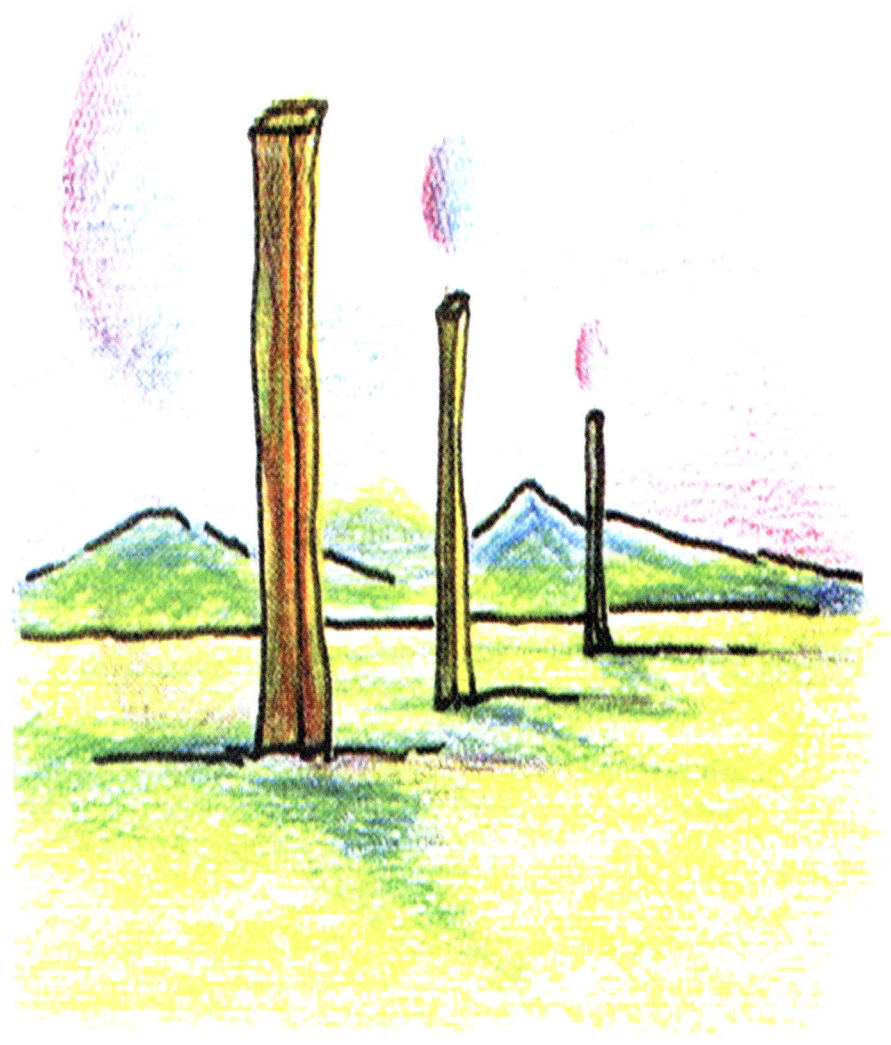

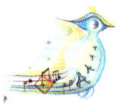

II. HINTERGRUNDWISSEN

Obgleich unsere Medial- und Heilerschulung primär praxisorientiert ist, braucht es doch auch ein fundiertes Hintergrundwissen. Erweiterte Wahrnehmung oder gar Medialität beruhen auf einem Prozess der Bewusstseinserweiterung, was gerne vergessen wird. Dazu gehört auch, sich gedanklich mit bestimmten Themen zu befassen. Das beginnt schon mit der Klärung von Begrifflichkeiten. Für die Kommunikation ist Klarheit wichtig. Sie als Leser sollten verstehen, was wir mit Worten wie Medialität, Geistigem Heilen, Ego, Seele usw. meinen. Jeder Begriff, jedes Wort, jede niedergeschriebene Lehre ist nur ein Hilfsmittel, eine Krücke. Doch können sie zu eigenem Denken und zu eigener Erfahrung anregen. Wir lehren daher keine Dogmen oder die „Eine Wahrheit", denn die gibt es nicht. Wir vermitteln unsere Einsichten und hoffen, sie sind so erleuchtend und inspirierend für Sie als Leser, dass sie in Ihnen etwas erwecken.

„Das Lernen vom Menschen ist kein Lernen, es ist vorher im Menschen, es ist nur ein Erwecken und Ermahnen."
Paracelsus

Die nachfolgenden Ausführungen haben wir nach Themenkreisen geordnet, die es Ihnen erleichtern, ein für Sie interessantes oder aktuelles Thema gesondert vorzunehmen. Auch für die qualitative Entwicklung der Zirkelarbeit ist es eine wunderbare Sache, wenn die Mitglieder sich von Zeit zu Zeit mit einem bestimmten Thema befassen. Weiterhin ist dieser Teil natürlich besonders für unsere Kursteilnehmer interessant, da wir in den Kursen nicht die Zeit haben, das Wissen über alle Themen zu vertiefen. Daher bildet dieser Teil des Buches eine wertvolle Ergänzung zu den Kursen.

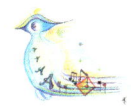

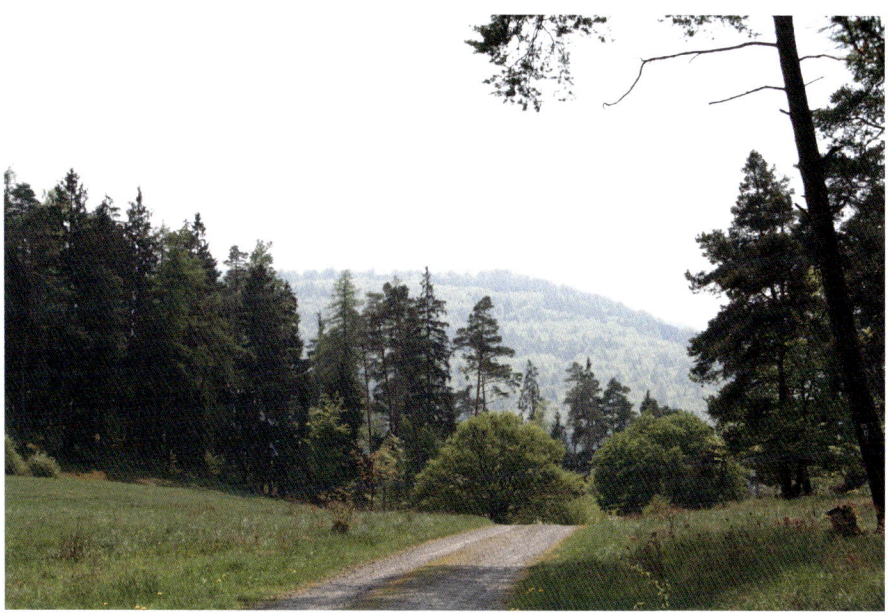

Abb.33 Weg

Die Sinne bilden die Organe für unsere Empfindsamkeit, für unser inneres Fühlen. Ohne sie könnten wir die Welt nicht wahrnehmen, uns nicht ausdrücken. Sie sind wunderbare Instrumente, über die es lohnt, mehr zu wissen, denn sie sind die Grundlage für Sensitivität und Medialität. Aus der Zusammenarbeit der Sinne formt sich auch das, was wir letztendlich als Lebenssinn bezeichnen.

Das Wort „Sinn" stammt aus dem Althochdeutschen „sinnan" und heißt so viel wie „reisen, gehen, streben". Es verbindet sich damit die Bedeutung von Reise und Weg. Auch unsere Sinneswahrnehmungen legen einen Weg zurück, denn sie reisen über die Nervenbahnen. „Sinnen" beinhaltet auch die Bedeutung, „einen Weg vorausspüren oder nachspüren". Richtung, Gehen und Sinn gehören eng zusammen, was sich auch in unserem Begriff „Uhrzeigersinn" wunderbar ausdrückt.

Eine Sinneswahrnehmung ist ein Geschehnis, ist kein rein funktionaler Vorgang. Was das heißt, können wir ganz einfach einmal selbst ausprobieren. Wir lassen uns die Augen verbinden und jemand gibt uns einen Gegenstand. Um wahrnehmen zu können, was es ist, müssen wir ihn ertasten. Zum Ertasten braucht es die Bewegung, unsere Hände und Finger, die diesen Gegenstand umwandern. Würden wir ihn mit den Händen einfach nur ergreifen, so könnten wir so gut wie nichts von ihm

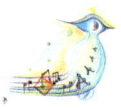

wahrnehmen. Stehen die Finger und die Hände still, ergibt sich nur eine Druckempfindung. Es braucht also das Umwandern, den Um-Gang. Der Umgang erschafft eine Wirklichkeit, nicht der Zugriff auf etwas. Ein Blinder fasst nicht einfach einen Gegenstand, sondern er erforscht ihn in tastender Bewegung. Sobald wir etwas fest ergreifen, verliert ein Gegenstand seine Erscheinung, seine Wesenhaftigkeit. Das Umgehen mit etwas bringt unsere Sinne ins Erleben hinein, weshalb jede sensitive Übung auch mit Bewegung zu tun hat.

Umgänge spielten in allen frühen Kulturen eine wichtige, sinnstiftende Rolle, weil sie die Wirklichkeit erneuerten, Wiedergeburt ermöglichten. Denken wir an die Feldumgehungen im Frühjahr, um die Aussaat zu segnen, wie sie uns in manchen kirchlichen Prozessionen noch heute erhalten sind.

Mit der Begrifflichkeit von „Sinn" verbindet sich auch Licht und Dunkelheit. Das Lichte und Geordnete ist das Bekannte, während der zukünftige Weg noch in der Dunkelheit liegt. Erst indem wir ihn gehen, bringen wir Licht auf den Weg. Unsere Körpersinne geben Auskunft über das Klare, uns Bekannte, die Feinsinne mit ihren „Ahnungen" tasten sich vor in das Dunkle und Unbekannte. Daraus entsteht Bewegung und Entwicklung. Die Sinne sind Wege zwischen Innen und Außen, zwischen Gestern und Morgen, auf denen das, was in uns wahrnimmt, denkt und erschafft, reisen kann.

Wir besitzen fünf Sinne, die uns zunächst einmal zwei Seiten zeigen: Sie sind zum einen Organe des Empfindens, arbeiten aber direkt auch mit Organen des Handelns oder Ausdrucks zusammen. So ist das Gehör mit den Ohren als empfindendes Organ verbunden, sein Ausdruck aber geschieht über den Mund. Der Sehsinn ist mit den Augen verbunden, aber die Beine und Füße setzen in der Fortbewegung den Sehsinn um.

Wahrnehmen	Empfindungsorgan	Ausdrucksorgan	Tätigkeit
Sehen	Augen	Füße	Fortbewegung
Hören	Ohren	Mund	Ausdruck
Riechen	Nase	Genitalien	Fruchtbarkeit
Schmecken	Zunge	Anus	ein- und loslassen
Tasten	Haut	Hände	er- und begreifen

Sinne eröffnen uns mit diesen ihren zwei Seiten ganz verschiedene Möglichkeiten in der Welt. Sinne:

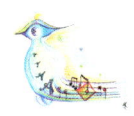

- ermöglichen die abgesonderte Erkenntnis, was wir Eigenbewusstsein nennen.
- ermöglichen uns selbst auszudrücken und damit unser Eigensein geltend zu machen und durchzusetzen.
- dienen als wertvolles Mittel für die eigene Entwicklung.
- sind eine Quelle des Wissens.
- sind die Voraussetzung für Kommunikation, Austausch und Selbstausdruck.
- geben die Fähigkeit zur Umwandlung von Energien und Schwingungen.
- dienen als Weg, das Nicht-Selbst zu enthüllen, damit das Selbst fähig wird, zwischen Wirklichem und Unwirklichem zu unterscheiden.

Sinne sind schöpferisch

Mit den Sinnen erfassen wir die Welt und geben auch unsere eigene Prägung hinein. Somit geht es bei den Sinnen um einen schöpferischen Prozess. Lange Zeit glaubte man, die Sinne seien lediglich eine Art Projektionsapparat. Wenn es um die Arbeit der Sinne geht, dann ist der ganze Mensch in Bewegung. So sind zum Beispiel unsere Augen in ständiger Bewegung. Wären sie eine starre Linse, könnten sie nicht sehen. Die Wirklichkeit der Welt ist für einen Menschen daher keine feste, vorgegebene, sondern entsteht erst in Kooperation mit der schöpferischen Tätigkeit der Sinne. So wird unserer Erkenntnis nach die Welt in jedem Augenblick aus der Interaktion mit unseren Sinnen neu geboren.

Sie wird uns also nicht fertig serviert, denn eine solche Welt wäre eine der toten Objekte. An den noch überaus lebendigen Sinnen der Kinder zeigt sich dies doch wunderbar. Die perfekte Puppe oder das perfekte Spielzeug ist schnell langweilig, denn es lässt der eigenen Schöpfungs- und Gestaltungskraft keinen Raum. Die Sinne können nichts hinzutun, ihre schöpferische Arbeit wird überflüssig. Eine solche Welt mag für den Verstand perfekt sein, aber sie hat weder eine Richtung, noch bietet sie eigene Entfaltungsmöglichkeiten. Das ist für uns alle eine wunderbare Nachricht, denn damit wird es möglich, dass wir über unsere Arbeit mit den Sinnen auch unser Erleben der Welt verwandeln, ja erneuern können. Das bedeutet, dass die Schulung der eigenen Sinne die Verwandlung unserer Welt ermöglicht.

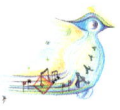

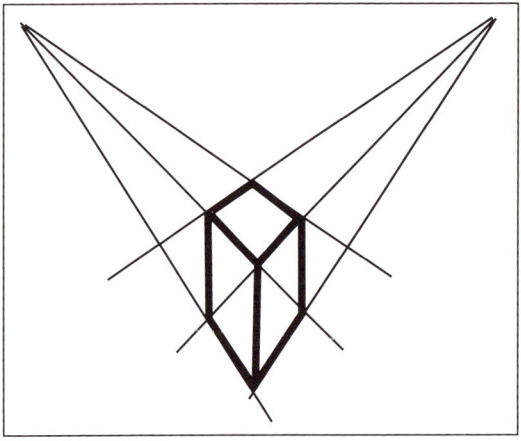

Abb. 34 Würfel

Wie schöpferisch zum Beispiel der Sehsinn ist, offenbart sich, wenn wir einen Würfel betrachten.

Eigentlich sehen unsere Augen keine Quadrate, sondern verschobene Rhomben. Die Kanten des Würfels zielen in ihrer Verlängerung auf perspektivische Fluchtpunkte. Zudem sieht unser Auge tatsächlich nur drei der sechs Flächen und ergänzt die fehlenden willkürlich. Und doch entsteht in uns das Bild eines perfekten Würfels. Unser Auge ergänzt und fügt hinzu.

Ein weiterer Aspekt der Sinne ist gerade für uns medial Arbeitende interessant. Der Sinn bildet nämlich eine Schnittstelle zwischen dem Endlichen und dem Unendlichen. Schauen wir einen Stern am Nachthimmel an, so denken wir, dass unser Auge den Stern wahrnimmt, weil es ihn direkt anschaut, auf ihn fokussiert ist. Das ist weit gefehlt. Unser Auge blickt eigentlich, genau genommen, an dem Stern vorbei ins Unendliche und dadurch sieht es erst.

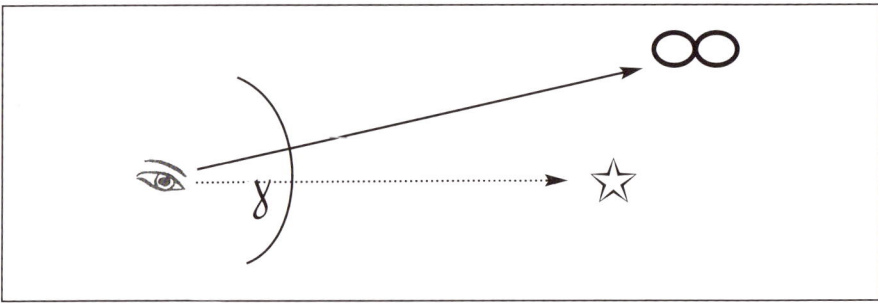

Abb. 35 Auge - Stern

Die Physiologie erklärt dies durch den sogenannten „Blinden Fleck", der durch den Austritt des Sehnervs in die Retina entsteht. Das Auge kann direkt gar nichts wahrnehmen, es braucht einen Abstand zum anvisierten Gegenstand. Im direkten Bezug können wir nichts wahrnehmen, sondern wir brauchen die Entfernung, eine gewisse Enthaltung

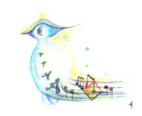

vom Gegenstand. Zudem sehen wir etwas, das, je nach Entfernung zum Stern, eigentlich schon längst Vergangenheit ist. Wir sehen sozusagen die Erinnerung eines Sternes, der eigentlich in Wirklichkeit schon nicht mehr da ist.

Unsere Welt ist also keine fixe Größe für unsere Sinne, sondern eigentlich ein lebendiges, beseeltes Kraftfeld, das unsere Vorfahren „Anima mundi" nannten. Unser Sinne stehen im schöpferischen Austausch mit diesem Feld und daraus wird uns das Erkennen. Der französische Dichter Paul Claudel hat auf wunderbare Weise einmal das Wort „erkennen", im Französischen „connaître", übersetzt. In diesem Wort steckt nämlich „naître", „geboren werden". „Connaître" heißt daher für Claudel: „Mit dem Gegenstand des Erkennens neu geboren werden."

Vom Lebens-Sinn

„WO KEINE RICHTUNGEN SICH AUFTUN, WO DER GEIST NICHT MEHR AUF
REISEN GEHT, DIE FINGER SICH NICHT MEHR VORTASTEN KÖNNEN,
DAS OHR SICH NICHT MEHR IN DAS UNGESTALTETE HINEINLAUSCHT,
DA GEHT DER SINN AUS."

Hugo Kükelhaus

Der Lebenssinn ist eine grundlegende Absicht oder Qualität all unserer Sinne. Sinne erhalten uns am Leben, halten uns in diesem Leben. Sie zeigen uns unseren Zustand an, ob wir Hunger oder Durst haben, was gut für uns ist und was nicht. Über Zeichen wie Schmerz und Ermüdung gibt uns unser Körpersystem wichtige Signale.

Zuvor haben wir erfahren, dass unsere Sinne die Welt für uns immer wieder neu erschaffen, zu jedem Augenblick. Ohne diese Schöpfertätigkeit der Sinne gäbe es auch keinen Sinn im Leben. Somit hängt die Tätigkeit unserer Sinne eng mit dem Lebens-Sinn zusammen. Das ständige Reproduzieren von festen, vorgeformten Fakten und Gegebenheiten, auf dem das heutige Gesellschaftsleben vor allem beruht, ergibt keine lebendige Welt, keine lebendige Anschauung und damit auch keinen Sinn. Die Sinne verbinden sich mit dem Körper zu dem, was wir Er-Leben nennen. Nur Erleben schafft Realität. Die modernen Technologien streben eine völlige Abkoppelung von diesem Prozess des Erlebens an, denn sie übergehen den Körper. Sie werfen uns in eine virtuelle Welt. Wir brauchen nicht mehr ins Konzert zu fahren, um eine Band oder ein Orchester zu hören. Fernseher und Videos ersetzen uns diese. Auch zum

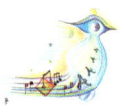

Einkaufen braucht es immer weniger die Bewegung, denn mehr und mehr wird dies virtuell über das Internet möglich.

Es gibt ganz handfeste Bestrebungen, den Menschen von seinem Ballast „Körper" zu befreien, ihn per Gentechnik zu formen und zu einem reinen Rechenvorgang zu machen, indem ihm geeignete Prozessoren implantiert werden. Es könnte da eine erschreckende Wirklichkeit in der Zukunft eintreten, die Hugo Kükelhaus beschrieb, angesichts der Tatsache, dass ein solch künstlicher Mensch zwangsläufig in den Weltraum auswandern müsste:

„Nun, diese Vision ist uns seit längerer Zeit bekannt. Der Besuch von Ausserirdischen beschäftigt die Menschen mehr und mehr. In den USA wollen 4 Millionen Menschen Kontakte mit Ausserirdischen gehabt haben. Sie werden geschildert als kleine, geschlechtslose „Männchen", mit verkümmerten Gliedern und übergrossen Köpfen. Ihr Interesse an emotionalen Äusserungen von Menschen und den Möglichkeiten der Fortpflanzung wird vielfach bezeugt. Welcher Art diese Wirklichkeit ist, ob real oder virtuell als Projektion sei dahingestellt. Wirklich ist, was wirkt. Es drängt sich der Gedanke auf, ob auf anderen Himmelsplaneten lebendige physische Wesen, die uns verwandt sind, eine Entwicklung durchgelebt haben, die mit einem Zeitvorsprung von Jahrtausenden ablief, und die uns anzeigen, wohin ein Weg führen kann, der sich heute als Perspektive ankündigt. Kommen solche Wesen durch die Sehnsucht nach der verlorenen Leiblichkeit und Emotionalität auf unseren Planeten?"

Hugo Kükelhaus

Gerade die Leiblichkeit und die Sinne machen den Menschen zum Menschen. Sie erschaffen Lebens-Sinn, weshalb jede Schulung von Sensitivität und Medialität sinnstiftend ist.

Das Streben der Menschen heute ist vielfach rein ergebnis- und leistungsorientiert, was ein wirkliches Erleben und seelisches Wachstum verhindert. Das hat mit der Priorität von Fähigkeiten wie Begreifen, Zugriff und Besitzen zu tun. Der berühmte Dirigent Wilhelm Furtwängler hat während der Proben seinen Musikern immer wieder gesagt: „Die Wissenschaft orientiert sich am Herrschen, die Musik nur am Leben."

Die Sinne können uns also als Mittel dienen, größtmöglichen Nutzen aus der Welt zu ziehen, indem wir etwas beherrschen lernen. Zum ande-

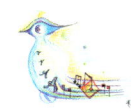

ren können sie uns aber auch in eine Beziehung zum Leben setzen, woraus Lebens-Sinn erwächst.

Der Unterschied zwischen Körpersinnen und Hellsinnen

Unsere äußeren, physischen Sinne richten sich auf das Objekt selbst, auf die dichte, substanzielle Form und ihre Äußerung. Damit können wir feststellen, worum es sich handelt. Nehmen wir als Beispiel eine Uhr. Wir erkennen sie als solche mit Hilfe des Auges, unser Ohr hört ihr Tikken. Auch das Material der Uhr können wir erkennen, vielleicht ihr Alter und ihren Wert. Unser Körpersinn sammelt Fakten aus dem Offensichtlichen, dem Materiellen. Er braucht daher ein Objekt.

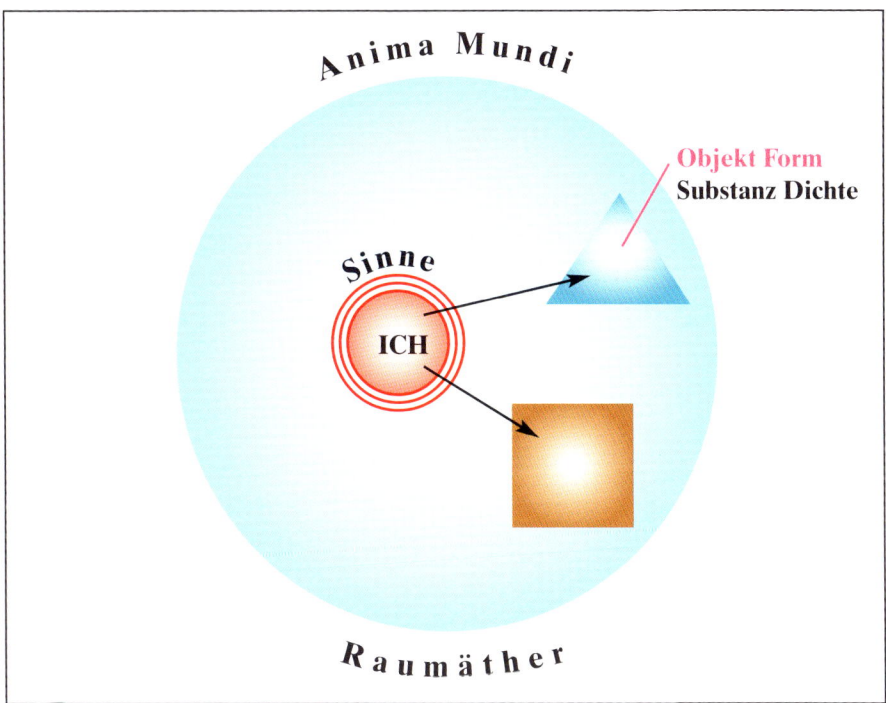

Abb. 36 Die physischen Sinne

Unsere inneren Sinne, die Hellsinne, richten sich dagegen auf das Schwingungsfeld. Unser Inneres steht ja in Kontakt zu allem anderen Inneren, da beide von denselben Energien geformt sind. Nur so werden ja Kontakte, wird Beziehung möglich. Wo nichts Gleiches und Ähnliches wäre, gäbe es keine Kontaktmöglichkeit. Um bei dem Beispiel mit der

Uhr zu bleiben: Unsere Hellsinne nehmen Kontakt zum Energiefeld der Uhr auf, welche Erfahrungen und Informationen in ihr gespeichert sind. Die Hellsinne brauchen das Objekt nicht, es kann in einer Schachtel unsichtbar, unhörbar versteckt sein oder gar weit weg sein. Die Hellsinne entdecken Informationen, aus denen sich dann die Uhr als Wahrnehmung herauskristallisiert. Sie können aber auch die Geschichte der Uhr entdecken, ihre vielleicht unterschiedlichen Besitzer und deren Leben. Hellsinne geben uns einen weitaus größeren Ausschnitt von etwas.

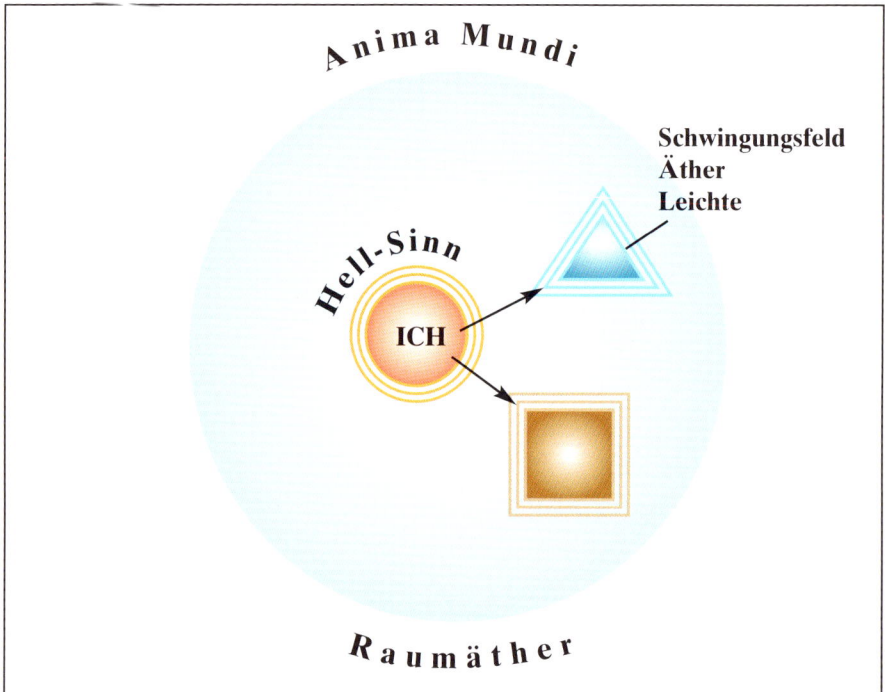

Abb. 37   Die Hellsinne

Beide Qualitäten eines Sinnes eröffnen uns zwei unterschiedliche Welten.

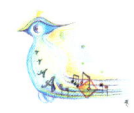

	Außenwelt	Innenwelt
Sinn	Körpersinne	Hellsinne
Status	objektiv	subjektiv
Ebene	Struktur, Form	Energie, Chaos
Zustand	stabil, konkret, fest	fließend, beweglich
Bestrebung	beharrend	schöpferisch
Auswirkung	Abbau, Verbrauch	Aufbau, Regeneration
Reagiert auf	Druck, Stoß	Anziehung, Abstoßung
Wesen	Funktion, Zweck	Sein,
	begrenzt,	unbegrenzt,
	lineare Zeit	zyklische Zeit
	Gelerntes, Erfahrung,	Neues, Unbekanntes
	Begriff Glaubenssystem	Potenziale

Die Sinne als Weg zu spiritueller Entwicklung

Die Sinne sind in gewisser Weise Mittel zum Zweck. Sie ermöglichen uns eine differenzierte Erfahrung und Erkenntnis in dieser Welt. Gleichzeitig sind sie damit der Ausgangspunkt unserer eigenen inneren Entwicklung und daher auch ein Weg zu spirituellem Bewusstsein.
Sinne ermöglichen uns verschiedene Stufen der Wirklichkeit zu erfahren. Wir haben zuvor gehört, dass sie Empfindungs- wie Ausdrucksorgan sein können und als Ganzes mit dem Thema Lebens-Sinn zu tun haben. Aber sie haben noch weiterreichende Möglichkeiten, die wir als Hell- oder Feinsinne bezeichnen. Jedem unserer fünf Sinne wohnt eine höhere Möglichkeit der Wahrnehmung inne.

Fühlen, Tasten – Hellfühlen
Sehen – Hellsehen
Hören – Hellhören
Riechen – Hellriechen
Schmecken – Hellschmecken

Aber auch diese Hellsinne sind nur ein Zwischenschritt zu jenen spirituellen Qualitäten, die die höchste Potenz oder Essenz der Sinne ausmachen.

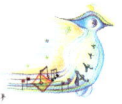

Die Sinne und ihre spirituelle Entsprechung

Sehen	→ Hellsehen	→ Vision	→ Gottesschau
Hören	→ Hellhören	→ Verstehen	→ Glückseligkeit
Tasten	→ Psychometrie	→ Mitgefühl	→ Heilen, Dienen
Riechen	→ Telepathie	→ Idealismus	→ Allwissenheit
Schmecken	→ Imagination	→ Intuition	→ Vollkommenheit

Somit ist eine Schulung der Sinne und der Wahrnehmung nicht nur eine das eigene Leben bereichernde Maßnahme, sondern gleichzeitig auch das Tor zur Entwicklung spirituellen Bewusstseins.

1.1 DIE EINZELNEN SINNE

Wir gehen in unserer Kultur von fünf physischen Sinnen und entsprechenden fünf Sinnesorganen aus: Tasten, Sehen, Hören, Riechen, Schmecken. Die asiatischen Kulturen rechnen den Verstand oder Intellekt als sechsten Sinn hinzu. In ihrer Philosophie ist der Verstand ebenfalls ein Sinn, einer, der alle anderen Sinne zusammenfasst, ihre Wahrnehmungen verbindet und Schlussfolgerungen daraus zieht. In unserer Schulung liegt die Priorität zunächst auf der Übung unserer fünf Sinne, auf der Entfaltung unseres Erlebens und der entsprechenden fünf Hellsinne. Der Verstand dagegen muss neu lernen, nämlich lernen, nicht die gewohnten Denkmuster und Vermutungen abzuspulen, sondern die Sinneswahrnehmungen schöpferisch sinnvoll zu verbinden. Daher haben wir Übungen für die fünf Sinne entwickelt, während das Feedbacksystem den Verstand einbindet. Er spielt sozusagen hier die zweite, aber deshalb nicht unwichtigere Geige. Haben wir die Übungen immer wieder ausprobiert und unsere Wahrnehmung vertieft, so ist es auch Zeit, etwas mehr über die einzelnen Sinne zu wissen. Wie wir zuvor gesehen haben, ist jeder Sinn auch ein Weg. In fortschreitender Entwicklung des Übenden hin auf die Medialität bekommt meist der eine oder andere Sinn eine vorherrschende Bedeutung. So gibt es ja den Unterschied von einem hellsehenden und einem hellhörenden Medium. Beide nehmen unterschiedlich wahr und ihre Botschaft für den Klienten hat auch eine eigene Färbung.

Wir wollen uns jetzt die Hellsinne im Einzelnen anschauen:

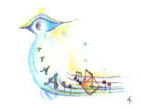

1.1.1 Das Tasten und Fühlen

Organ:	Haut
Bedeutung:	Abgrenzung, Kontakt, Begegnung, Lernen, Selbstwert, Selbstbewusstsein, Erleben, Heilkraft, Mitgefühl, Empfinden, Gestalten
Notwendigkeit:	das Gegenüber
Gemüt:	Schaffensmut
Spiritueller Aspekt:	Weg des Dienens und Heilens
Sensitive Arbeit:	Spüren, Heilen, die Schwingung einer Person wahrnehmen, die Geschichte einer Person erspüren, Ahnen, Fernwirkung
Selbsterkenntnis:	Heilsamkeit; was brauche ich wirklich im Leben, was ist meine Aufgabe? Fühle ich mich selbst, andere und das Leben? Fühle ich das Wesentliche? Drücke ich meine Gefühle aus?

Abb. 38 Ein Vogelleben in der Hand

Über den Tastsinn erleben wir ganz Entscheidendes in der Welt. Über Druck, Stoß und Widerstand erfahren wir nämlich, dass es außerhalb unserer selbst noch etwas gibt, dass da eine andere Welt ist. Der Tastsinn lehrt uns, dass es gegenüber dem Selbst also ein Nicht-Selbst, neben dem Ich ein Du gibt. Das ist die Grundlage für die Selbst-Erfahrung und das Selbst-Bewusstsein. Gleichzeitig stellen wir fest, dass wir Leben nur an uns selbst festmachen können. Alles reale Erleben muss daher über das körperliche Fühlen und den Tastsinn bestätigt werden, damit es für uns zu einer verlässlichen Wirklichkeit wird.

Wir erobern die körperliche Realität der Außenwelt mit dem Tastsinn, was bei Kindern ganz deutlich sichtbar ist, die alles mit ihren Händen ergreifen. Der Tastsinn ermuntert uns, Dinge oder Situationen an uns heranzuziehen, heranzulassen oder sie zurückzuweisen oder zu fliehen. Mithilfe des Er- und Begreifens erobern wir die Welt der Materie, des

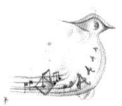

Stoffes und der Formen. Daher sind Erkenntnis, Lernen und Erinnerungsvermögen ganz eng an diesen Körpersinn gebunden. Die moderne Lernforschung hat bewiesen, dass Berührung und Körper eine Schlüsselfunktion für das Lernen und Erinnern bilden. Kinder, die viel Körperkontakt haben, wachsen besser, sind aufmerksamer, wacher und lernfähiger, so die Forschungsergebnisse. Ein Mangel an Berührung fördert das Gefühl der Isolation und macht über kurz oder lang krank. Der totale Verlust des Körpergefühls kann zu selbstzerstörerischen Tendenzen führen, denn wenn wir uns selbst nicht mehr spüren, dann spüren wir das Leben nicht mehr. Das Fühlen und Tasten ist ein grundlegender Erlebenssinn im irdischen Dasein und ermöglicht somit Lebenssinn, da er uns in das irdische Dasein hineinstellt. Die esoterische Lehre spricht auch davon, dass der Tastsinn sowohl Menge und Gewicht, als auch Wert zu bestimmen vermag. Er befähigt den Menschen, seinen eigenen relativen Wert in Bezug auf außerhalb seiner selbst existierende Körper zu bestimmen. Es ist bekannt, wie das Selbstwertgefühl von Menschen mit „schönem Körper" meist wesentlich stärker ausgeprägt ist als von Menschen, die ihren Körper nicht schön finden oder ihn gar ablehnen.

Die Hautoberfläche ist der eigentliche Tastsinn. Seine ausführenden Organe, die Hände, sind ein Wunderwerk der Natur, da sie die Begrenzung der Haut überwinden und den Raum des Tastsinns erweitern. Über die Haut können wir Kontakt aufnehmen, uns aber auch abgrenzen. Wir erleben uns selbst, aber als isoliertes Selbst, abgetrennt von anderen. Wir können in Kontakt mit anderen kommen, aber nie ganz in sie hineindringen. Ganz dicht können wir an etwas herankommen, aber die stoffliche Grenze ist unüberwindbar. Eine Überwindung der physischen Begrenzung bewirkt ihre Zerstörung. Heinrich von Kleist beschreibt in seiner Tragödie „Penthesilea" jene seelische Verirrung, dass ein rasend liebender Mensch körperlich eins werden möchte mit dem Geliebten, diesen tötet und dann aufisst. Das beschreibt den Menschen im Wahn seiner stofflichen Verhaftung. Es braucht die Transzendierung der Sehnsucht nach körperlicher Vereinigung ins Metaphysische. Andererseits gäbe es ohne diese tiefe Sehnsucht nach der Überwindung der physischen Begrenzung kein spirituelles Streben und wohl auch nicht das Mitgefühl, die entscheidende Voraussetzung für jeden Heiler.

Indem wir als ersten intuitiven Sinn das Hellfühlen bewusst schulen, erleben wir die Sensitivität in ihrer ursprünglichen Bedeutung, nämlich mit dem ganzen Körper wahrzunehmen. Freiherr von Reichenbach bezeichnete diese Fähigkeit als „Sensitivität", der amerikanische Professor Buchanan nannte sie Psychometrie (s. das spätere Kapitel über Hellfüh-

len). Unsere Grundkurse beginnen mit dem Fühlen, was vielen schwer fällt, denn wir sind heute sehr kopflastig. Es muss schnell gehen in unserer Welt und die Gedanken sind nun mal leichter und schneller als der physische Körper. Damit aber geht oftmals das Erleben, das Sichspüren verloren, weshalb heute auffallend viele Menschen schon im Kindesalter unter Empfindungsstörungen leiden und ein gestörtes Verhältnis zu sich selbst haben. Das Üben des Fühlens ist daher auch ein wunderbares Heilmittel. Braucht das körperliche Fühlen den direkten Kontakt zum Gegenstand, so ist das Hellfühlen unabhängig davon. Das hängt damit zusammen, dass alles in steter Bewegung ist. Wenn nämlich die Oberfläche unserer Haut die Oberfläche eines Gegenstandes berührt, entsteht eine Energie und Schwingung durch Reibung. So können wir die äußere Form von etwas erspüren, seine Oberfläche, aber auch seine Dichte, Konsistenz, Menge und sein Gewicht. Wir können die Qualität seiner Oberfläche erspüren, ob sie z.B. rau oder glatt ist, wir können aber auch energetische Zustände ertasten, ob ein Muskel z.B. angespannt oder entspannt ist. Durch Fühlen und Tasten, was soviel bedeutet wie „durch schnelle Berührung anziehen", ziehen wir Energien heran und geben ihnen einen Rhythmus. Wir wissen ja, dass kein Gegenstand an sich fest ist, sondern seine Atome schwingen, somit hat Berührung immer auch mit Schwingung zu tun. Nur so wird es auch verständlich, dass wir mit unseren Händen Energie lenken können, wie das die indischen Gurus z.B. über die Mudras (Handhaltungen) tun oder der energetische Heiler. Das Hellfühlen führt gleichzeitig zur Entwicklung von Mitgefühl, weshalb dieser Sinn als Weg des Heilens und Dienens verstanden wurde.

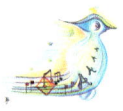

1.1.2 DAS HÖREN

Organ: Ohr

Bedeutung: Wachheit, Kommunikation, Orientierung, Ausdrucksvermögen, Standpunkt, Gleichgewicht, Harmonie

Notwendigkeit: Hohlheit, Leere, Loslösung von der Erde

Gemüt: Lebensmut

Spiritueller Aspekt: Weg zur Glückseligkeit und Kontakt mit dem Himmel

Sensitive Arbeit: Hellhören, Telepathie, in ein inneres Gespräch kommen, Botschaften

Selbsterkenntnis: Gleichgewicht, Balance. Wonach sehne ich mich? Höre ich gut zu? Werde ich gehört? Höre ich das Wesentliche?

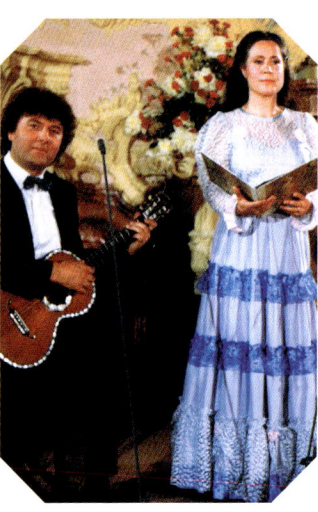

Abb. 39 Die Autoren als Musiker

Nehmen wir an, wir sitzen in sommerlicher Hitze vor uns hin träumend auf einer Alpe und plötzlich ertönt der Klang eines Alphorns. Was macht das mit uns? Wir werden wach, hören uns interessiert um und werden versuchen die Richtung festzustellen, aus der die Töne kommen. Damit haben wir schon ganz wesentliche Elemente dieses Sinnes festgestellt: Erweckung, Interesse und Orientierung. In der Einheit sind wir unbewusst, schläft unser Bewusstsein und es sind die Klänge, die uns zur Wachheit und Aufmerksamkeit erwecken.

Mit dem Ohr ist auch der Gleichgewichtssinn verbunden, der uns in die Schwerkraft des Raumes hineinstellt. Wenn wir einen Raum nicht mehr mit uns selbst füllen können, so stellt sich ein Gefühl von Schwindel und Leere ein. Sitzen wir auf einer Drehscheibe und halten die Augen offen, wird uns schnell schwindlig, wenn diese sich dreht, da wir uns in der Veränderung des Raumes verlieren. Schließen wir dagegen die Augen, bleiben wir im Kontakt mit dem Raum und der Schwindel bleibt aus. Der Gleichgewichtssinn hat mit Proportion zu tun, Balance und Harmonie. Musik ist auch Gleichgewicht, aber Gleichgewicht im inneren Raum. Musik lebt vom Gleichgewicht und ist dieses nicht vorhanden, so spre-

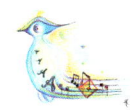

chen wir von unausgewogener oder disharmonischer Musik.

Aber nicht nur als Raumsinn und für die Kommunikation mit dem Außen ist das Hören wichtig, es kann uns auch sehr weit nach innen führen, wenn wir z.B. eine wunderbare Musik hören. Der Klang lockt uns in sich hinein. Hören ist ein Vorgang der Verinnerlichung. Sprache und Musik können wir nur ganz ergreifen, wenn wir uns ganz auf sie einlassen können. Mit nur einem „halben Ohr" erschließt sich die Welt des Klanges nicht. Und im Klang können wir etwas von einer inneren Qualität wahrnehmen. Früher hat man am Klang der Münzen erkannt, ob sie echt oder unecht waren. Der Instrumentenbauer klopft die Bäume ab, um zu hören, welche Qualität das Klangholz haben wird. Wir hören in einen Menschen ganz hinein, wenn wir ihm verbunden sind und mit ihm sprechen. Wir verinnerlichen das Gesagte.

Das Hören überwindet auch Ängste. Eine geräuschloser, dunkler Raum erzeugt in vielen Menschen das Gefühl der Ohnmacht und Angst. Der Raum wird stärker als ihr Ich und droht sie zu verschlingen. Was tun Kinder instinktiv, wenn sie zum Beispiel in den Keller gehen? – Sie singen! Sind wir als Erwachsene in Ängsten gefangen, beginnen wir plötzlich alte Gebete aus der Erinnerung zu graben oder alte Lieder zu singen. Stimmen können beruhigen.

Das Göttliche hatte einst das Universum geschaffen, indem es „sein Wort", also die heiligen Laute, ertönen ließ. Es stimmte den Gesang des Lebens an. So die verschiedenen Schöpfungslehren. Diese Töne brachten die Atome in Schwingung, woraus der Raum entstand und seine Differenzierung, also die Verschiedenheit der Formen. Durch die neuesten Untersuchungen von Masaru Emoto und Lauterwasser über die Wirkung von Klängen und Worten auf Flüssigkeiten, können wir diese alte Betrachtungsweise bestens verstehen. Klänge bilden ganz eigene geometrische Muster in Flüssigkeiten ab, und können auf die Qualität der inneren Struktur dieser Flüssigkeiten einwirken. So konnte Emoto nachweislich die Qualität von Wasser verbessern, indem er das Wasser mit Klängen oder Worten beschallte.

Dass die Welt des Klanges ganz existenziell für den Menschen ist, hat auch Professor Tomatis nachgewiesen. Seiner Erkenntnis nach werden wir aus einem Klangmeer heraus geboren und das Gehör ist der erste Sinn, der sich entwickelt. Klänge und Laute sind das erste, was ein Kind wahrnimmt und über die Klänge ist der Embryo mit der Mutter in Kontakt. Aber auch Klänge der Außenwelt nimmt das Kind schon im Mutterleib wahr. Klang, Laut und Sprache sind also Urerfahrungen jedes Menschen und im Ton offenbart sich auch sein Wesen.

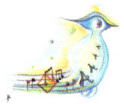

Das Labyrinth des Ohres und die Form der Gehörschnecke wurden im Zusammenhang mit der Jakobsleiter aus der Bibel gesehen, denn die Spiralform verbindet die Erde mit dem Himmel. Der Seher Swedenborg betonte, dass das Öffnen des inneren Ohres Voraussetzung sei für die Kontaktaufnahme mit den höheren Welten.

„Hören gibt dem Menschen einen Begriff von relativer Richtung und befähigt ihn, seinen Platz im großen Grundplan festzustellen und seinen Standort zu bestimmen."
Alice A. Bailey

Dass wir mit dem ganzen Körper Klang wahrnehmen, ist heute wissenschaftlich belegt. Aber schon an der Wirkung des Klangs der Instrumente zeigt sich dies. Trompeten und Hörner ergreifen mit ihrem Klang unsere Muskeln, der Klang der Violine geht uns unter die Haut, während Zupfinstrumente auf die Nerven wirken.

Die Übungen zum Hören in unserer Schulung zielen darauf ab, die innere Aufmerksamkeit zu wecken, den Weg des Wahrnehmens frei zu machen. Gleichzeitig wird über die Tätigkeit des Mundes, durch klanglichen Selbstausdruck oder durch das inspirierte Reden die eigene Ausdruckskraft stimuliert. Aus seiner innersten Erfahrung heraus zu sprechen bedingt das Lauschen nach innen. Es kommt weniger darauf an, was man sagt, als vielmehr darauf, wie man etwas verbal herüberbringt. Die Kunst des inspirierten Sprechens basiert auf der Kunst des Lauschens und Fühlens. Das Zuhörenkönnen wie der sprachliche Selbstausdruck bilden ein ganz wichtiges Mittel in der Beziehung zur Welt. Aus dem Lauschen kann sich im Laufe der Zeit das Hellhören entwickeln. Auf höherer Ebene entwickelt sich daraus dann wirkliches Verständnis, ein inneres Verstehen der Welt und ihrer Wesen und dies kann weiter zu jenem Zustand führen, den wir Seligkeit nennen. Menschen aller Jahrhunderte, die einmal Sphärenmusik erlebt haben, beschreiben diesen Zustand sehr treffend. Ein gutes Beispiel für das Hellhören und das Erleben von Seligkeit ist Hildegard von Bingen, die stets Stimmen gehört hat.

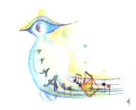

1.1.3 DAS SEHEN

Organ:	Auge
Bedeutung:	Organisation, Zusammenfassung, Konzentration, Perspektive, Ordnung, Zeitgefühl, Neugier, Stimmung, Erlebensreichtum
Notwendigkeit:	Bewegung
Gemüt:	Frohsinn
Spiritueller Aspekt:	Weg zur unmittelbaren Gottesschau oder Erkenntnis, Vision
Sensitive Arbeit:	Hellsehen, Aura, in die Vision eines Menschen hineinkommen, innere Schau, Intuition
Selbsterkenntnis:	Perspektive, Ziel, Horizont, Visionen, Träume. Sehe ich die Wirklichkeit? Sehe ich klar? Gebe ich klare Zeichen nach außen?

Abb.40   Farbenspiele

Die Augen sind an das Licht gebunden. Goethe nennt sie daher „Lichtorgane". Die Sonne in ihrem Lauf eröffnet uns den Zeitsinn und ihr Licht ermöglicht Erkennen, also Denken und Bewusstsein. Der Sehsinn zeigt uns Größenverhältnisse und Proportionen und lässt uns sowohl Details erkennen als auch das Ganze. Gleichzeitig ist es auch ein Organ der Perspektive. Die Augen sind stets mit Bewegung verbunden, ja befinden sich selbst in steter Bewegung. Würde sich das Bild nicht ständig auf der Netzhaut bewegen, dann könnten wir nichts sehen. Mit den Augen können wir einen Verlauf verfolgen, so dass wir auch fähig werden, Bewegungen nachzuahmen. Mit der Bewegung ist wiederum der Faktor Zeit verbunden, denn sie hat einen Ablauf. Sehen geschieht ebenfalls immer in einer Abfolge. Wir können nicht mehrere Bilder gleichzeitig sehen und erkennen. Es ist das Hören, das uns das Gleichzeitige, die Harmonie eröffnet.

Die Augen sind als sichtbarer Teil des Gehirns eigentlich dessen Sinnesorgane. Sie stehen in enger Verbindung zum Denken. Mit dem Sehen ist ja immer ein Vorgang des Ordnens, Organisierens und des Urteilens verbunden. Unser Auge ordnet die Dinge im Raum. Wie oben schon er-

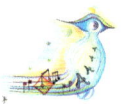

klärt, sehen wir zum Beispiel von einem Würfel tatsächlich nur drei Flächenseiten, aber das Auge ergänzt die fehlenden Flächen, so dass wir einen ganzen Würfel sehen. Das bedeutet auch, dass das Auge in der Lage ist, selbsttätig zu ergänzen, einen Mangel zu erkennen und ihn sofort auszugleichen. Wir leben heute in einer visuell- intellektuell orientierten Zeit, in der unser Blick nur auf den ersten Aspekt des Sehens, nämlich auf das Negative und den Mangel gerichtet wird. Das ist insofern fatal, als auch sensitiv, vielleicht sogar hellsichtig Begabte ohne Schulung nur Negatives, Destruktives und Bedrohliches wahrnehmen, sozusagen „einäugig" ihre Gaben einsetzen. In dem Moment, da wir die eigentlich fantastische Gabe des Auges, das Fehlende und den Mangel auszugleichen, hinnehmen, ändert sich unsere Wahrnehmung von der Welt vollkommen. Erst dann begreifen wir, was ganzheitliches Wahrnehmen bedeutet.

Das physische Auge lässt sich auch täuschen, weil es mit dem Denken und dem Bilderspeicher des Gehirns verbunden ist. Wir kennen alle die Vexierbilder; auf den ersten Blick glauben wir eine Vase zu sehen. Plötzlich offenbaren sich aber zwei Gesichter. Die ganzheitlich orientierte Gehirnforschung bestätigt mehr und mehr, was seit Jahrtausenden in alten spirituellen Schulungen gesagt wird: die Augen sind das Fenster zur Seele. Modern ausgedrückt heißt das: Wir sehen nur das, was unserem Bewusstsein entspricht. Es gibt somit keine Objektivität. Wir haben Abmachungen getroffen, was wir als Realität gelten lassen. Ein Stuhl kann in seiner Form unendlich variiert werden. Solange wir die Möglichkeit assoziieren, darauf sitzen zu können, sehen wir darin einen Stuhl. Wer nie als Kleinkind gelernt hat, was ein Stuhl ist, steht ratlos vor dem unbekannten Ding, es fehlen die abgespeicherten Bilder und Assoziationen. Es kommt hinzu, dass wir nur sehen und erkennen, was wir meinen zu sehen. Das hat wieder mit dem einseitigen Sehen zu tun. Nehmen wir ganzheitlich wahr, dann sehen wir zum Beispiel mit den physischen Augen den hölzernen Stuhl und zugleich den Ahnen, der einst auf ihm gesessen hat und können überdies mit dem Ahnen auch noch kommunizieren. Das Hellsehen erlaubt den fließenden Übergang und Wechsel zwischen den sichtbaren Seinsformen und den scheinbar unsichtbaren. Materie und Energie sind eine unlösbare Einheit, weil die immateriellen Bildekräfte erst die Materie hervorbringen. Nur müssen wir als an Raum und Zeit gebundene Lebewesen erst lernen, die Quelle und den Ursprung der sichtbaren Welt durch die inneren Augen zu erschließen. Wer dies durch die Schulung der Hellsinne tut, sieht ganzheitlich. Wer

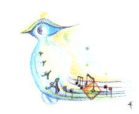

sich nur auf das physische Sehen verlässt, ist leicht zu täuschen und sieht immer nur die Hälfte.

Ein weiterer wesentlicher Aspekt des Sehens ist die Wahrnehmung von Farben. Auch hier ist leicht zu erkennen, dass wir bei schlechter, verdrießlicher Stimmung die Welt als trüb und farblos wahrnehmen, obgleich vielleicht gerade der Mai in den prächtigsten Blütenfarben prangt. Hingegen nehmen wir bei fröhlicher Stimmung selbst die kleinsten Farbnuancen bei trübem Novemberwetter wahr. Farben sind eng mit unseren Stimmungen verbunden. Jeder, der mit Farben arbeitet, erlebt eine Bereicherung seines Lebensgefühls. Über Farben drücken sich auch unsere Emotionen aus. Wir werden weiß vor Angst oder laufen rot an vor Scham oder Zorn. Der enge Zusammenhang von Farbe und Emotion lässt sich auch in dem Umstand erkennen, dass es zwei Arten der Sehbahn in unserem Gehirn gibt. Die sogenannte primäre Sehbahn ist eine energetische und ist eng mit dem Hormonhaushalt, vor allem der Hypophyse verbunden. Hormone und Emotionen sind aneinander gekoppelt. Die optische Sehbahn dagegen, also jene, mit der wir Bilder sehen, wird als sekundäre Bahn bezeichnet.

Das Sehen ermöglicht uns Perspektive und Ferne. Es sind unsere Füße, die uns dieser Ferne entgegentragen. Über das Hellsehen entwickelt sich gleichzeitig die Fähigkeit zur inneren Vision, deren Ziel das Schauen des Göttlichen ist. Der Theosoph Jakob Böhme ist ein Vertreter dieser inneren Vision, denn in barocker Bildgewaltigkeit offenbarte sich ihm die göttliche Welt, die er in seinen Büchern niederlegte.

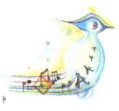

1.1.4 DAS RIECHEN

Organ: Nase
Bedeutung: Inspiration, Begeiste-
rung, Wiedererkennen,
Gefühle, Bindung,
soziales Verhalten,
Sexualität, Heimatge-
fühl, loslassen, Schöpfer-
kraft, Zugehörigkeit,
Wegfindung
Notwendigkeit: Offenheit, Gelöstheit
Gemüt: Wohlgefühl
Spiritueller Aspekt: Allwissenheit
Sensitive Arbeit: Inspiration, Philosophie,
Worte, Poesie, das innere
Wesen von etwas erspüren

Abb. 41 Riechen

Selbsterkenntnis: Was begeistert, inspiriert mich im Leben? Habe ich
ein gutes Gespür für Situationen? Zeige ich Offen-
heit? Wo ist meine Heimat?

Das Riechen ist, entwicklungsgeschichtlich gesehen, der älteste Sinn des
Menschen. Die Wissenschaftler nehmen an, dass das Gehirn ursprünglich sogar ein reines Riechhirn war. Noch heute ist die Riechschleimhaut
die einzige Öffnung, über die das Gehirn direkten Kontakt mit der
Außenwelt aufnehmen kann. Das ist die Stelle, wo wir uns nicht verschließen können oder zumindest nur für die Zeit, wenn wir den Atem
anzuhalten vermögen. Geruchswahrnehmungen werden direkt und ohne Filter an das sogenannte limbische System weitergeleitet. Es gehört
zum älteren Teil unseres Gehirns, der mit dem Unbewussten, den In-
stinkten und den tiefen Emotionen in uns verbunden ist. Düfte können
daher betören, können unser rationales Denkvermögen, das den jungen
Teil unseres Gehirns bildet, abschalten. Düfte können uns „verrückt"
machen. So soll der Duft von Jasmin sinnlich und verführerisch machen,
der Duft von Maiglöckchen flirtanregend und fruchtbarkeitsfördernd
wirken. Übrigens konnte die Wissenschaft jüngst nachweisen, welch entscheidende Bedeutung der Maiglöckchenduft für die Fruchtbarkeit im
Menschen hat. Anscheinend spielt er eine wichtige Rolle im Vorgang
des Zusammenfindens von Sperma und Eizelle. Fruchtbarkeit und Fort-

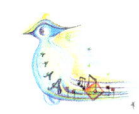

pflanzung sind wohl die tiefsten und ältesten Instinktmuster, da sie das Überleben einer Spezies auf der Erde sichern. Da Düfte über das limbische System und den Hypothalamus auf die Emotionen und das vegetative Nervensystem einwirken können, haben sie auch stark heilende Wirkung, was die Grundlage der Aromatherapie bildet.

Düfte steuern auf tiefer Ebene ganz unmerklich wichtige Teile unseres Seins. Denn wie bei den Tieren spielen Düfte im Sozialverhalten eine ganz wichtige Rolle. Die Mitglieder von Rudeln, Gruppen oder Familien erkennen sich am Duft, so wie bei vielen Tierarten auch die Hierarchie über Düfte festgelegt ist. Ein ranghohes, starkes Tier hat einen ganz eigenen Geruch. Reviere und Gebiete werden mittels Duftmarken gegen andere abgegrenzt. Starke Emotionen sind ebenfalls mit Düften verbunden. Bei Angst werden bestimmte Duftstoffe freigesetzt, die anderen als Alarmsignal dienen. Sie riecht z.B. ein Hund sofort bei einem Menschen, ob dieser Angst vor ihm hat. Ganz entscheidend sind Düfte auch bei der Paarbildung und Fortpflanzung. Aber nicht nur bei den Tieren spielen Düfte eine große Rolle, sondern beim Menschen haben sie ganz ähnliche Funktionen. Untersuchungen haben gezeigt, dass in Familien und Partnerschaften spezifische Düfte und Gerüche vorherrschen. Düfte können die Anziehungskraft zwischen zwei Menschen ermöglichen und auch Babys orientieren sich am Duft der Mutter. Die Zugehörigkeit zu einer Gemeinschaft und das gegenseitige Wiedererkennen geht über die instinktive Wahrnehmung von Duftstoffen. Wir riechen auch im übertragenen Sinne, „aus welchem Stall" jemand kommt. Geruch hat daher auch mit „Heimat und Zugehörigkeit" zu tun.

Wie wir zuvor gesehen haben, können wir uns dem Riechen nur ganz kurzzeitig verschließen. Wir werden zu dem, was wir riechen. Dem Duft einer Rose können wir nichts entgegensetzen, wir „werden zu ihm". Daher ermöglicht uns das Riechen, dass wir etwas ganz in uns aufnehmen können, ja zu seinem Wesen werden. Das ist aber nur möglich, weil der Duft immateriell und Träger des Wesenhaften ist. Das Riechen bringt uns unmittelbar mit unseren Gefühlen und inneren Bildern in Kontakt – im Positiven wie im Negativen. Ein Duftstoff kann die Sehnsucht erwecken „mit dieser Schönheit möchte ich eins werden" oder „damit möchte ich nichts zu tun haben". Das Riechen ermöglicht uns zu unterscheiden, was gut für uns ist und was nicht. Dem, was uns unrein erscheint, haftet ein gewisser Geruch an. Daher steht das Riechen auch symbolisch für moralische und ethische Werte.

In unserer Medial- und Heilerschulung nimmt im Gegensatz zu vielen anderen Schulungswegen die Entwicklung des Hellriechens einen ge-

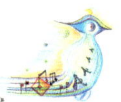

bührenden Platz ein. Für das Vertrauen in die eigene Wahrnehmung brauchen wir die Mischung aus Instinkt und Intuition. Auch das Gefühl von geistiger Gemeinschaft – wenn bei uns auch ausdrücklich ohne religionsphilosophischen Überbau – wächst durch Übungen zum Hellriechen. Wir beobachten seit Jahren, wie dadurch auch die gegenseitige Toleranz wächst. Den „anderen riechen können" heißt ja auch, sein Anderssein zu tolerieren. Toleranz ist für uns eine grundsätzliche ethische Haltung und eine Tugend, die dringend nötig ist, wenn wir mit Klienten und Patienten Umgang haben. Die sensitive Arbeit mit Aromen offenbart viel von tief und verborgen liegenden Botschaften. Ist der äußere und innere Riechsinn frei, potenziert sich geradezu die schöpferische Kraft im Menschen. Wenn es in unseren Übungen um das Riechen geht, wird die Raumenergie plötzlich überaus lebendig und inspirierend. Das Hellriechen erschließt die inspirative Kraft.

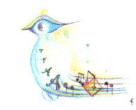

1.1.5 DAS SCHMECKEN

Organ: Zunge
Bedeutung: Freude, Verwirklichung, Begegnung, Erfahrung, Gemeinschaft, Aufbau, Harmonie, Lebensqualität, Unter- und Ausscheidungskraft, Imagination
Notwendigkeit: Annehmen, sich einlassen auf etwas oder jemanden
Gemüt: Wagemut
Spiritueller Aspekt: Weg zur Vollendung, Vollkommenheit
Sensitive Arbeit: Qualitäten oder Potenziale aufspüren, aufbauende Kraft, das Wort, geistige Unterscheidungskraft
Selbsterkenntnis: Wie begegne ich der Welt, dem Gegenüber? Nehme ich teil am Leben? Lasse ich andere an mir teilhaben? Erlebe ich Freude?

Abb. 42 Schmecken

Der Mund bildet das Tor zwischen Innen und Außen, ist gleichsam der „Hüter der Schwelle". Mit dem Mund entscheiden wir, was wir herein- oder auch hinauslassen. Damit zeigt er auch, wie wir etwas begegnen. Was wir in unseren Mund hineingeben, muss in eine Lösung gehen, was Aufgabe des Speichels ist. Nur so können wir die Stoffe trennen und unterscheidend wahrnehmen. Unsere Zunge schiebt dann den Nahrungsstoff hin und her, was einem inneren Dialog zwischen Stoff und Ich gleichkommt. Dieser Dialog ist überaus wichtig, denn was wir stofflich zu uns nehmen, wird uns längere Zeit noch beschäftigen. Kauen wir nicht genügend oder nehmen wir das Falsche auf, so kann uns das „bedrücken" oder „querliegen". Die Absicht des Verdauungstraktes ist es, fremde, äußere Nahrungsstoffe aufzunehmen und sie in eigene Substanzen, zu eigenem Aufbau verwenden zu können. Das, was wir aufnehmen, soll uns zu eigen werden. Daher braucht es das Aufschließen und Umbauen der Stoffe. Aber ebenso wichtig ist es, dass wir wissen, was zu uns gehört und was aufbauend auf uns wirkt. Es ist eine Frage des Qualitätsgefühls, so wie wir ja auch den Geschmack im übertragenen Sinne

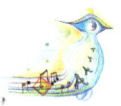

mit Qualität gleichsetzen. Wenn jemand Geschmack hat, passen Dinge, Farben und Formen zusammen, weil darunter ein Sinn für Proportionen waltet. Die Unterscheidungskraft ist für unseren Lebensweg überaus bedeutsam, denn sie soll uns zu jener Vollkommenheit führen, die wir als Ziel erahnen. Dazu bedarf es des Wissens, wer wir wirklich sind, denn nur darin finden wir verlässliche Parameter für das Unterscheiden. Die Entschlossenheit drückt sich wieder über den Mund aus, denn die Kiefer geben uns den richtigen, nötigen „Biss".

Das Aufnehmen der Nahrung, sein Er-Schmecken, ist eine Möglichkeit, etwas außer uns Liegendes in uns aufzunehmen. Wir nehmen aber auch Eindrücke und Erfahrungen auf, die wir gerne mit Geschmacksnuancen vergleichen. Wir sprechen von einer „bitteren Erfahrung", von „Sauer-sein" oder „süßem Verlangen". Es geht um das Zusammenspiel zwischen unserem Ich und der Welt, weshalb der Geschmack auch symbolisch einen Weg zur Vollendung aufweist. Das Hellschmecken ist daher eine erste Erfahrung des Einsseins mit sich und der Welt.

Wir sagen auch: „Über Geschmack lässt sich nicht streiten" und offenbaren dadurch seine Weite der Möglichkeiten. Wir mögen in der Schule gelernt haben, dass die Musik der genialen Komponisten wie Mozart, Beethoven oder Chopin von hohem Wert ist. Aber der eigene Geschmack entscheidet, was die Musik mit einem macht, zu welcher Erlebnisweite sie einlädt. Er ist eng verbunden mit der Ästhetik, die in uns ein Gefühl der Erhabenheit und Vollkommenheit auslöst. Die Proportionen müssen stimmen, dann stellt sich Harmonie ein. Doch ist das Gefühl dafür sehr individuell ausgeprägt.

Die vielen Geschmacksrichtungen spiegeln bestimmte physische und geistige Kräfte in uns wider. Das Salzige macht uns wach, während das Süße mehr behagliche Gefühle auslöst. Das Saure macht uns frisch, während das Bittere unsere Willenskraft stärkt. Scharfe Gewürze schärfen auch unseren Verstand, indem die stärkste geschmackliche Unterscheidung damit verbunden ist.

Lassen wir viele verschiedene Geschmackseindrücke zu, sind wir in unserer Mitte und fühlen uns zufrieden.

Unseren Platz im Leben zu finden, hat in gewissem Sinne mit dem Schmecken zu tun. Geschmack am Leben zu finden ist ein wichtiger Prozess für die innere Entwicklung. Die unterscheidende Fähigkeit des Geschmackssinns zeigt sich im Bewusstsein darin, dass wir Standpunkte im Leben einnehmen und Zufriedenheit als ausgleichende Kraft zur Polarität im Alltag entwickeln können. Wiederum beweist die Heilkunde, welche massiven Störungen im Denken, Fühlen und Verhalten mit

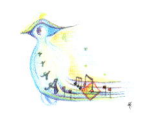

dem Verlust des Geschmackssinns einhergehen: Persönlichkeitsveränderungen, Neigung zur Gewalttätigkeit und Depression. Es fehlt die Nuancierung, es gibt nur ein Entweder-Oder, nur Schwarz-Weiß – der direkte Weg in Fanatismus und Dogmatismus. Einseitige Ernährung bedingt einseitigen Geschmack, bis alles gleich schmeckt. Das Leben wird fade, es fehlt an Farben und Eindrücken. Die Wiedererweckung des Geschmacks bedeutet, wieder eine Verhältnismäßigkeit zu finden, Proportionen, Regeln und Ausnahmen zu erkennen. Geschmack auszuprägen ist das Wahrzeichen einer Kultur. Ein kultivierter Mensch braucht keine großartige schulisch-intellektuelle Bildung, sondern das, was wir Herzensbildung nennen. Diese innere, menschliche Bildung orientiert sich an Naturgesetzen und nicht an vom Menschen gemachten Gesetzen, die aus dem Bedürfnis „Gott zu spielen" resultieren.

Übungen zum Hellschmecken nehmen deshalb auch in unserer Medial- und Heilerschulung einen wichtigen Platz ein, weil sie unser Menschen- und Weltbild wieder in Richtung Natürlichkeit zurechtrücken. Ein ganz normaler Mensch zu bleiben trotz besonderer Fähigkeiten, die wir in der Schulung erwerben, bedeutet Schattenarbeit und Geschmack zu entwickeln. Dadurch öffnen sich die Pforten zur individuellen Ausprägung unserer Fähigkeiten. Wir laufen nicht mehr irgendwelchen Modeströmungen hinterher oder berufen uns auf Wissen aus zweiter Hand. Nein, wir vertrauen auf die eigene Bandbreite von Erfahrung. So sehr es vonnöten ist, bei der sensitiven Wahrnehmung den Intellekt und rationalen Verstand beiseitezulassen, so hilfreich ist er, im Alltag die Sensitivität und erst recht die Medialität in die rechten Proportionen und Verhältnismäßigkeiten zu bringen, damit wir gut geerdet bleiben.

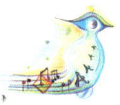

Die Sinne nochmals auf einen Blick:

Außenwelt	Sinn	Innenwelt
berühren, Kontakt, berührt werden, lernen, begreifen, Erfahrung, Erinnerung, Eindruck (kalt, warm usw.), Aktion - Reaktion	tasten (Haut, Hand)	Sensitivität, hellfühlen, Selbstwert, Mitgefühl, Vertrauen, heilen
Wachheit, Resonanz, Schwingung, Harmonie, Orientierung	hören (Ohr, Mund, Gleichgewichtssinn)	hellhören, verstehen, Seligkeit, Sprache, Musik, inspiriertes Sprechen, Selbstausdruck durch Singen
Bewegung (Sonnengang), Perspektive, Verhältnisse, Distanz, Detail, analysieren und ergänzen	sehen (Augen, Füße)	hellsehen, Vision, mystische Schau (inneres Licht), Wandlung, malen, Umgang mit Farben, göttliches Gewahrsein, das Ganze erkennen
Beziehung, Bindung, Gefühle, Heimat, Zugehörigkeit, Revier, Sympathie und Antipathie	riechen (Nase, limbisches System, Genitalien)	hellriechen, Inspiration, Lyrik, Idealismus, Begeisterung, sich loslösen können, geistige Urteilskraft, Zugang zum Urwissen
Aufbau (Körper), Verhältnisse feststellen (zu viel – zu wenig), Essenz und Nutzen ziehen, Begehren (Attraktion), Interesse, Leben erproben	schmecken (Zunge, Verdauung)	hellschmecken, Aufbau spiritueller Werte, Unterscheidungskraft, Anerkennung von Naturgesetzen, Intuition, Vollendung, Einbildungskraft, Architektur, Proportion

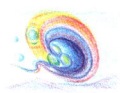

2. DIE SENSITIVITÄT

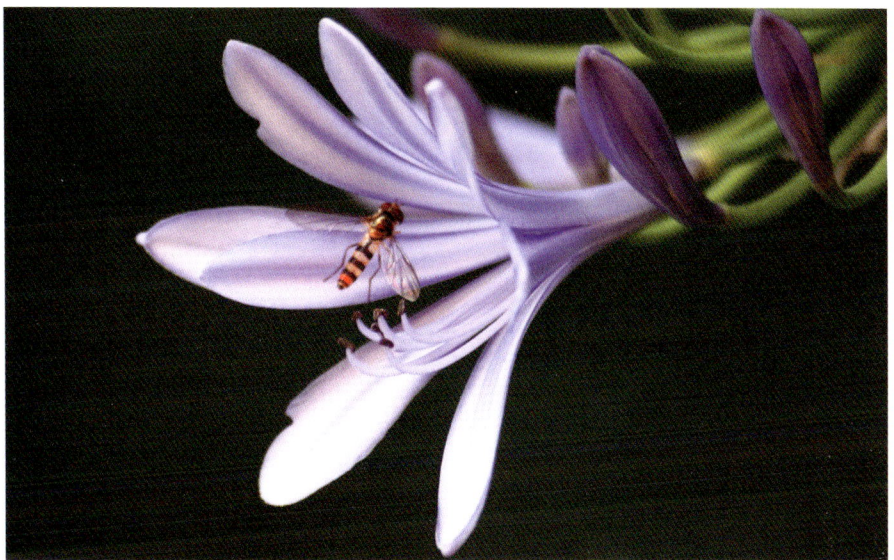

Abb. 43 Blume mit Insekt

Wir haben im Kapitel zuvor die fünf Sinne betrachtet. Sie alle sind eingebettet in den Lebensstrom, der auch Ätherenergie genannt wird. Im Zusammenwirken mit diesem ermöglichen sie das, was wir Gefühl, Gespür, Empfindung oder eben Sensitivität nennen. Sensitivität ist ein allgemeiner Eindruck unserer Sinne, wobei der eine oder andere Sinn Priorität haben mag. Aber letztendlich meint Sensitivität die Gesamtheit unseres Sinnessystems, aber in Verbindung mit dem Lebendigen, dem Äther.

Die Grundlage jeglicher Wahrnehmung, auch einer medialen und spirituellen, ist auf der physischen Ebene die Fähigkeit zu empfinden und zu fühlen. Über das Empfinden stehen wir in Resonanz mit allem Lebendigen. Empfindung ist allen Wesen zu eigen, denn alles ist mit allem verbunden. Das ist ein Naturgesetz. Jeder Mensch besitzt daher die Fähigkeit, sich von einem anderen Wesen beeindrucken zu lassen, mit ihm in Resonanz zu treten und ist somit sensitiv begabt.

Die Erde wurde in früher Zeit stets als ein großes Lebewesen gesehen, als Mutter allen Lebens. In ihrem Energiefeld oder ihrer Lebenssphäre, die als „anima mundi", als Weltseele, bezeichnet wird, leben und weben alle Wesen. Jeder Körper ist daher ein Instrument, das in Resonanz mit diesen Energien steht. Er gleicht dem Musikinstrument, zum Beispiel einer Gitarre, deren Saiten zu klingen anfangen, wenn von außen eine ent-

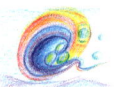

sprechende Kraft auf sie trifft. Wir alle leben in diesem unendlichen Schwingungsfeld, in diesem Meer von Energien. Ohne Empfindsamkeit oder Sensitivität gäbe es weder eine Möglichkeit der Wahrnehmung noch eine der Reaktion und damit wären Überleben, Beziehung und Erkenntnis nicht möglich. Die darwinistische Lehre prägt noch immer unser Bild von der Natur und diese Lehre von der natürlichen Auslese besagt, dass der Stärkere, der an Muskelkraft Überlegene, überlebt. Nichts aber könnte falscher sein als diese Annahme, denn in der Natur überlebt stets der Aufmerksamere. Die Natur schult alle ihre Geschöpfe in dieser Aufmerksamkeit, eben in der Sensitivität. In der Tierwelt können wir das besonders gut beobachten.

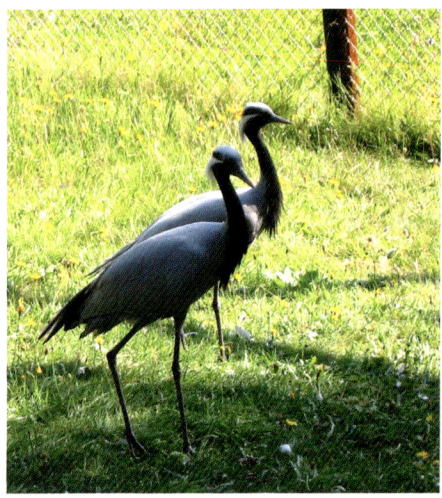

Abb. 44 Kraniche

Die Fischreiher haben z.B. in Anbetracht der schwindenden Frosch- und Fischbestände entdeckt, dass es Mäuse im Übermaß gibt. Sie haben jetzt ihren Horizont erweitert und gehen auf Mäusefang. Wir sehen sie lauernd und abwartend auf den Feldern stehen. Zunächst kannten die Mäuse diesen „Feind" und seine Arbeitsweise nicht, wurden also schnelles Opfer. Inzwischen haben sie diesen neuen Feind studiert und entwickeln eine neue Aufmerksamkeit. Der Mäusebussard, der eigentlich bisher nur auf bewegliche, noch lebendige Beute aus war, hat erkannt, dass das Aufsammeln überfahrener Tiere auf den Straßen weitaus weniger kraftraubend ist, als die bisher traditionelle Jagdweise. Und mithilfe des Gruppeninstinktes überträgt sich diese Erfahrung ganz schnell auf alle Spezies der gleichen Art. Ohne Sensitivität, ohne eine einheitliches empfindendes Feld, also eine „anima mundi", wäre eine solche Reaktion und Anpassung in der Kürze der Zeit nicht möglich. Oder denken wir an die blitzschnelle Anpassung einer Eule oder eines Chamäleons an eine farblich veränderte Umgebung. Eine solche Tarnungstechnik gäbe es nicht ohne Sensitivität. Auch die Kommunikation unter Pflanzen bedarf der Sensitivität und Bäume kommunizieren mittels Duftstoffen sogar über weite Entfernungen. Alles ist belebt in der Natur, alles ist sensitiv. Wir sprechen daher hier von einer

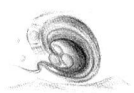

„natürlichen Sensitivität", die eng an unsere Instinktwelt angelehnt und angeboren ist. Instinktiv nehmen wir über Duftstoffe wahr, ob wir jemanden mögen oder nicht. Instinktiv erspüren wir die Atmosphäre eines Raumes, ob es uns mit ihr gut geht oder nicht. Die natürliche Sensitivität arbeitet instinktiv und automatisch, also auf der unterbewussten Ebene.

FAZIT: JEDES WESEN IST SENSITIV BEGABT UND ALLE WESEN LEBEN IN EINEM LEBENDIGEN SCHWINGUNGSFELD!

2.1 WAS WIR WAHRNEHMEN

Der Raum als lebendiges Wesen, als Schwingungsfeld, ist angefüllt mit unendlich vielen Energien und Informationen. Welche uns davon erreichen, gar unser Bewusstsein erfassen, hängt von verschiedenen Faktoren ab. Zum einen sind unsere physischen Sinnesorgane biologisch auf bestimmte Frequenzen geeicht. Sie sind also eingegrenzt und begrenzt. Es gibt Schwingungen, die können das menschliche Auge oder Ohr nicht wahrnehmen. Und doch gibt es sie. Die Sinne vieler Tiere haben Fähigkeiten, in Bereichen wahrzunehmen, die unseren Sinnen verschlossen sind. Die Fledermaus z.B. hört im Ultraschallbereich. Die Nase eines Hundes nimmt im Verhältnis zur menschlichen Nase ein Vielfaches an Duftmolekülen wahr. Eine Fliege nimmt pro Sekunde viel mehr Bildeindrücke von der Welt auf, als das menschliche Auge. Wir empfangen also über unsere Körpersinne als Menschen nur einen bestimmten Ausschnitt von der Welt.
Zum anderen ist unsere Wahrnehmung aber auch von den Erfahrungen und Gefühlen abhängig, die uns prägen. Ja, auch das Glaubens- und Wertesystem in uns spielt dabei eine Rolle. Bestimmte Dinge wollen wir nicht sehen oder hören, wir haben da den berühmten „blinden Fleck" oder sind „taub auf einem Ohr". Sinnesbeeinträchtigungen, wie z.B. schlechtes Hören oder Sehen, können sogar die Folge von emotionalen Problemen sein oder auch Anzeichen von tiefer Erschöpfung. Unser Verstand trichtert uns ein: „Wenn jemand taub ist, kann er nicht hören, also kann er nicht Musik machen!" Das klingt logisch, es begrenzt unsere Sicht auf die Möglichkeiten, die Potenziale und ist einfach falsch. Es gibt eine taube Percussionistin, die zur Weltklasse der Musiker gehört, es gibt Blinde, die Ski fahren oder Fußball spielen. Die Welt ist viel weiter, als ihr unser Verstand oftmals zugesteht.

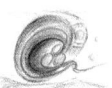

Wir sehen also, dass unser Denken und unsere Gefühle die Wahrnehmung konditionieren und beeinträchtigen können. Lösen wir diese Blockaden z.B. mithilfe einer Therapie oder einer Schulung, dann tritt eine Erweiterung der Wahrnehmung ein. Und wir haben gesehen, dass Tiere Ausschnitte von der Welt erleben, die uns verschlossen sind und doch gibt es diese. Und das sagt auch Shakespeares Hamlet mit dem berühmten Satz: „Es gibt mehr Ding' im Himmel und auf Erden, als Eure Schulweisheit sich träumt."

Sinne lassen sich erweitern und vertiefen. Der geschulte Weinfachmann kann z.B. die Weine anhand ihres Duftes und Geschmackes genau bestimmen. Jeder Musiker unterzieht sich einer Gehörbildung und kann dadurch viel mehr Töne unterscheiden als der ungeschulte. In jedem von uns liegt also ein ungeheures Potenzial der Sinne brach, weil wir uns nicht trauen sie zu schulen oder keinen Zugang zu ihnen haben. Aber das Potenzial lässt sich aufschließen, wenn der Wille dazu vorhanden ist. Gleichzeitig gilt es sich darüber klar zu werden, dass es einen Bereich unserer Sinne gibt, mit denen wir noch viel weiter reisen, in noch feinere Welten vordringen können. Diesen Bereich der Sinne nennen wir „Hellsinne". Sie können uns Teile der sinnlichen Welt erobern, die unseren Körpersinnen unzugänglich sind. Der Hund kann mittels seiner Nase die momentanen Gefühle und auch den „Charakter" einer Person erriechen. Wir können dasselbe z.B. über das Hellriechen oder Hellfühlen erreichen, was unserer physischen Nase nicht möglich ist. Die Hellsinne haben dabei aber die Möglichkeit, nicht beim „Persönlichen" stehenzubleiben, wie dies der Hund tut, sondern sie reichen bis in die seelische Ebene hinein.

FAZIT: DIE SINNE TRAGEN DAS POTENZIAL IN SICH, UNS ALLE EBENEN, BIS HIN ZUR SEELISCHEN, AUFZUSCHLIESSEN, WENN WIR ES ZULASSEN!

2.2 WARUM DIE POSITIVE EINSTELLUNG FÜR DIE WAHRNEHMUNG SO WICHTIG IST

Wir möchten den vorhergehenden Absatz noch etwas vertiefen. Alles ist im Feld um uns herum enthalten, das Günstige wie das Ungünstige, das Positive wie das Negative. In unserer Schulung legen wir das Augenmerk unserer Wahrnehmung ganz auf die positive Botschaft, die Fülle und die Potenziale und nicht auf den Mangel. Es war für uns eine Hürde und ist es für jeden Teilnehmer unserer Schulung, das zumeist negativ geprägte

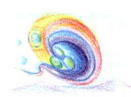

Denken abzulegen, denn es behindert eine freie Wahrnehmung, wie es die Sensitivität braucht. Wie wir gesehen haben, ist unsere Wahrnehmung davon abhängig, welche Informationen und Muster in unserem Archiv, also unserer Erinnerung, abgelegt sind. Lange eingeübte Muster laufen als Reaktion fast automatisch ab, wenn ein entsprechender Reiz vorhanden ist. Jene Akten des Archivs, auf denen „Schmerz" verzeichnet steht, sind besonders bestimmend, da wir natürlicherweise alle nach Schmerzvermeidung streben. Nehmen wir an, Herr A. hat ein großes emotionales Problem mit einem Herrn B. Da spielt vielleicht tiefer Ärger, Frustration, Angst oder Schuld eine Rolle. Nun sieht Herr A. Herrn B. aus der Ferne auf sich zukommen. Was wird er also tun? – Er wird wahrscheinlich schnell in die nächste Gasse abbiegen, um eine Begegnung zu vermeiden. Er nimmt den großen Umweg dabei in Kauf. Alles an Wahrnehmung wird also aussortiert oder vermieden, was alten Schmerz wiederholen könnte. Schmerz und negative Erfahrungen binden starke Energien in sich. Um einen Deckel auf einem kochenden Topf festzuhalten, braucht es viel Kraft und man darf sich keinen Augenblick vom Topf entfernen. Negative Gefühle lassen sich mit diesem Bild vergleichen. Es handelt sich bei ihnen um eine blockierte und abblockende Energie, die zentripetal ist, die keinen freien Fluss hat. Sie zieht alles in sich hinein, bindet uns fest und macht uns zu Erleidenden und Opfern.

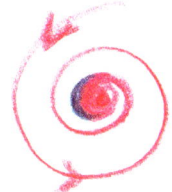
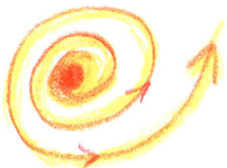

Abb. 45   Negative und positive Erfahrung

Eine negativ emotionale Ladung kann kein neues Leben erzeugen. Sie existiert in Angst, Beharren, Enge und Abwehr. Zusammengerollt liegt ihre Kraft. Jede energetische Ladung hat die Eigenschaft, das ihr Ähnliche oder Gleiche anzuziehen. Eine negative Ladung wird also negative Erfahrungsmomente anziehen. Es ist wie eine Art Programmierung oder sich selbsterfüllende Prophezeiung. Ein Beispiel: Jemand hasst vielleicht Raucher und regt sich unmäßig auf, wenn er dem Zigarettenrauch ausgesetzt ist. Setzt sich eine solche Person in ein Lokal, so ist es

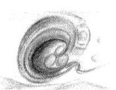

absolut sicher, dass sich ein Raucher oder eine Raucherin neben sie setzen wird. Das ist vorprogrammiert. Das Lokal kann leer sein und der Raucher wird sich einen Platz in ihrer Nähe suchen. Dann regt sich das Innere, die negativen Gefühle werden wach und eine innere Stimme sagt: „Ich hab`s doch gleich geahnt. Immer diese furchtbaren Raucher. Wie ich sie hasse mit ihrem Qualm, der Krebs erzeugt." Zur alten, schmerzvollen Erfahrung mit Rauchern kommt jetzt also eine neue, aber gleiche Erfahrung hinzu, was das alte Muster nährt. Und es scheint fast so, als wären wir enorm enttäuscht, wenn nicht geschehen würde, was wir instinktiv fürchten und vorherahnen. Uns wird es fast unheimlich, wenn wir bei einem Unternehmen ahnungsvoll große Schwierigkeiten erwarten und plötzlich alles ganz leicht geht. Es verunsichert uns und wieder ertönt dann in uns eine Stimme, die da sagt: „Wer weiß, wahrscheinlich kommt das dicke Ende nach." Es ist nicht einfach, froh und glücklich zu sein, dem Leben zu vertrauen. Wir misstrauen oftmals auch Menschen, die uns loben, vermuten pure Höflichkeit oder gar versteckte Absichten hinter ihrem Tun.

Auch die Schule mit ihrer Vorstellung von Leistung und Perfektion setzt ganz auf das Erkennen von Minuspunkten, von Mängeln und Nichtgenügen. Es werden die Fehler gesucht, das, was nicht funktioniert. Ein Musikstudent kann ein gutes Konzert spielen, entscheidend aber sind die wenigen Fehler, die er macht. An denen wird er gemessen. Wir erleben vor allem negatives Feedback, auch wenn dieses oftmals als konstruktive Kritik bezeichnet wird. Das Ich übt sich so über viele Jahre darin, in den Mangel zu gehen, die Fehler zu suchen. Es entsteht eine negative Erwartungshaltung im Inneren, woraus auch Vorurteile erwachsen können.

Wieso braucht es eigentlich das Negative? Das Negative ist wichtig, weist uns auf etwas hin, möchte uns lehren. Es führt uns nach innen, wirft uns auf uns selbst zurück. Es ist ein Hinweisschild, auf etwas zu achten, etwas zu erneuern. Betrachten wir nochmals die vorherige Abbildung 45, so strebt die Energie nach innen, aber im Kern sollte sie sich eigentlich umwenden und wieder nach außen streben. Das wäre aktive Veränderung, aktives Lernen. Bleiben wir aber im Kern stecken, kommen da nicht weiter, wird das Negative gar zum übermächtigen Selbstzweck (z.B. der Schmerzvermeidung), dann blockiert es uns und unsere Möglichkeiten.

Jeder von uns trägt aber auch jene Energien in sich, die wir positiv nen-

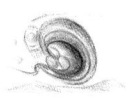

nen. Sie resultieren aus einer freien, gelösten Energie, die unser Erleben weit macht. Positive Energien sind anders in ihrer Wirkung. Sie möchten sich nach außen verströmen, sich der Welt mitteilen, möchten öffnen. Sie sind eine zentrifugale Kraft, die vom Kern nach Außen strebt. Schauen sie dazu noch einmal Abb. 45 an.

Mit positiven Energien können wir mitfließen, wir können unser Leben durch sie lenken, gelangen zu freier, bewusster Bestimmung. Sie sind nicht an irgendwelche Muster gebunden. Positive Energie wirkt lösend. Je mehr wir davon haben, desto besser können wir Probleme angehen, desto weniger müssen wir verdrängen. Nicht die Diagnose vermag ja einen Menschen zu heilen, sie ist nur ein Hinweisschild für eine Veränderung, für ein Lernen. Verändern und heilen vermögen allein die positiven Energien und die Potenziale.

Positivität öffnet uns, kann neues Leben schaffen und Veränderungen zum Besseren einleiten, weshalb in unserer Medialschulung die Maxime gilt: nur positive Botschaften! Das ist heilsam für das Medium wie für den Klienten. Sich selbst positiv gegenüberzustehen, sich so anzunehmen, wie man ist, das ist die Ausgangsbasis für Spiritualität. Daher gibt es bei uns immer den Ratschlag, gerade im Alltag stets auf das Positive zu achten, sich mit ihm zu verbinden. Es ist das Positive, das Annehmen, was uns voranbringt auf unserem Weg und die Erweiterung unserer Wahrnehmung fördert. Will uns das Negative lehren, so bringt uns das Positive in unsere Eigenkraft hinein. Wenn wir es schaffen, das Positive so viele Jahre einzuüben, wie wir das Negative in der Vergangenheit eingeübt haben, dann sind wir auf dem richtigen Weg zur inneren Balance.

FAZIT: DEN BLICK STETS AUF DAS POSITIVE UND AUF DAS POTENZIAL RICHTEN, DENN DAMIT KOMMEN WIR IN UNSERE KRAFT.

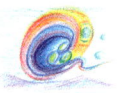

2.3 Die Sensitivität und ihr Verhältnis zum Verstand

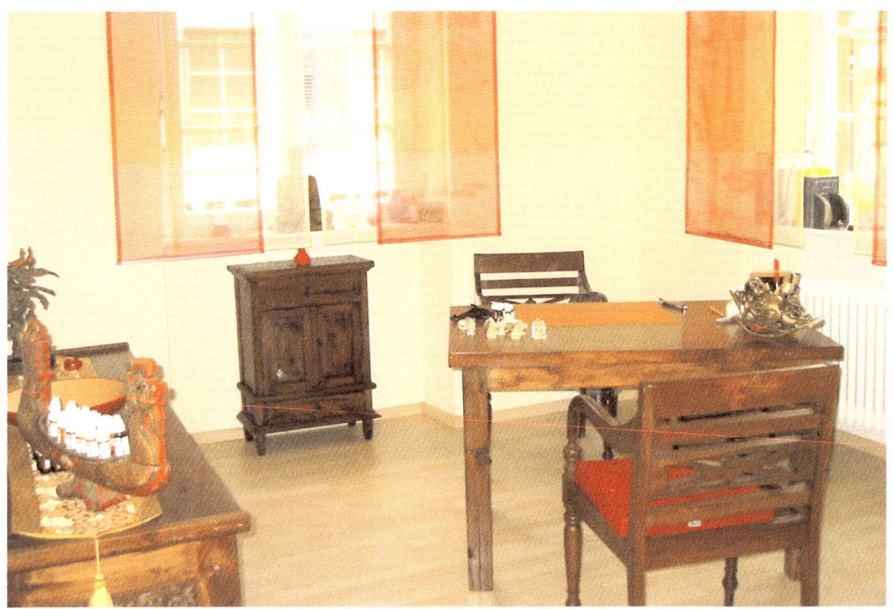

Abb. 46   Raum – Sinnbild für Begrenzung

Unser Verstand ist unser Archivar. Er strebt nach Sicherheit und nach festen Grenzen und Werten. Der Verstand erschafft für uns stabile Strukturen und damit können wir Dingen auch eine Begrifflichkeit zuordnen. Er ermöglicht uns die Art der Kommunikation, die uns heute so geläufig ist, nämlich über die Schrift. Der Verstand hat einen wichtigen Anteil an der Entwicklung von Kultur und Wissenschaft. Die schriftliche Niederlegung, das Begriffliche, das Wiederholbare und Überlieferbare, die Technik sind die wunderbaren Seiten des Verstandes. Wenn wir die Funktionsweise einer Maschine aufschreiben, kann sie von jedem gelesen werden und er kann die Maschine bedienen.

Der Verstand ist zuständig für jene Technik, die wir Analyse nennen. Er sortiert aus, was uns gemäß ist oder nicht, was gut für uns ist oder Schmerz bereitet. Deshalb ist seine Wirkung in Verbindung mit Emotionen besonders stark und gerade sein analytisches Wesen ist ideal für die negativen Emotionen, die wir vermeiden möchten. In gewisser Weise ist der Verstand eine Kulturleistung, denn er möchte die Welt für uns ungefährlicher, übersichtlicher, verständlicher und nutzvoller machen. Dies ist eine gute Eigenschaft, die aber ihren Preis darin hat, dass er die Welt eingrenzen muss.

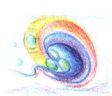

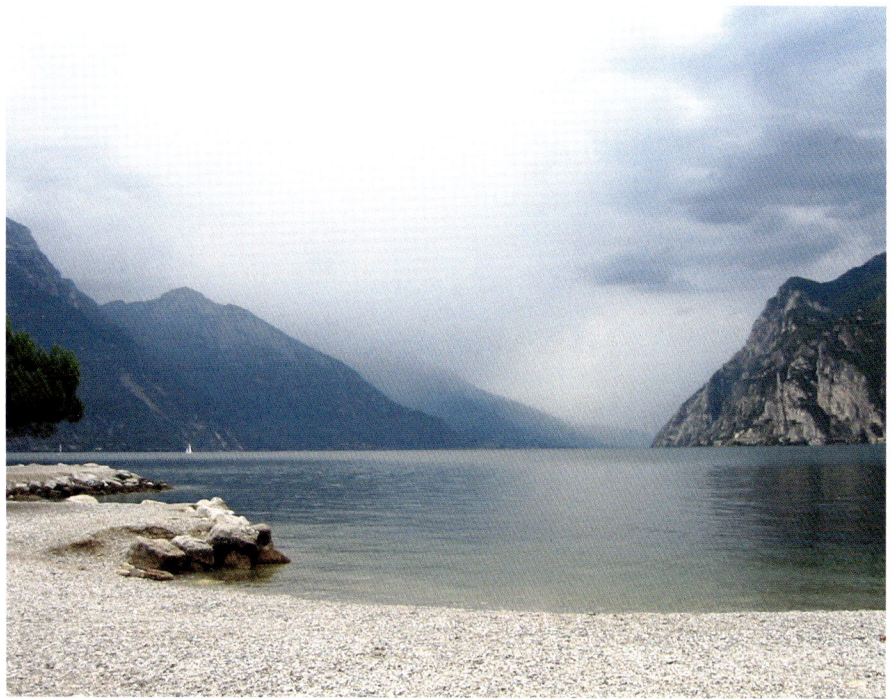

Abb. 47 Freie Natur

Die Sensitivität dagegen hängt mit den Kräften der freien Natur zusammen. In der Natur ist alles intensiv und offen, aber auch chaotisch und gefährlich. Die Natur grenzt nicht ab, sondern beruht auf Offenheit, Veränderung und Kreativität. Dasselbe gilt für die Sensitivität. Sie arbeitet daher mit anderen Mitteln als der Verstand und steht stets in Bezug zum größeren Ganzen. Sensitivität beruht auf Mitschwingen, Mitempfinden mit dem Gegenüber, auf der Fähigkeit zur Resonanz. Da ist das im Moment Entstehende bedeutsam, weshalb der Sensitivität viel eher die Kulturen mit mündlicher Tradition entsprechen. Sensitivität ist eine andere Art von Sprache, die mehr auf Klang und Rhythmus achtet als auf eine klare Begrifflichkeit. Es gibt noch heute, wenn auch wenige Naturvölker, wie zum Beispiel in China oder Neuguinea, die eine völlig andere Art von Kommunikation haben. Ihre Sprache ähnelt dem Gezwitscher der Vögel, als dem, was wir unter Sprache verstehen. Sensitivität bedeutet auch eine andere Art von Wahrnehmung und Umgang. Unser Verstand hat die Chemie und die pharmazeutische Industrie erschaffen, die Einzelstoffe aus der Natur herauslöst, um gezielt substanzielle Mittel herzustellen Die Heilkundigen früherer Zeiten dagegen prüften die Heilpflanzen über den Weg der Sensitivität. Dabei spielten eben nicht

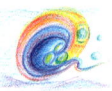

nur die Kräfte der Pflanze an sich und ihre Umgebung, sondern auch die kosmischen Rhythmen eine Rolle, wie auch die Schwingung des Heilers und des Patienten.

Beide Seiten unserer Wahrnehmung, also Verstand und Sensitivität, sind wichtig. Um eine sensitive Wahrnehmung, die sich ja z.B. in Bildern und Klängen zeigt, kommunizieren zu können, braucht es den Verstand. Er gießt die Botschaft in eine Form, die anderen verständlich ist. Der Verstand wiederum braucht die Sensitivität, damit sein Verstehen weiter wachsen und sich neue Bereiche erschließen kann. Was es braucht, ist aber eine gleichwertige Partnerschaft. Wenn alleine der Verstand vorherrscht, so wird die Welt starr und farblos. Wenn alleine die Sensitivität vorherrscht, so wird die Welt willkürlich und chaotisch. Wir brauchen Ordnung und Freiheit, Stabilität und Kreativität. Wir betrachten es als eine wesentliche Aufgabe unserer Schulung, über die Verknüpfung von sensitiver Wahrnehmung und mentalem Feedback diese Balance herzustellen.

Vergleichen wir noch einmal die zwei Ausdruckswege unseres Bewusstseins:

Verstand	Sensitivität
klare Begrifflichkeit	Farben, Klänge, Gefühle usw.
grenzt ab	schwingt mit
analytisch	ganzheitlich
objektiv, allgemein	subjektiv
wiederholbar	veränderlich
linear, sukzessive	kreisförmig
genau, präzise	kreativ
Wissen, Erfahrung	erleben
besitzen, Kontrolle, Leistung, Perfektion	Sein, Freiheit
Erinnerung, festhalten	vergessen, loslassen
Arbeit, Technik, Routine, Reproduktion	Muse, Improvisation
Bild, Form	inneres Wesen, Wirklichkeit
Wertung	ohne Wertung
Zweifel	Tun, erleben
orientiert sich an der Masse, dem Gleichen	orientiert sich an der Ganzheit, dem Ähnlichen

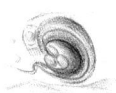

FAZIT: DIE SENSITIVITÄT IST EINE SCHULUNG DER FÄHIGKEIT, MIT DEM GANZEN KOSMOS UND JEDEM IN IHM IN RESONANZ TRETEN ZU KÖNNEN. DAS ERFORDERT, DEN EIGENEN WAHRNEHMUNGSRADIUS STETS WEITER AUSZUDEHNEN, DIE DURCH UNSEREN VERSTAND FESTGEFAHRENEN WEGE DES ERKENNENS ZU VERLASSEN. GLEICHZEITIG BEDARF ES DES VERSTANDES, UM DIE WAHRNEHMUNGEN IN EINE KLARE, VERSTÄNDLICHE FORM ZU GIESSEN.

2.4 DIE NATÜRLICHE UND DIE GESCHULTE SENSITIVITÄT

Indem wir die Sensitivität mit unserem Denken verbinden, kommen wir zu dem, was wir als geschulte Sensitivität bezeichnen. Wir haben zuvor erfahren, dass die Sensitivität eine natürliche, uralte Veranlagung in jedem Wesen ist und damit gehört sie zu den älteren Anteilen in unserem Gehirn. Sie tritt z.B. ganz automatisch in Kraft, wenn es um unser Überleben geht. Bei einem Unfall reagieren wir instinktiv und spontan. Das ist von der Natur sinnvoll eingerichtet, denn in Stresssituationen werden durch die Adrenalinausschüttung höhere Denkvorgänge (Neocortex) und die Fühlzone im Gehirn abgeschaltet. Alles ist auf Handeln und Prävention eingestellt. Unser sukzessives, analytisches Denken wäre viel zu langsam, um eine solche Situation zu meistern. Die natürliche Sensitivität legt ihren Fokus vor allem auf das Überleben und den Mangel, denn sie dient der Erhaltung des Körpers im Kampf gegen die Kräfte der Natur. Botschaften über sie werden also stets von diesen Themen gefärbt sein. Diese Art von sensitiver Arbeit hat ihren Preis. Dazu gibt es berühmte Beispiele, wie z.B. Friederike Hauffe, die Seherin von Prevorst. Es war der Arzt und romantische Dichter Justinus Kerner, dem wir die präzisen Aufzeichnungen über diese herausragende Sensitive verdanken. Ihre Begabung war eine natürliche, sehr hoch gesteigerte Sensitivität, über die sie keinerlei Kontrolle hatte. Es zeigte sich vielmehr, dass die Kräfte die Kontrolle über sie hatten. Sie stellte sich in ihrem ganzen Sein den unsichtbaren Kräften der Ätherwelt, der „anima mundi", zur Verfügung, was zu einem totalen Verfall ihrer physischen wie auch psychischen Kräfte führte und ihr letztendlich einen sehr frühen Tod bescherte. Justinus Kerner konnte manche Linderung erzielen, aber Heilung war nicht möglich.

Die Seherin hat uns nicht nur Zeugnisse ihrer großartigen Begabung hinterlassen, sondern auch Einblicke in die Welt jener ungeheuren Kräfte. Sie beschrieb die wichtige Tatsache, dass wir ohne unsere Sinnesorga-

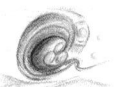

ne und die Bindung an die Nervenwahrnehmung unseres Körpers für alle Einflüsse des Kosmos offen wären. Die im körperlichen Menschen wohnende Nervenkraft würde ein Gegengewicht zu den von außen anstürmenden Schwingungen bilden, was ein Schutzschild sei. Sie beschreibt das mit folgenden Worten:

„… ICH SCHWEBE ÜBER MEINEM KÖRPER. DAS BAND MEINES NERVENGEISTES ZU DEN NERVEN WIRD IMMER LOCKERER. IM MAGNETISCHEN (SOMNAMBULEN) LEBEN WIRD DER NERVENGEIST LEICHT ENTBUNDEN UND ALLE EIGENSCHAFTEN UND KRÄFTE, DIE IN DEN NATURSUBSTANZEN LIEGEN UND DEM IM WACHEN LEBEN GEBUNDENEN NERVENGEIST UNFÜHLBAR BLEIBEN, WERDEN NUN DEM FREIGEWORDENEN NERVENGEIST OFFENBAR UND BRINGEN ERSCHÜTTERUNGEN IM NERVENSYSTEM HERVOR, DIE DEN IHNEN INNEWOHNENDEN EIGENSCHAFTEN ENTSPRECHEN. IM WACHEN LEBEN HÄLT DER NERVENGEIST DAGEGEN DAS GLEICHGEWICHT MIT ALLEN NATURSUBSTANZEN."

Die Seherin von Prevorst (Friederike Hauffe)[7]

Die Nerven sind also nicht nur Transportwege, ein System der Reizleitung, sondern sozusagen auch ein „Immunsystem" gegenüber der „anima mundi", den kosmischen, von außen anflutenden Energien. Die Aussage der Seherin betont indirekt die Bedeutung einer fundierten Schulung der Sensitivität, damit sich die Resonanzfähigkeit nicht verselbstständigt und das „Immunsystem" ausgehöhlt wird. Im 19. und 20. Jahrhundert gab es viele solcher Begabungen wie Friederike Hauffe, die über den Weg des Somnambulismus (Zustand des Schlafwandelns) oder der Trance zum willenlosen Automaten aller möglichen Kräfte und Energien wurden. Für uns als Schulungsleiter zeigt ihre Gestalt die wunderbaren Möglichkeiten, die in dcr Sensitivität stecken, aber eben auch die Vorkehrungen, die es braucht, damit wir die Kräfte kontrollieren und nicht sie uns. Daher braucht es eine geschulte, bewusst erarbeitete Sensitivität. Ihr natürlicher Mechanismus bildet die Basis der Wahrnehmungen, aber es ist das Bewusstsein, das diese lenkt und auswertet. Das Bewusstsein bringt die ordnende Kraft des Lichtes hinein.
Den Unterschied zwischen einem ungeschulten Sensitiven, wie er allenthalben in der seichten Esoterikszene als „Medium" anzutreffen ist, und einem geschulten Sensitiven kann man leicht an der unterschiedlichen Arbeitsweise erkennen. Haben wir ein sogenanntes „Medium" vor uns, das stets im Negativen wühlt, Hiobsbotschaften verkündet, Prognosen ausspricht, dessen Sprache sehr bestimmend ist und das sich vor

[7] Siehe: Justinus Kerner, Literaturverzeichnis

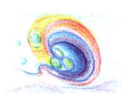

allem in Monologen ergeht, dann können wir sicher sein, einen ungeschulten „Sensitiven" vor uns zu haben. Dieser Mensch nutzt seine natürliche, sensitive Grundbegabung, aber es fehlt ihm eine Bewusstseins-
reife. Instinktgesteuerte Sensitivität zieht vor allem negative Ladungen
und Schwingungen an und da man immer nur das wahrnimmt, was dem
eigenen Bewusstsein entspricht, kommen auch negative Botschaften dabei heraus. Anders bei einem geschulten Sensitiven, der seine Hellsinne
auf die Potenziale eines Menschen richtet und den ebenbürtigen Dialog
sucht. Er behauptet nicht einfach, sondern fragt und sucht die Bestätigung für seine Wahrnehmung. Darum ist die Rückmeldung des Ratsuchenden so wichtig. Die geschulte Sensitivität zeigt sich in der men-
schenfreundlichen Handlungsweise, weil mit der Wahrnehmung das
Fühlen einhergeht und durch viele gezielte Übungen ein Gespür kultiviert wird, WIE man etwas sagt, WIE man in Beziehung tritt. In der folgenden Tabelle stellen wir die Charakteristika der natürlichen, instinkt-
gesteuerten und der geschulten Sensitivität gegenüber:

Geschulte und ungeschulte Sensitivität

Art	Geschulte Sensitivität	Natürliche, ungeschulte Sensitivität
Ebene	Seelenebene	Natur, Ego
Handlungsweise	beherrscht, bewusst, wach	unbeherrscht, unbewusst, instinktiv
ist	erarbeitet	angeboren
Ausrichtung	positiv, aktiv, gestaltend,	negativ, passiv, Mangel,
Wahrnehmung	Potenziale, Fülle, Stärken	Überlebensmodus, Gefahr, persönlicher Nutzen, Schwächen
Wirkungsweise	einsichtig angewandt	automatisch
Ziel	Lebensentfaltung, Verwirklichung	Lebensbeherrschung
Mensch	selbstbewusst, unabhängig, eigenverantwortlich, mitfühlend	abhängig, situationsbestimmt, in sich befangen, auf sich selbst fokussiert

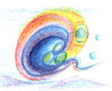

Art	Geschulte Sensitivität	Natürliche, unge- schulte Sensitivität
Schicksal	eigengestaltend, selbstbestimmt, frei	festgelegt, zwingend, abhängig, fremdbe- stimmt
Gesetz	Ethik	Natur
Sprache	beratend, hinweisend, aufbauend, heilsam	weist zu, etikettiert, ist bestimmend, auf Sen- sation und Beein- druckung ausgerichtet
Kommunikation	Dialog	Monolog

In unserer Medial- und Heilerschulung legen wir deshalb größten Wert darauf, dass von Anfang an die Sensitivität von der Instinktebene auf die bewusste Ebene gehoben wird. Die vielen Übungen im Feedbacksystem machen es möglich, eine bewusste Sensitivität zu entwickeln. Der Blick wendet sich deshalb nicht dem Mangel oder Schatten eines Menschen zu, sondern auf die Möglichkeiten, die Potenziale, die ein Mensch be- sitzt, um seine Defizite, Mängel und Schwächen zu beheben. Dadurch unterliegt man in seinem Schicksal nicht mehr nur der Fremdbestim- mung und den Naturgesetzen, sondern entwickelt den Aspekt der schöpferischen Eigengestaltung. Der geschulte Sensitive bedient sich einer anderen Sprache und pflegt den Dialog, denn dadurch tritt er in Beziehung mit dem Ratsuchenden.

Der ungeschulte Sensitive dagegen führt stets den Monolog, denn er spürt, was das Naturgesetz scheinbar festgelegt hat und er macht sich zu dessen Boten und Sprecher. Daher wendet er eine Sprache an, die sich ergeht in Formulierungen wie: „Du bist, du sollst, du musst, es ist dir bestimmt." Viele Menschen lieben gerade diese Sprache, weil sie Macht ausübt und Angst erzeugt. Unsere Schulung der sensitiven Kräfte för- dert daher die folgenden Qualitäten:

★ Erschließt die eigenen Potenziale und fördert selbstständige Kreati- vität.
★ Führt zu einem erweiterten positiven Selbstbild und fördert die Selbsterkenntnis.
★ Führt zur erweiterten, positiven Wahrnehmung der Welt.

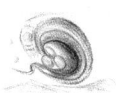

★ Daraus folgend nimmt man sein Leben selbst in die Hand, arbeitet eigenverantwortlich.
★ Bewirkt Selbstbewusstsein und innere Freiheit.
★ Bewirkt, sich tiefer auf das Leben einzulassen und sich wenn nötig auch besser abzugrenzen.
★ Fördert das eigene Bewusstsein.
★ st ein spiritueller, kreativer Weg.
★ Fördert die eigene Heilkraft.
★ Erweckt ein ganzheitliches Verständnis von Leben und Tod.

FAZIT: DIE NATÜRLICHE SENSITIVITÄT FOLGT IN ALLEM DEM NATURGESETZ, DIE GESCHULTE SENSITIVITÄT EINER BEWUSSTEN ETHIK.

2.5 HILFREICHE KRÄFTE FÜR DAS SENSITIVE ÜBEN

Wenn wir in dieses Leben eintreten, ist unser Potenzial an Möglichkeiten unendlich, ebenso unsere Potenz, Vitalität oder Mächtigkeit. Zum großen Teil nutzen wir noch unsere Hellsinne während der ersten Lebensjahre. Je tiefer wir aber in die irdische Sphäre eindringen, je stärker wir inkarnieren, desto mehr weichen diese Hellsinne zugunsten der physischen Sinne zurück, die wiederum mit dem Intellekt verbunden sind. Das ist auch sinnvoll, denn schließlich sind wir mit einer Aufgabe in dieses Leben gekommen, müssen leben lernen, also die Zeit- und Raumbegrenzung erfahren. Wenn wir also mit dem sensitiven Üben beginnen wollen, dann sollten wir uns an die Kräfte erinnern, die wir als Kinder gehabt haben. Sie unterstützen unsere Wahrnehmung.

1. Die Offenheit

Ein Kleinkind ist noch vollkommen offen für die Welt. Es hat keine bewusste Erwartungshaltungen, außer denen, die die Überlebensinstinkte des Körpers vorgeben. Ein Kind fließt mit der Welt, wie sie sich bietet. Als erwachsene, lebenserfahrene, in Diplomatie geschulte Menschen ist unser Weltbild viel fester und starrer und es ist nicht einfach, diese Haltung der ursprünglichen Offenheit für alles wiederzugewinnen. Wie schwierig ist es doch schon, als Erwachsene ganz frei und offen untereinander zu sprechen, ohne dass gleich emotional bedingte Kommuni-

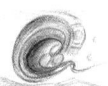

kationsprobleme auftreten. Stets herrscht die Angst verletzt, übergangen, missverstanden oder nicht gewürdigt zu werden. Kinder sind dagegen ganz offen und wenn sie zu sprechen beginnen, geben sie vieles ungeschminkt wieder. Eine solche Haltung gilt es nun wieder zu entwickeln, jetzt aber auf höherer, bewusster Ebene. Daher ist für die Übungen wichtig, sie mit offenen, toleranten und wohlwollenden Menschen auszuführen.

2. Das Spielerische

Wir betonen in unseren Kursen, dass wir die Übungen spielerisch im Sinne eines Gruppenspiels ausüben dürfen. Manch ein „Erwachsener" hat damit Probleme, ihm fehlt der Ernst in solchem Tun. Alles Unterhaltende scheint ihm primitiv. Aber das sind nur Vorstellungen und vorgefasste Meinungen ohne eigene Erfahrung. Für den ungezwungenen, sicheren Umgang mit den Übungen braucht es das spielerische, leichte Element, denn als Erwachsene sind wir oftmals unnötig ernst und schwer. Alle Leistungsorientiertheit, alle einseitige Ausrichtung auf Ergebnisse, die Anerkennung und Lob nach sich ziehen sollen, versuchen wir beim Üben stets beiseite zu lassen, denn es hemmt den freien Fluss der Kräfte. Ein Kind geht ganz in seinem Spiel auf, vergisst die Welt und ihre Probleme für diese Zeit. Eine solche Haltung ist für den sensitiv Übenden sehr förderlich.

3. Der Humor

Humor ist eine transzendierende Kraft. Um Würde und Anerkennung ringende Menschen haben meist wenig Humor, da sie stets Angst haben, von diesem ausgehebelt zu werden. Wie sagt ein chinesisches Sprichwort so treffend: „Wer oben steht, kann nicht weiter nach oben gehen. Es bleibt nur der Weg hinunter." Darin steckt eine tiefe Weisheit, denn alle Erkenntnisse, die wir „oben" in den geistigen Sphären erlangen, werden erst wahrhaftig, wenn sie „unten" im Alltag gelebt und verwirklicht werden.
Humor hilft, sich selbst zu relativieren, denn nichts ist tragischer, ja tragikomischer als ein Medium mit Pathos, überzogenem Ernst, falschem Ehrgeiz und aufgeblähter Bedeutsamkeit oder Wichtigkeit. Wir sollten trotz aller Begabung und Fähigkeiten ganz normale, natürliche Men-

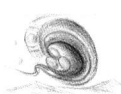

schen bleiben, ohne deshalb unseren Wert herunterzuspielen. Der Humor hilft uns auf diesem Weg zur inneren Balance.

Als Margaret Pearson, die wichtigste Tutorin in unserer eigenen Schulung, einmal von evangelischen Pfarrern und Krankenhausseelsorgern eingeladen war, über das Thema Sterben zu sprechen und ihre Arbeit auch praktisch zu demonstrieren, wurde vom Veranstalter zunächst gefragt, welches Kerzenlicht sie bräuchte, ob Weihrauch oder andere Räucherstoffe usw. Margaret erklärte dann, dass das normale Licht genüge. Sie hätte lediglich gern ein kleines Glas leichten Weißweines zuvor. Als sie dann auftrat, war sie in leuchtendes Rot gekleidet, trug ihren Schmuck und etwas Make-up. Das Erstaunen des schwarz gekleideten, pastoralen Publikums kann man sich vorstellen und ihr Staunen war perfekt, als sie Margarets Vortrag und Arbeit erlebten. Einleitend sagte sie: „Ich bin eine ganz normale Person, habe weder Hörner noch Pferdefuß." Ihr Humor, selbst bei einem solch schweren Thema, half ihr die Mauern der starren Vorstellungsgebäude der Pfarrer niederzureißen.

4. Den Verstand in Schranken weisen

Unser Verstand ist heute hoch entwickelt, hat tausend Fragen, Bemerkungen und findet stets Punkte, um zu kritisieren oder in Zweifel zu ziehen. Daher sollte man beim Üben alles vermeiden, was dem Verstand freies Feld lässt. Beim sensitiven Üben hält man sich nur an die sensitive Aufgabenstellung: Wahrnehmung – Deutung – Feedback. Es gibt kein Diskutieren, Kritisieren, Werten, kein endloses Fragenstellen.

Vor allem gilt es darauf zu achten, dass unser scharfer Verstand uns nicht stets selbst bewertet. „Das hast du wieder nicht richtig gesehen, da hast du falsch gelegen, da warst du nicht gut genug" sind Sätze, die unsere Lebenskraft und auch die Sensitivität unterminieren. Es ist schwer, aus dieser Haltung der Leistung und Wertung seines Tuns herauszukommen, aber es führt kein Weg daran vorbei. Durch das Üben ändert sich die Haltung zu sich selbst.

5. Die Geduld

Wir haben heute eine schnelle Zeit und erwarten schnelle Ergebnisse. Die Entfaltung der Hellsinne und Heilerkräfte bietet aber keine „Instant"-Lösungen und Abkürzungen. Er ist auch kein Fluchtweg aus

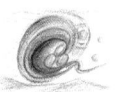

diesem Leben, wenn es uns zu schwer erscheint. Daher braucht es viel Geduld und ein unablässiges Mühen. Der Fortschritt ist für den Erfahrenen immer sichtbar, aber für den Ungeschulten nicht, da er Sensationelles erwartet, etwas, das die Welt spektakulär aus den Angeln hebt. Tritt das Sensationelle nicht ein, folgt Enttäuschung. Doch hat es sich bei Hunderten von Teilnehmern unserer Schulung gezeigt, dass die Tugend der Geduld die Qualität der sensitiven und heilerischen Arbeit bestimmt. Unsere Botschaft lautet: „Fangen wir einfach mal an und fließen mit den Energien!"

6. Positivität

Zu Anfang der Schulung fällt es vielen schwer, das Augenmerk der Wahrnehmung nur auf die Potenziale und auf das Positive zu richten, alles Negative, Urteilende und Wertende zu unterlassen. Viele merken beim Üben erstmals, wie negativ sie selbst in ihrer Wahrnehmung und Kommunikation geprägt sind. Je mehr sie aber den inneren Fokus ändern, entwickelt sich auch ihre eigene Positivität, die wiederum heilsam ihren Alltag beeinflusst. Das berühmte „Haar in der Suppe", Schwächen und Mängel zu finden, ist keine Kunst. Aber die Quelle zu entdecken, aus der dem Menschen die Kraft zufließt, mit Schwäche, Mangel, Krankheit und Angst umzugehen, das ist wahrlich eine hohe Kunst. Und wie alle Kunst ist sie von hoher ordnender und heilender Kraft. Wir sagen ja auch: „Die höhere Schwingung heilt!" Die sensitive Wahrnehmung ist eine solche höhere Schwingung.

2.6 Sensitivität im Überblick

★ Jedes Wesen der Natur ist sensitiv und empfindungsfähig, besitzt Fähigkeiten der Wahrnehmung und Aufmerksamkeit. Ohne dies gäbe es kein Lernen, keine Entwicklung und vor allem kein Überleben.

★ Sensitivität erst ermöglicht uns Kontakt, Beziehung und Kommunikation.

★ Körpersinne bilden den Kontakt zur äußeren Welt, der Welt der objektiven Gegenständlichkeit.
Hell- oder Feinsinne bilden den Kontakt zur inneren, subjektiven

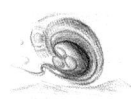

Welt, aus der wir geboren werden.
Jeder Körpersinn korrespondiert mit einem Hellsinn.

★ Der Impuls aus der Außenwelt muss eine Reaktion im Inneren erwecken, erst daraus entsteht Wahrnehmung, Interesse und Beziehung. Der Impuls aus der Innenwelt muss ein Feedback, eine Reaktion im Äußeren finden, nur daran lässt sich die Wirklichkeit des inneren Erlebens festmachen. Aus diesem Grunde basieren unsere Übungen auf dem Feedbacksystem.

★ Sensitivität ist die Fähigkeit, auf Schwingungen zu reagieren, in eine Resonanz einzutreten. So entsteht Kontakt. Je mehr die Sensitivität geübt wird, desto stärker wird unser Energiefeld magnetisch aufgeladen, was mehr Impulse anzieht.

★ Wir können nur auf das reagieren, was in uns eine Resonanz auslöst, uns also ähnlich oder gar gleich ist. Sensitivität lehrt somit, dass alles miteinander in Beziehung steht.

★ Sensitivität an sich ist reine Wahrnehmung, ohne jegliche Wertung. Erst der Verstand ordnet zu, etikettiert, vergleicht.

★ Sensitive Gaben wie Hellsehen etc. stehen nicht a priori für ein hohes spirituelles Bewusstsein. Tiere zum Beispiel besitzen ebenfalls hohe sensitive Gaben.

★ Zur Geburtszeit haben wir unbewusst eine hohe Sensitivität und eine unendliche Fülle an Potenzial. Erziehung und Schule schaffen die begrenzte Welt der Werte und Erfahrungen. Unsere Weltsicht wird damit kleiner, dafür aber auch scheinbar stabiler, effektiver und übersichtlicher. Die Sensitivitätsschulung verhilft dazu, die ursprüngliche Fülle, nun aber auf einer bewussten Ebene, wiederherstellen, so dass uns ein Mehr an Möglichkeiten im Leben zur Verfügung steht.

★ Es ist das Bewusstsein, das die natürlich in uns angelegte Sensitivität zu einem wunderbaren, heilsamen Instrument machen kann.

3. Von der Sensitivität zur Medialität

Sensitivität lässt sich üben, Medialität aber beruht auf spirituellem Wachstum.

3.1 Die Sensitivität gehört zum Ich

Durch die Vielzahl der sensitiven Übungen entfalten sich nach und nach die Hellsinne. Wir können sie virtuos miteinander vernetzen, mit den Augen hören, mit dem Fühlen sehen oder mit dem Schmecken fühlen – wie auch immer. Diese Entwicklung braucht zwar Disziplin und Übung, aber der Erfolg stellt sich doch vergleichsweise schnell ein. Die Sensitivität ist an unser Selbst gebunden, betrifft also die vier Ebenen unserer irdischen Manifestation: physisch, energetisch, emotional, mental. Die angeborene Sensitivität erhalten wir von der Natur. Die geschulte Sensitivität zielt auf die bewusste Integration dieser vier Ebenen ab. Damit wird eine Balance der Kräfte bewirkt, so dass wir zu einem harmonischen Ich werden können. Wir wollen die Aufgaben und Qualitäten unseres Ichs kurz im Überblick darstellen:

Das Ich oder Ego

1. Es ermöglicht uns eine fest umgrenzte, charakteristische Körperform, die ein Wiedererkennen möglich macht. Und es ermöglicht über das Erleben eines vom Ganzen abgetrennten Körperdaseins, das, was wir Eigen- oder Ichgefühl nennen.
2. Es ermöglicht eine Verdichtung der Energien und erschafft so unseren persönlichen Charakter.
3. Es hilft uns, Erfahrungen auf der Erde, der Welt der festen Substanz, zu sammeln. Es ermöglicht uns ein Experimentieren mit unseren Kräften und macht so Entwicklung möglich.
4. Es besteht aus den unterschiedlichen Ebenen der menschlichen Entwicklung. Dabei gehen die meisten alten Kulturen davon aus, dass jeder individuelle Mensch in vielen Leben an dieser Gesamtentwicklung teilgenommen hat und das Ego das Ergebnis dieser vielen Leben und Stufen ist.
5. Es gibt uns ein Selbsterleben, indem es die Welt teilt in ein Selbst und ein Nicht-Selbst oder „Das bin ich" und „Das bin ich nicht". Wir ler-

nen aus dem Gesetz der Dualität: Freude können wir nur definieren und bewusst wahrnehmen, wenn wir auch ihren Gegenpol, den Schmerz, erlebt haben. Das Ich ist also eine Art Spiegel für Licht und Schatten.

6. Es formt unsere Sinne und bildet unseren Intellekt aus. Wir können Energien und Kräfte erfahren und aus dem Verhältnis Ursache – Wirkung lernen.

7. Es ermöglicht Erinnerung und damit auch eine Biographie.

8. Es ist der Veränderung und Vergänglichkeit unterworfen und bietet daher die Chance auf einen kompletten Neuanfang. Die Vorstellung, dass wir hunderte von Jahren in einem Körper, in demselben Charakter wohnen würden, die gleichen Stärken und Schwächen hätten, dürfte den wenigsten Menschen als wirklich erstrebenswert gelten. Vergänglichkeit bietet die Chance des Abstreifens, des Reinigens, des Neuanfangs.

9. Es bietet mit seinen Hüllen einen Schutz vor anstürmenden Energien, ermöglicht somit Stabilität.

10. Es kann als Instrument für die kreativen, inspirierenden Kräfte der Seele dienen.

Das Ich ist an dieses Leben gebunden, an die Gesetze der Erde und der Vergänglichkeit und an den Reaktionsmechanismus des Körpers. Es kann zu einem mächtigen, ausstrahlenden Kraftfeld werden, wie wir das z.B. bei berühmten Künstlern und Stars mit Charisma sehen. Aber wir erkennen auch, wenn wir deren Leben betrachten, dass sie nicht notwendigerweise ausgeglichen oder spirituell sein müssen. Es geht hierbei rein um die Frage der Entfaltung und optimalen Nutzung von Energien. Immer wieder wird in unsrem Ich die Frage laut, ob es außer dem irdischen Dasein noch etwas gibt. Manchmal sind es Erlebnisse, die so außerordentlich oder besonders sind, dass eine solche Frage in uns ersteht oder wir erkennen eine Diskrepanz zwischen Schein und Wirklichkeit, die uns nachdenklich macht. Mit fortschreitendem Lebensalter drängt sich zudem auch verstärkt das Thema Sterben in den Vordergrund, die Endlichkeit des eigenen Seins. Die Natur zeigte uns Menschen schon immer ein Vorbild oder eine Idee von zwei Seiten des Lebens: die konkrete Materie der Erde und die luftige Weite des Himmels. Irgendwann beginnt jeder von uns diese Suche nach dem anderen, unsichtbaren Teil in sich, der nicht von dieser Erde ist und der seit alters „Seele" genannt wird. Damit beginnt das, was wir spirituelle Suche nen-

nen und es entwickelt sich langsam ein inneres Bewusstsein. Zunächst gleicht diese Entwicklung dem kurzen Aufflackern einer Flamme. Das unbewusste, stets veränderliche, impulsive Wirken unserer Energien auf den verschiedenen Ebenen behindert noch den Einfluss der Seele. Um es mit einem Bild auszudrücken: Der Zustand eines „aufgewühlten Meeres" kann die Lichtstrahlen der Sonne nicht absorbieren oder widerspiegeln. Es braucht dazu die ruhige Wasseroberfläche. Die Integration der Energien unseres Egos, ein Zustand der Balance, ist daher unabdingbar für eine vertiefte spirituelle Entwicklung. Die sensitive Schulung schafft nach und nach eine gewisse Ruhe auf den Ebenen, bewirkt eine zunehmende Integration. Damit wird der Kontakt zur Seele stabiler und sie kann dann eine verstärkte Einflussnahme auf unser Leben ausüben. Die Seele ist das größere Leben in uns und ist unabdingbar mit den Themen Spiritualität und Medialität verbunden.

3.2 DIE MEDIALITÄT GEHÖRT ZUR SEELE

> „ICH BIN DER, DER ICH BIN UND ICH TUE, WAS ICH TUE,
> WEIL ICH SO GESCHAFFEN WURDE."

Tom Johanson (Gespräche)

> „BEVOR WIR UNSERE ENTWICKLUNG ZUM MEDIUM ANGEHEN, SOLLTEN WIR
> ZUERST UNSER SPIRITUELLES SELBST, UNSERE SEELE, BETRACHTEN. WIR
> BRAUCHEN SENSITIVE FÄHIGKEITEN, ABER DIE SEELE, DAS GEISTIGE SOLLTE
> PRIORITÄT HABEN, DIE ERKENNTNIS, DASS WIR GÖTTLICH SIND. MEDIEN
> MÜSSEN DARAUF VORBEREITET WERDEN, DAMIT SIE SICH VON DER MATERIEL-
> LEN WELT LÖSEN UND ZUR HÖHEREN EBENE VORDRINGEN KÖNNEN."

Gordon Higginson (Gespräche)

In der Sensitivität bewegen wir uns noch auf der Ebene des persönlichen Energiefeldes eines Menschen. Das, was wir unter Medialität verstehen, hat dagegen mit der geistigen Welt zu tun. Jener Anteil in uns, der göttlich, geistig, vollkommen, schöpferisch und unvergänglich ist, wird seit alters als Seele bezeichnet. Das Wort „Seele" bedeutet so viel wie „aus dem Wasser stammend". Sie ist das Bewegliche, Schöpferische, Leben Gebende, so wie alles Leben aus dem Wasser kommt. Mit ihr verbinden sich bestimmt Qualitäten.

Die Seele

1. Sie gibt uns die Möglichkeit, Kontakt zur geistigen Welt und zur irdischen Sphäre gleichermaßen zu pflegen. Daher ist sie die Mittlerin und befähigt zur Medialität.
2. Sie ist der subtile, unvergängliche, unsterbliche, spirituelle, unbegrenzte Aspekt in uns. Sie ermöglicht uns ein Dasein auf den feinstofflichen Ebenen, ist also unabhängig von den irdischen Lebensbedingungen.
3. Sie gibt uns unsere Einmaligkeit, unsere Originalität, alle Potenziale und Fähigkeiten. Sie trägt diese weiter von Leben zu Leben und fügt sie dem Mosaik unseres ganzheitlichen Seins ein.
4. Sie ist nicht an die Erde gebunden und steht für die Selbstbestimmung und Freiheit des Menschen.
5. In ihr liegen die schöpferischen, kreativen, Leben schaffenden Kräfte
6. Ihr Aspekt des konkreten Denkvermögens ermöglicht das Wissen um das eigene Selbst, ihr höheres Denkvermögen vermag den Zusammenhang und die Einheit in der ganzen Schöpfung zu erkennen.
7. Die Seele ermöglicht es, selbst und doch in allem zu sein. Sie gibt uns die Fähigkeit, Beziehung, Zusammengehörigkeit und Gruppenbewusstsein zu leben.
8. Sie leitet unsere Entwicklung, gibt Inspirationen und Impulse.
9. In ihr liegen die schöpferischen, kreativen Kräfte.
10. Die Seele ist nicht an persönlichen Dingen, sondern nur an spirituellem Fortschritt interessiert.

Ohne das Wissen um die eigene Seele kann sich wirkliche Medialität nicht entwickeln, denn in ihr liegt das erweiterte Bewusstsein, das dafür nötig ist. Die Aufgaben von Ich und Seele sind überaus unterschiedlich, was sich anhand der nachfolgenden Gegenüberstellung zeigt:

SEELE	ICH
Blick auf das Irdische	Blick auf das Spirituelle
Wesen, Geist, Licht	Form, Körper, Substanz, Schatten
unvergänglich, zeitlos	vergänglich, zeitlich begrenzt
unendlich	begrenzt
Medialität	Sensitivität
Innenwelt	Außenwelt

SEELE	ICH
schöpferisch, verwandelnd	fest, stabil
Erleben	Erfahrung
Sein	Wissen
Lebendigkeit, wesenhaft	Perfektion, Vorgaben
ohne Wertung	Urteil, Wert, Folgerung
Freiheit	Befangenheit
Welt der Einheit	Welt der Dualität, Polarität
Inspiriertes	Gelerntes
Großes Wissen, Allwissen	Kleines Wissen; Lehrwissen
Möglichkeiten, Potenziale	Glaubens- und Wertesystem
Bewusstsein	Verstand, Intellekt
so sein lassen, Gelöstheit	Recht haben, Wollen, Spannung
Lieben	Wollen
nicht-persönlich	persönlich
originell (ursprünglich)	individuell
Das „Bewegliche"	Das „Unbewegliche"
Element Wasser	Element Erde
Licht (Leichtes)	Dunkel (Dichte)
Kräfte aufbauend, Ressource	Kräfte verbrauchend
Lösungskraft, Erlösung	Bindungskraft, fest binden

Beide Pole sind in uns verborgen, erzeugen die Kraft, die uns auf unserem Weg voranbringt. Die chinesische Philosophie drückt dies wunderbar in ihrem Yin-Yang Symbol aus. Während unseres Erdenlebens ist die Seele verborgen, aber sie ist da. Verlassen wir diesen Körper wieder, so erwachen wir in unserem Seelenbewusstsein, in dem die Möglichkeit zu einem neuen Ich, in anderer Form verborgen liegt.

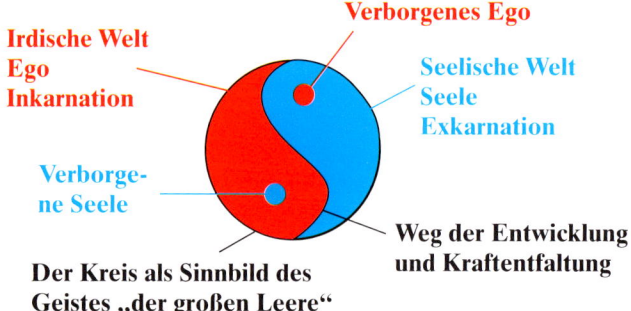

Abb. 48   Yin-Yang Symbol

168

3.3 Wobei die Seele uns helfen kann

Vom Mangel in die Fülle, von der Begrenzung in die Freiheit kommen

Wir haben zuvor gesehen, dass unser Ich aus Erfahrungen und Wertemustern besteht. Es sieht einen begrenzten Ausschnitt aus der Welt. Daher ist seine Freiheit auch begrenzt. Wir sagen ja auch umgangssprachlich, dass wir nicht „aus unserer Haut herauskönnen". Unser Ich ist wie ein Korsett, es stützt, aber begrenzt gleichzeitig. Der Weg der Seelenentwicklung baut diese Begrenzungen nach und nach ab, führt zunächst zu einem erweiterten, dann zu einem ganzheitlichen Bewusstsein.

Unser Ich vergleicht und misst sich zudem stets mit der Außenwelt. Wenn wir in den Vergleich gehen, so kommen wir schnell in den Mangel hinein. Immer wird es irgendwo jemanden geben, der schöner, intelligenter, spiritueller, begabter oder reicher ist. Und so gibt es eine Menge, von dem wir glauben, es nicht zu können, was wir für unmöglich oder aussichtslos halten. Vertrauen wir nur dieser Seite unseres Seins, so bleibt unser Leben stehen. Sind wir aber bereit, auf die Stimme unserer Seele zu hören, so gibt es viele Begrenzungen nicht mehr. In der Seele finden wir unsere unendliche Potenz, die Fülle der Potenziale und die nötige Freiheit. In einer medialen Sitzung spielt dieser Zwiespalt daher auch eine große Rolle. Die meisten Menschen kommen ja zur Beratung, weil es irgendwie in ihrem Leben nicht mehr weitergeht. Ein paar Beispiele aus unserer Erfahrung mit „medialer Lebensberatung" mögen das veranschaulichen:

Beispiel 1

Wir sehen als Medium bei einem Menschen, der „lediglich" einen Volksschulabschluss hat, dass er einmal Professor werden wird. Eigentlich wäre Begeisterung beim Klienten angebracht ob solch froher Botschaft, aber weit gefehlt. Dieser tut solches als Blödsinn und Humbug ab. Manchmal lächeln solche Klienten auch milde, weil sie ihr Vorurteil bestätigt sehen, dass Medialität eine Spinnerei ist. Es kann nicht sein, was nicht sein darf. Er hat nicht genügend gelernt, hat nicht den richtigen Schulabschluss, also geht es nicht. Punktum. Aber, viele Jahre später, im reiferen Alter, wird dieser Mensch Heilpraktiker. Er geht nach Mexiko und beginnt dort zu studieren. Und, oh Wunder, dort kann er tatsächlich Professor werden, ohne Anbetracht des Schulabschlusses. Was also zu-

vor völlig unglaublich klang, ist plötzlich eingetroffen und wir erhalten einen Dankesbrief samt Kopie seiner Urkunde. Wenn wir ein solches Beispiel irgendwo erzählen, so kommen sofort die Einwände der Zweifler: „Ja, aber ist das denn ein richtiger Professor, wird der bei uns überhaupt anerkannt?" Sie sind missgestimmt über eine solche Karriere. Sie vertreten die Meinung: „Da könnte ja jeder einfach kommen ..." oder „Da könnte ja jeder machen, was er will!" So die Glaubenssätze des Ichs! Aber dieser Mann ist Professor geworden. „Da beißt keine Maus einen Faden ab", wie der Volksmund so schön sagt. Wir als Medium haben das Potenzial gesehen, es dem Klienten als Botschaft angeboten und er hat es angenommen und verwirklicht.

Beispiel 2

Wir hatten eine ältere Dame als Klientin, bei der wir immer wieder das Thema „Malerei" sahen. Sie wies dies weit von sich und sagte, sie habe noch nie malen können, es sei ihr schlechtestes Schulfach gewesen und sie werde es in ihrem Alter wohl kaum noch lernen. Wir blieben bei der Botschaft des Potenzials und der damit verbundenen Möglichkeiten und sagten, dass es in ihrer Entscheidung läge, das anzunehmen oder auch zu ignorieren. Es vergingen zwei Jahre. Plötzlich flatterte uns eine Einladung zu einer Ausstellung von Aquarellen ins Haus. Welch Wunder, die ausstellende Malerin war diese Klientin. Irgendwann war der Impuls da und jemand schenkte ihr einen Malkurs, den sie zunächst widerwillig besuchte. Aber sie fing Feuer und mit ihrer Begeisterung wuchs die Fähigkeit zu malen.

Beispiel 3

Eine schwerkranke Patientin kommt in der Hoffnung, das wirksame Heilmittel zu erfahren.
Sie erhält die mediale Botschaft, dass sie als Kind begeistert gesungen habe und ob sie nicht wieder singen wolle. Sie bestätigt das Singen in der Kindheit, aber sie könne nicht singen. Der Musiklehrer in der Schule habe gesagt, dass sie keine Stimme habe und es besser sein lassen solle mit dem Singen. Also könne sie nicht singen! Wir als Medium bekommen die Botschaft, dass Singen ein Heilwerdungsweg für sie sein kann. Man kann sich vorstellen, wie ihre erste Reaktion war. Sie gestand später,

dass sie furchtbar enttäuscht war, denn was solle Singen denn bei ihrer schweren Krankheit bewirken. Das sei doch lächerlich. Irgendetwas bewegte sie aber doch und sie trat in einen Chor ein. Von da ab nahmen ihre Heilungskräfte einen Aufschwung.

Diese Beispiele zeigen, dass das, was dem Verstand oftmals unmöglich scheint, sehr wohl möglich werden kann. Die Seele macht es möglich, allerdings nie zum reinen Selbstzweck. Immer ist mit der Verwirklichung eines Potenzials auch ein Dienst am Ganzen verbunden. Der oben genannte Professor hatte wichtige Erkenntnisse in die Welt zu bringen, die Malerin konnte mit ihren Werken Menschen beglücken. Alles seelische Wachsen bedeutet ein Wachsen im Ganzen.
An dieser Stelle sollten wir über einen Satz von Paracelsus meditieren und ihn verinnerlichen. Er besagt, dass nichts unmöglich ist.

> HAB ACHT AUF DEINEN INWENDIGEN GARTEN. DENN JEDER INNERE
> MENSCH IST BESCHAFFEN, ALLEIN ER HÖRE MIT DEM ÄUSSEREN AUF SICH
> SELBST, SO WIRD ER LERNEN, DASS IHM NIEMAND LEHREN MAG,
> UND SICH EIN JEGLICHER OB IHM VERWUNDERN MUSS.
>
> Paracelsus

Das Wirkliche vom Unwirklichen zu unterscheiden

Die Seele ist das, was wir als innere „Qualität" bezeichnen könnten. Sie besitzt ureigene Werte, die alleiniger Maßstab für unser spirituelles Wachstum sind. Außerhalb unserer Selbst gibt es ja jede Menge Normen und Gesetze, die uns sagen, was richtig und falsch, was wichtig und unwichtig ist oder besser, was wir dafür zu halten haben. Die Eltern, die Schule und die Gesellschaft bringen uns diese bei. Inwieweit wir diese akzeptieren und übernehmen, hängt von mehreren Faktoren ab, zum Beispiel von unserer Bereitschaft zur unbewussten Beeinflussbarkeit, von der Macht der Vermittler und der Stärke unseres Eigen-Sinns. Manche dieser kollektiven Normen sind durchaus sinnvoll, andere wiederum nicht. Einige passen zu unserem Seelenplan, andere wiederum nicht. Dann gibt es die Weisheitsbücher der Welt, deren Sätze Wahrheit lehren sollen. Sind die geschriebenen Sätze und deren theoretische Deutung die Wahrheit? Ganz sicher nicht. Die Wahrheit dieser Aussagen kann nur jeder selbst erfahren mittels der Kraft seiner Seele. Und diesen Geist kann nur jeder selbst finden, eben mittels der Kraft der Seele.

Auch die Wirklichkeit kann nie vom Außen übernommen werden, Wirklichkeit ist etwas, was nur in jedem Wesen selbst entstehen kann.

Uns geht es in der Schulung um die Fähigkeit zu entscheiden, was einem gut tut und was nicht, in was man seine Energie eingibt und in was nicht. So entsteht eine persönliche Wertigkeit von Wichtigem und Unwichtigem. In jedem Menschen ist ein Gefühl für die richtigen Werte vorhanden, eine Art „spirituelles" Gewissen, eine Wahrheit, die nicht aus Schuldgefühlen und gelernten Regeln aufgebaut ist. Es ist die Fähigkeit, die höhere Regung oder Schwingung in uns von der niederen zu unterscheiden. Sie wird oftmals als „Stimme des Herzens", „Ruf der Seele" oder „Stimme des höheren Selbst" bezeichnet. Wenn das Ich in seinem Begehren still ist, lässt sich dieser Ruf vernehmen. Daher ist die Meditation, die innere Sammlung ein Weg in die Stille, aus der sich eine Brücke zwischen dem Ich und der Seele aufbaut. Die Seele kann uns sagen, was wirklich wichtig für uns ist; ihre Kraft ist heilsam und förderlich für uns selbst und für andere.

Authentisch werden

Wie wir zuvor gesehen haben, gibt es viele Einflüsse von außen, die unser Selbst verbiegen können. Wir werden dann vielleicht zu jemandem, der wir eigentlich gar nicht sind. Der Weg zur Medialität, der nur über die Seele gehen kann, bringt uns zurück zu unserem Ursprung, zu dem, wie wir gemeint sind. Daher entdecken wir auf diesem Weg auch unsere Originalität, Authentizität und Autorität wieder. Alles, was nicht hat sein dürfen bisher in unserem Leben, was in die dunklen Keller unseres Schattenreichs hinabgewandert ist, steigt wieder ans Tageslicht. Das bringt vielleicht vergangenen Schmerz zurück, aber auch Tränen der Erlösung. Es ist wunderbar, so sein zu dürfen, wie man ist und wie man innen gestimmt ist. Nur wenn wir von innen heraus leben, das ausdrücken, was sich in uns bewegt und zum Erleben kommen möchte, nur dann können wir authentisch sein. Ein Medium zu werden, bedeutet authentisch zu werden. Nur dann können wir unser Selbst für die mediale Arbeit auch zurücknehmen, um zum Spiegel für eine höhere Welt oder Wahrheit zu werden.

Gerade auf dem Weg zur eigenen Authentizität ist die Zirkelarbeit so überaus wichtig, wie wir noch sehen werden. Eine gute, stabile Zirkelenergie bildet den geschützten Raum und Rahmen, in dem wir zu dem werden, was wir sind.

Sein Leben selbst leben und entscheiden

Was uns auf dieser Erde zutiefst quält, ist die aus der Dualität der Welt entstandene Zerrissenheit in uns. Wir müssen wählen, müssen uns entscheiden im Leben, stets verbunden mit der Angst, die falsche Wahl zu treffen. Alles hat bekanntlich seine Konsequenzen. Und doch ist dieses Wählenkönnen die Grundbedingung für Freiheit. Wäre alles perfekt für uns in dieser Welt, gäbe es nur die eine Lösung, die eine Wahrheit, es könnte keine echte Freiheit sein. Eine Diktatur macht eine „Wahrheit" zu einer verbindlichen für alle. Das ist Gefangenschaft. Es ist die Seele, die uns die Freiheit der Wahl gibt, um unsere innere Entwicklung voranzubringen. Daher kann kein Lebensberater, kein Medium einem Ratsuchenden sein Leben und sein Schicksal zuweisen, er kann es auch nicht leben für ihn. Wir können als Medien den ganzheitlichen Blick auf sein Leben öffnen, damit er sein Leben besser verstehen und so sich nach seinem inneren Wissen entscheiden kann. Wir modernen Menschen suchen heute nach dem geraden, kurzen Weg, nach der schnellsten Verbindung. Wir möchten vermeiden, alles selbst im Detail durchleben zu müssen. Das ist der Grund, warum viele zu einem Hellseher oder auch einem Medium gehen. Sie sind nicht an spiritueller Wahrheit interessiert, der wirklichen Aufgabe von Medialität, sie möchten Abkürzungen für ihr Leben oder suchen unterstützende Macht für ihr Wollen. Wie sagte der berühmte englische Maler William Blake einmal:

> „Fortschritt macht Wegbegradigung; doch die gekrümmten Unbegradigten sind die Pfade des Genies."

Ein Medium ist kein Auskunftsbüro, kein Automat, in den man Geld einwirft und er spuckt die richtigen und natürlich angenehmen Antworten aus. Es macht auch keinen Sinn, bei jeder Lebensfrage und jedem Problem ein Medium aufzusuchen, so wenig Sinn es macht, sich jede Woche die Sterne oder Karten deuten zu lassen. Spiritualität bedeutet, in die größere Freiheit hineinzuwachsen. Wenn wir als Autoren in unser Leben zurückschauen, so gab es „falsche" Entscheidungen in unserem Leben, viele scheinbare Umwege, vieles hat sich überhaupt nicht so entwickelt, wie wir das geplant hatten. Aber wären wir da, wo wir heute sind, wenn es nicht so gewesen wäre? Hätten wir unsere Freunde in England kennengelernt, wenn die Musik zu 100 % unseren Alltag in Anspruch genommen hätte? Wohl kaum. Die Seele korrigiert immer wieder unseren Lebensweg, damit wir weiterwachsen können. Spiritueller Fortschritt ist das einzige Ziel der Seele.

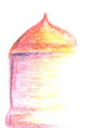

4. MEDIALITÄT

„DIE ERSTE LEKTION, DIE SIE HIER ZU LERNEN HABEN UND DIE SIE NIE
MEHR VERGESSEN SOLLTEN, LAUTET:
ES GIBT KEINE BESONDEREN, BESONDERS BERUFENEN ODER BEGABTEN
MENSCHEN, SONDERN JEDER MENSCH IST EINE GÖTTLICHE SEELE,
IST MIT EINEM GÖTTLICHEM GEIST BEGABT.“

Tom Johanson (Gespräche)

4.1 WAS IST EIN MEDIUM?

Eine solche Frage lässt sich nicht so leicht beantworten, da dieser Begriff für so viele verschiedene Dinge heute verwendet wird. Unsere schottische Freundin Mary Duffy hatte ihre ganz eigene, humorvolle Erklärung, was ein Medium ist.

Ein weibliches, bekanntes Medium, in sehr fülliger Gestalt, geht in der Stadt spazieren, als sie von einer Passantin in begeistertem Tonfall angesprochen wird. „Oh, I know you. Aren`t you a Medium?“. Worauf das Medium auf seine füllige Figur schaut und distinguiert antwortet: „Are you silly? A Medium (M)? – I am Extra-Large (XXL).“

In England herrscht vielfach noch die Meinung, dass ein gutes Trance-Medium körperliche Fülle braucht, kurzum meist dick ist, ähnlich wie man dies einst von guten Sängern glaubte.
Die Bezeichnung „Medium“ besagt zunächst einmal gar nichts, da es auch eine Kleidergröße sein mag (M und XXL). Mit diesem Scherz versuchte Mary immer wieder Menschen auf den Boden zu bringen, die die Medialität in seltsame Himmel heben. Betrachten wir nun den Begriff an sich.

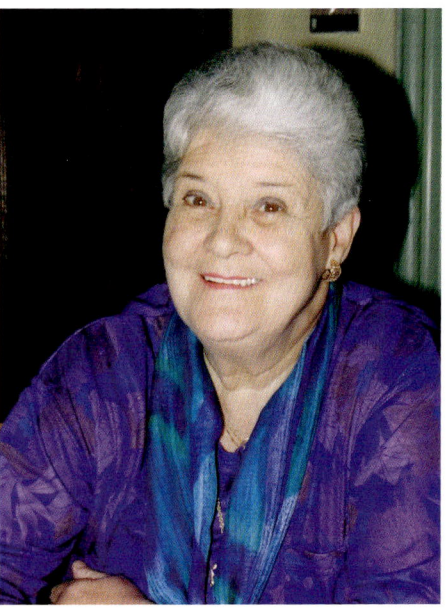

Abb. 49 Das Medium Mary Duffy

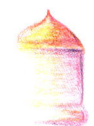

Medium bedeutet im Lateinischen so viel wie „das Mittlere", also das, durch das etwas vermittelt oder transportiert werden kann. Wie wir zuvor gesehen haben, ist die Empfindsamkeit, die natürliche Sensitivität die Basis unserer Wahrnehmung und Entwicklung. Wir leben in einem unendlichen Energiefeld. Zu jeder Zeit durchströmen uns die unterschiedlichsten Energieströme. Wir sind also stets ein Kanal für Kräfte, die durch uns hindurchfließen, sind aufgespannt zwischen Himmel und Erde ähnlich einer Antenne. Damit sind wir schlussendlich in jedem Moment ein „Mittler" oder „Vermittler" von Energien, eben ein „Medium". Von der Ebene unseres Bewusstseins hängt es ab, welche Kräfte durch uns hindurchfließen und wirksam werden.

„Ein Medium ist ein ganz normaler Mensch", hörten wir oft von unseren Lehrern.

Viele meinen mit „Medium" eine Person, die über Fähigkeiten verfügt, zu denen unser Verstand sagt: „Das gibt es nicht, das kann nicht sein." Eine solche Person mag scheinbar feste Naturgesetze aufheben. Sie scheint eine ganz besondere, von Gott berufene Person, ein ganz besonderer Mensch. Das hat etwas mit Sensation zu tun, also mit unseren Sinnen. Wir sind beeindruckt, denn da kann jemand etwas vollbringen, was wir glauben nicht zu können. Bleiben wir auf diese Weise im Sensationellen, im Phänomenalen der Medialität hängen, so bleibt die Medialität als eine reine Sinneswahrnehmung außerhalb unserer selbst. Sie kann dann nichts in uns bewegen. Manche sogenannte Medien benutzen bewusst eben diese Schiene, um zu beeindrucken, womit wir im Bereich der Schaustellerei wären. Wir sollten bedenken, dass Spiritualität Einheit und Ganzheitlichkeit bedeutet. Jemand, der sich als etwas Besonderes empfindet, trennt sich von all den anderen ab. Trennung aber ist Ego.

Alle Titel in den alten esoterischen Schulen, wie z.B. Meister, Medium oder Seher, stellten keine hierarchischen Begrifflichkeiten dar, sondern zeigten den Arbeits- und Aufgabenbereich einer Person an, also auch seine Verantwortlichkeiten. In den frühen Kulturen entstand jegliche Lehre aus der Sicht der Natur heraus. Der Lauf der Sonne am Himmel war lebensbestimmend. Die Sonne stand als kosmisches Symbol auch für den erkennenden, selbstbewussten Menschen, ihr Lauf entsprach seinem Leben. Die Sonne ist das Licht in diesem System, so wie der Mensch das Licht in seinem Lebensfeld ist. Das Licht kommt und geht, aber es stirbt nie, wird stets wiedergeboren. Auf jede Nacht folgt ein neu-

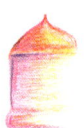

er Tag, auf jede Starre des Winters das neue Sprießen der Säfte im Frühling. Daher besaßen die großen alten Kulturen alle eine Lehre von der Wiedergeburt. Jegliche große Weisheitslehre, die uns bis heute überliefert ist, gründet sich auf die Beziehung zur Sonne und zum Licht.

Betrachten wir den Jahreslauf der Sonne, so hat sie darin zwei ganz wesentliche Stationen: nämlich die Sommer- und die Wintersonnwende. Im Sommer erreicht sie ihren höchsten Punkt am Himmel, weiter kann sie nicht steigen, ohne den ewigen Kreislauf des irdischen Lebens zu vernichten. Daher wendet sie dort ihren Lauf, um wieder hinabzusteigen zur Erde. Am gegenüberliegenden Punkt der Wintersonnwende hat sie ihren tiefsten Stand erreicht und versinkt „in der Dunkelheit des Wassers". Sie scheint gestorben für diese Welt, aber, oh Wunder, sie tritt verjüngt mit dem neuen Jahr wieder auf die Lebensbühne, um wieder himmelwärts zu streben. Dieses Geschehen brachte man in folgendes Symbol, das den Sonnenweg darstellt:

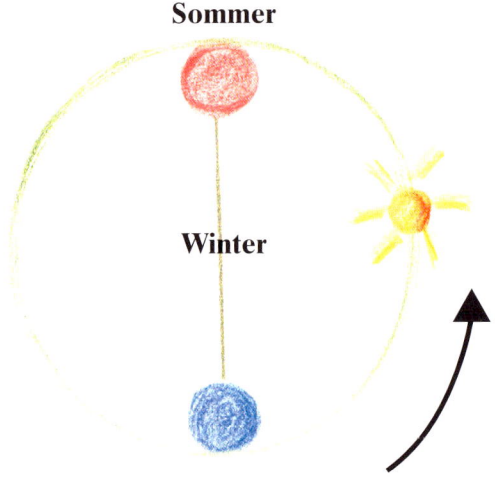

Abb. 50 Sonnenweg

Die Sommersonnwende ist der Punkt höchster Lebensentfaltung, höchsten Wachstums, wird zum Symbol des Lebens selbst. Der Punkt der Wintersonnwende steht für Winterstarre und Tod. Vom Himmel, aus dem Geistigen, kommt die befruchtende, lebensspendende Kraft, während die Erde, die Materie, das aufnehmende Prinzip ist, das Gefäß. Aus dem Wechselspiel beider entsteht der ewige Kreislauf des Seins. Die göttliche Allkraft, die aus dem Kosmos kommt, nimmt über die Sonne ihren Weg vom Himmel zur Erde und gelangt so auch zum Menschen-

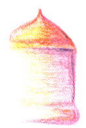

reich. Daher war dieses Symbol auch Inbegriff des TAO, des ewigen Wandels und Weges.

Das obige Symbol gehört zu den ältesten Bildzeichen für das Wort „Seherin, Heilerin, Medium". Es wurde in weiblicher Form verwendet, da durch die Frau besonders stark die Lebenskräfte kreisen und sie alleine Leben gebären kann. Zwischen Erde und Himmel aufgespannt, um die Gesetze des ewigen Kreislaufs wissend, die befruchtenden Kräfte des Himmels auf die Erde bringend, ist sie Seherin, Priesterin, Heilerin. Sie kennt die Gesetze und Wege der göttlichen Allkraft, die aus dem Kosmos strömt und weiß das Leben zu fördern, zu erhalten.

Gleichzeitig trägt das obige Symbol auch den Titel „Die Fußspur des Göttlichen". Es ist die heilende Spur, die der wiedergeborene, junge Sonnen- und Jahresgott in der Natur hinterlässt. Die rechte Hand erhoben schreitet er segnend durch die Frühlingsflur. Es ist die heilende, tröstende Kraftspur, die er als himmlischer, überirdischer Bote auf der Erde hinterlässt. Ihm nachzufolgen galt daher die spirituelle Aufgabe. Diese Kraft und Stärke geht auch von der Seherin aus, die stets eine Heilende war, womit wir wieder auf die Bedeutung der positiven Lebenshaltung kommen. Frühling war Wiedergeburt und hatte daher in den alten Kulturen höchste Bedeutung. Wiedergeburt war eine Grundvoraussetzung für alle Seher und Heiler. Es bedeutet ein Sich-neu-Erschaffen, ein Sich-neu-Gebären.

Als spirituell erleuchtete Person wird die Seherin, das Medium selbst zur göttlichen Fußspur, wird gleichsam in den Himmel erhoben und ihre Schüler folgen wiederum ihr nach. Eine Seherin kennt die Gesetze des irdischen Alltags, der Natur und des Körpers, aber sie weiß ebenfalls um die spirituellen Gesetze des Himmels. Daher gibt es für sie keine Begrenzung in Zeit und Raum, gibt es für sie nur ein Leben, im Sinne von Einheit. Ihre Sinne sind nicht mehr gefangen und sie kann frei wahrnehmen, nämlich das, was wirklich ist.

Im 19. Jahrhundert flammte die Bewegung der Medialität neu auf. Erklärtes Ziel der Medien jener Zeit war es, eine Brücke zwischen Diesseits und Jenseits zu schlagen. Das Leben nach dem Tod sollte somit bewiesen werden. Im Laufe der Zeit wandelte sich dieses mediale Arbeiten aber immer mehr zur Seelsorge, also Trost jenen Menschen zu geben, die einen geliebten Menschen verloren hatten. Als Medium galt daher nur jener Mensch, der mit den Verstorbenen in Kontakt stand und ihre Botschaften übermittelte. Das Medium stellte sich ganz in den Dienst der Verstorbenen. Eine der wichtigsten Techniken des medialen

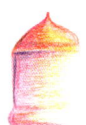

Arbeitens war zu damaliger Zeit daher die Trance, also das Ausschalten der eigenen Persönlichkeit. Wir kommen im nachfolgenden Kapitel auf dieses Thema noch zurück.

Am besten lässt sich die Arbeitsebene eines Mediums an einem Schaubild darstellen:

Ebene	Fähigkeit	Ziel	Fokus	Mittel	Tätigkeit
1. Instinkt (natürliche Sensitivität)	Überlebensmodus, Trance Ich-Begehren	Befriedigung elementarer Ich-Bedürfnisse, überleben	Außenwelt	Sinne	wollend, begehrend, gruppenbewusst begreifend,
2. Verstand	Erkenntnis Ich-Bewusstsein Objektivität	erweiterte, sinnvolle Nutzung der Welt	Außenwelt	Denken	analysierend, trennend, ich-bewusst
3. geschulte Sensitivität	bewusst Erleben selbstverwirklichen	sich als lebendig, schöpferisch erfahren	Innenwelt	Sinne + Verstand	schöpferisch weitend, selbstbewusst
4. Medialität	Höheres Bewusstsein, Seelen-Bewusstsein	sich als kosmisch, geistig erfahren	Ganzheit	Spiritualität	vergeistigend, erhebend, seelenbewusst

Ein Medium hat für uns die unterschiedlichen Ebenen seines Wahrnehmungsmechanismus angeschaut, deren Kräfte geschult und auf einer spirituellen Stufe integriert. Es verspürt den Einfluss seiner Seelenkräfte. All sein Tun ist auf Ganzheit, Einheit und Wirklichkeit ausgerichtet. Es wird zu einer Art Inspirationskanal höherer Kräfte und das müssen nicht zwingenderweise nur Verstorbene sein. Von einem Medium soll ein Klient für sein eigenes Leben begeisterter, heiler, inspirierter, erweiterter, positiver, freier und bestärkter nach Hause kommen, als er es zuvor war. Ein Medium sollte uns neue Türen oder Fenster im Leben öffnen können, ähnlich wie ein großer Augenblick im Leben, ein Moment erhabener Natur, eine große Musik oder ein inspirierender Leh-

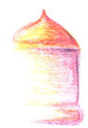

rer. Die Aufgabe eines Mediums ist die Offenbarung einer größeren, also spirituellen Wirklichkeit und daher erfordert eine Schulung der Medialität gleichzeitig eine spirituelle Entwicklung. Indem ein Medium in die Weite der geistigen Welt hineinwächst, kann er diese Weite auch auf andere Menschen übertragen.

4.2 Bewusste Medialität anstatt Trance

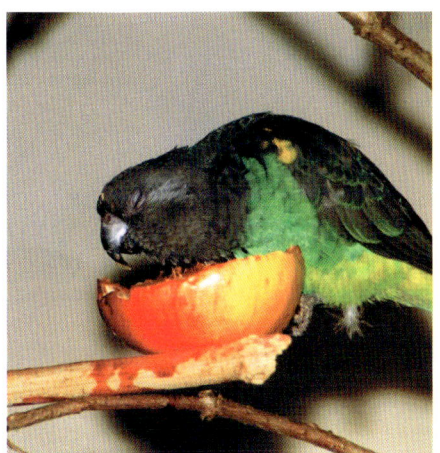
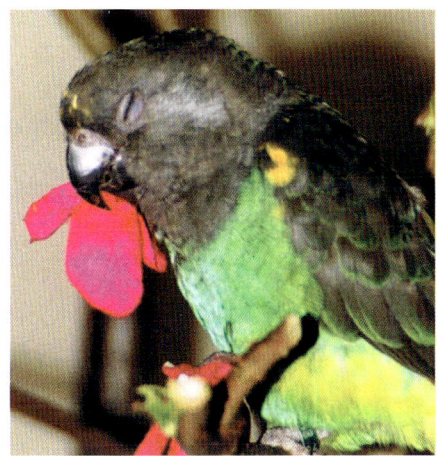

Abb. 51 Papagei in Trance

Immer wieder findet man in Ankündigungen für Kurse zur Entwicklung von Medialität das Thema Trance. Es scheint auf Werbewirksamkeit abzuzielen und besitzt immer noch einen magischen Hauch des Übernatürlichen. Alles Spektakuläre bringt Publicity und letztendlich Macht. Während unserer Zeit in England sind wir natürlich vielen Trance-Anhängern begegnet und physische Medialität gilt vielen noch als die Krone der Medialität, nach der es zu streben lohnt. Das Produzieren von Ektoplasma, das Erscheinen Verstorbener, das Verschwinden von Gegenständen usw. waren die spektakulären Phänomene dieser Art der Medialität in der Vergangenheit und es gab einige hochbegabte, auch „wissenschaftlich überprüfte" Medien dieser Art, aber eben ist das schon beinahe 100 Jahre her. Wir hatten in England vielfach Gelegenheit, Trance-Demonstrationen kennenzulernen, was in jeder Hinsicht enttäuschend war. Wir sind sicher, wären solche Erfahrungen am Anfang unseres Weges gestanden, so wären wir den Weg der Medialität nicht gegangen. Es war reiner Mummenschanz, was nicht heißt, dass im Verborgenen es noch hie und da eine solche Begabung geben mag.

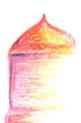

Mit Gordon Higginson hatten wir noch einen Vertreter dieser „alten" Medialität kennenlernen dürfen. In Gesprächen mit ihm wurde uns die wunderbare Seite dieser Art Medialität klar, aber auch wie hart die Voraussetzungen sind, diese im spirituellen Sinne zu schulen und professionell auszuüben. Es bedarf dabei einer alten Art des Zirkels, in dem alle Teilnehmer nur Energie an jemanden senden, den man für trancebegabt hält. Das kann viele, viele Jahre solcher Zirkelarbeit bedeuten, manchmal 20 Jahre, bis sich ein Phänomen einstellt. Eine Garantie gibt es zudem nicht, sprich, man kann Jahre „umsonst" im Zirkel gesessen haben. Da wundert es doch etwas, wenn sich jemand nach ein oder zwei Kursen als Trancemedium bezeichnet. Trance bedarf zudem eines geschützten Raumes, den Naturvölker z.B. über ihre Rituale erschaffen.

Wie wir vorher gesehen haben, bedarf es der absoluten Hingabe. In der heutigen Zeit streben wir alle aber nach Selbstverwirklichung, was auch sinnvoll ist. Die Dominanz des Intellekts ist ein weiteres Hindernis. Die meisten wirklichen Trancemedien waren ohne große Schulbildung und ganz praktische, einfache, erdverbundene Menschen. Unsere Kultur, unsere Lebensziele sind heute andere und wir streben nach Bewusstseinsentwicklung, nicht nach dem Ausschalten von Bewusstsein. Im Zustand der tiefen Trance ist die Gefahr gegeben, dass eine Entpersönlichung eintritt, die das Medium mit der Zeit immer mehr zum Automaten macht und die Illusion verstärkt. Vor allem solche Medien, die unwillkürlich in Trance fallen, können irgendwann nicht mehr abschalten und ihr persönliches Leben leben. Es gilt stets zu bedenken, dass Trance vor allem die Verbindung zwischen dem Mentalkörper in einem Menschen und den darunter liegenden Körpern ausschaltet. Somit ist auch der Einfluss der eigenen Seele behindert. Es ist also kein denkendes Bewusstsein da, was die Energien und Geschehnisse lenken und kontrollieren kann.

In unserer Schulung legen wir viel Nachdruck darauf, mit dem eigenen Bewusstsein voranzuschreiten. Unsere Wahrnehmung sollte nicht auf die unteren Ebenen der Energien zielen, die uns umgeben Wir sollten unser Bewusstsein auf die Seelenebene richten, damit wir mit der Welt der höheren Gedanken und Schwingungen in Kontakt kommen. Je spiritueller, also feiner und subtiler, unser Bewusstsein ist, eine desto höhere Qualität werden solche Energien haben und desto heilsamer und förderlicher werden sie sein.

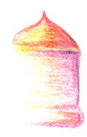

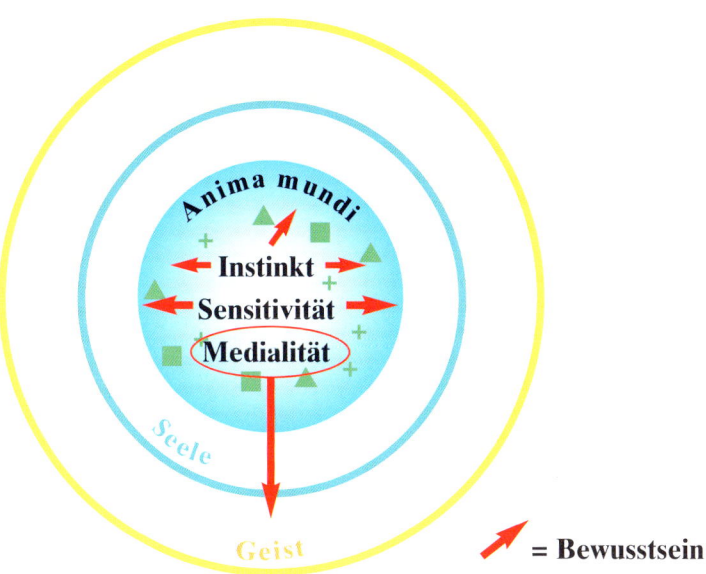

Abb. 52 Radius des Bewußtseins

Eine gesunde Medialität wächst aus einem erweiterten Bewusstsein heraus. Damit ist aber die Schnellrcife so gut wie ausgeschlossen, was für das eigene Ego unangenehm ist. Es möchte ja schnell wachsen. Jede spirituelle Schulung bedeutet ein Schleifen des Egos. Aus unseren eigenen Erfahrungen heraus haben wir einen Schulungsweg entwickelt, der sich als sinnvoll und ziemlich sicher zeigt.

Generell ist der Kontakt zu einem nicht-inkarnierten Wesen mit Vorsicht zu bedenken, das gilt insbesondere für das unbewusste Arbeiten, wie es die Trance ist. Wir selbst gehen an dieses Thema meist ganz pragmatisch heran, wie im irdischen Leben auch. Für uns bedeutet Medialität vor allem Zusammenarbeit unter gleichwertigen Partnern. Man braucht daher auf der anderen Seite, also im Jenseits, auch Gesprächspartner und Helfer, die intelligent sind, ein Gefühl für ihr Gegenüber haben und auch noch ein Gefühl für die körperlichen Bedingungen auf der Erde besitzen. So wie wir in diesem Leben nicht mit jedem x-beliebigen Menschen in engen Austausch treten, so muss ein Medium auch auf der anderen Seite die passenden Kontaktpersonen suchen. Letztendlich ist es wie in jeder guten Partnerschaft, es braucht Nähe, aber eben auch Freiheit und Toleranz. Das Wir und Ich müssen gut ausbalanciert sein.

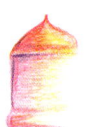

Wir haben einige Grundregeln entdeckt, die überaus hilfreich sind für den Weg zu einer bewussten, balancierten Medialität:

1. Regel: Richte dein Bewusstsein stets auf das Positive, Heilsame, die Lebensfreude und die Potenziale, nicht auf den Mangel.

2. Regel: Suche stets nach der Wahrheit in dir und nicht nach der Sensation.

3. Regel: Begib dich auf den Weg der Suche nach deiner Seele und dem Göttlichen.

4. Regel: Überprüfe dein Denken und Handeln darauf, ob es vom Ich oder von der Seele bestimmt ist.

5. Regel: Lache immer wieder über dich selbst und pflege den guten Humor.

6. Regel: Versuche alles das, was du erkennst, auch im Alltag ganz praktisch zu üben.

7. Regel: Kümmere dich um deine Dinge und mische dich nicht in andere ein.

8. Regel: Bedenke stets das spirituelle Gesetz: Wer sich einmischt in anderer Menschen Leben, baut eine karmische Bindung an sie auf. Wer eines Menschen Schicksal weissagt und zuweist, verbindet sich mit diesem Schicksal. Spiritualität ist aber der Weg in die Loslösung und Freiheit.

9. Weise an Botschaft alles zurück, was eine niedere Schwingung trägt.

4.3 Voraussetzungen für die mediale Arbeit

Wir haben die stufenweise Schulung schon kennengelernt, die von der Entwicklung der eigenen Sensitivität über das Sich-Selbst-Bewusstwerden und der eigenen Spiritualität bis hin zur Medialität reicht. Im Folgenden betrachten wir einige grundlegende Fähigkeiten eines Mediums.

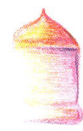

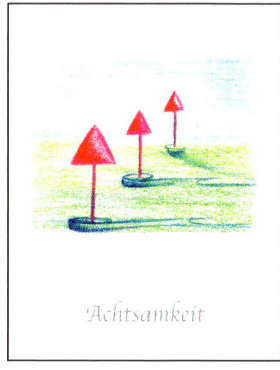
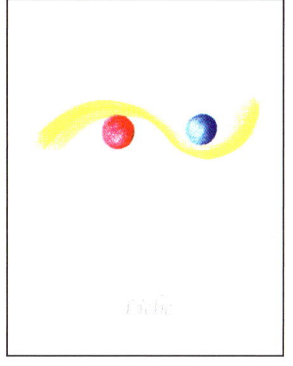
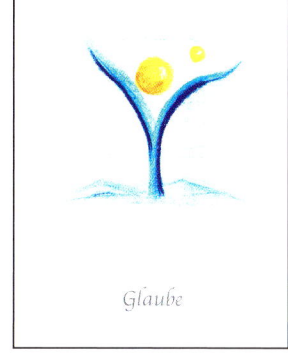

Achtsamkeit   Liebe   Glaube

Abb. 53 Beispiele von Inspirationskarten

1. Menschenliebe

So selbstverständlich das klingt, so wenig wird es beachtet. Die Arbeit als Medium und Heiler bedingt nicht nur, dass wir einem Bedürftigen, Ratsuchenden, Kranken oder Notleidenden helfen wollen. Es muss eine unabdingbare, durch nichts erschütterbare Liebe zu unserer eigenen Spezies Mensch vorhanden sein. Bei den alten englischen Medien und Heilern wie Gordon Higginson, Tom Johanson, Mary Duffy oder Margaret Pearson war uns diese hundertprozentige Annahme des Menschlichen mit allen seinen Sonnen- und Schattenseiten das wichtigste Vorbild.

Natürlich ist der Humor die beste menschliche Eigenschaft, mit der Energie in Fluss zu bleiben (humores: das Flüssige) und wie Wasser alle Ecken und Kanten, Hürden und Bollwerke elegant zu umfließen, ohne sie zu bewerten. Das ist der spirituelle Aspekt von Medialität und Heilen. Auch die Zenmeister aller Jahrhunderte lehrten: „Werde wie Wasser, das keine Hindernisse kennt." Für jeden Menschen, gleich wie er aussieht und sich verhält, liegt in der Erkenntnis seiner selbst der Weg zur Menschenliebe. Was braucht somit ein Medium oder Heiler? Einen Klienten! Mediale und Heilerfähigkeiten dienen nicht der Selbstdarstellung und dem Selbstzweck. Sie dienen dem Du.

2. Fähigkeit zur Einstimmung und Toleranz

Gleich einem Sendersucher am Radio muss das Bewusstsein eines Mediums nach entsprechenden Wellen oder Frequenzen suchen können. Ein sprunghaftes, labiles Bewusstsein ist dafür nicht geeignet. Es

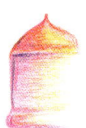

braucht ein flexibles Bewusstsein, das auf Weite ausgerichtet, aber gleichzeitig zur Konzentration fähig ist. Darin gleicht es der Meditation, in der sich gleichzeitig höchste Aktivität und Passivität, höchste Spannung und tiefste Gelöstheit verbinden. Dafür muss das Bewusstsein bereit werden, damit wirkliche Toleranz und Offenheit entstehen. Toleranz bedarf einer ausgeprägten Unterscheidungskraft, unabhängig von Meinungen oder Glaubenssätzen. Sie ist das Resultat innerer Erfahrungen.

Ein Medium sollte sich aus der vollkommenen Ruhe heraus einstimmen können, um eine harmonische Atmosphäre zu erzeugen, in der sich der Klient augenblicklich wohl fühlen und entspannen kann. Das ist einer der heilenden Aspekte der Medialität. Nur wenn wir uns auf einen Klienten einstimmen können, öffnen sich die Tore zur Inspiration.

3. Unterscheidungsfähigkeit

Gerade klang diese Qualität schon an. Es ist wichtig, klar unterscheiden zu können, was aber nur möglich ist, wenn wir einen Standpunkt haben. Einen echten Standpunkt haben wir nur dann, wenn wir bei uns sind. Es gilt niedere von höheren, förderliche von nicht-förderlichen, egoistische von spirituellen Kräften unterscheiden zu können. Daraus kann jene heilsame konstruktive Kritik erwachsen, die uns selbst und andere vorwärtsbringt.

4. Innere Mitte und Balance

Jede Art von Energiearbeit setzt eine optimale Erdung und Harmonisierungskraft voraus, denn beides gleicht unser Energiesystem wieder aus. Das gilt ganz besonders für die Arbeit als Medium und Heiler, da sie von der Inspiration getragen wird, die wiederum auf einem hohen Energielevel stattfindet. Auf diesem hohen Niveau können wir nicht dauernd verweilen. Wir müssen wieder zurück zur Erde, zur Mitte, denn die damit verbundenen Erfahrungen brauchen Zeit, von unserem Energiesystem verarbeitet zu werden. Bedenken wir, dass die meisten Klienten problembeladen kommen, krank, voller Zweifel und Verzweiflung. Das bleibt nicht ohne Einfluss auf uns. Wir lassen uns einerseits ganz auf diese Menschen ein und benötigen andererseits eine ausgleichende Kraft in uns. Das ist die Kraft der Erde = Natur. Folglich muss ein Heiler und

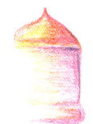

Medium sich immer wieder bewusst als „Teil" im Ganzen der Natur erfahren.

5. Gelöstheit

Aus dem zuvor besprochenen Thema der Erdanbindung entspringt das
nächste: die Tugend der Gelassenheit und der Gelöstheit. Wenn wir fest
sind, kann keine Heilenergie fließen, sind wir unkreativ und kann sich
keine Medialität entfalten. Medialität erfordert ein Mitfließen und Mitschwingen, damit die Eingebung oder Inspiration geschehen kann. Sie
erfordert gleichzeitig das innere Loslassen von Energien, Geschichten,
Gefühlen und Kontakten.

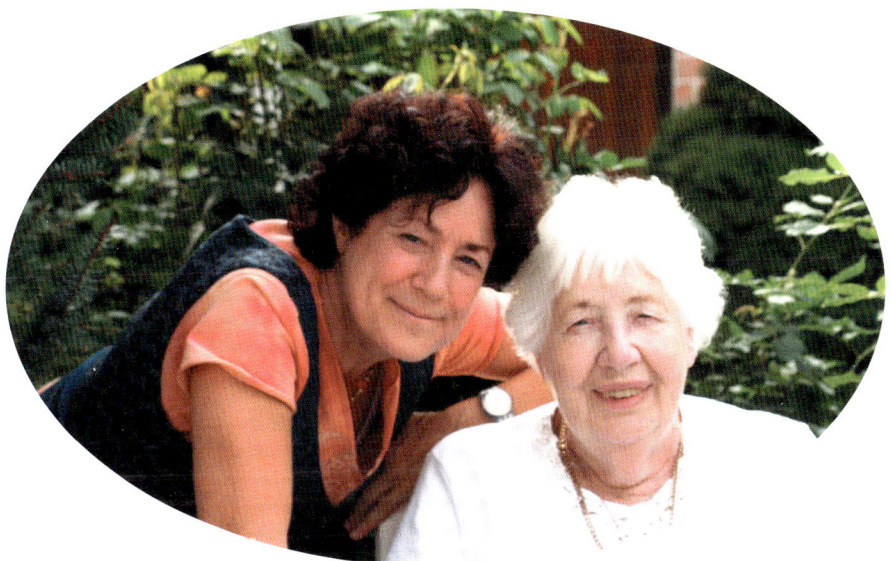

Abb. 54   Margaret Pearson und Rosina Sonnenschmidt

Unsere Tutorin, Margaret Pearson, war uns darin stets Vorbild. Wenn sie
ihre mediale Arbeit beendete, pflegte sie zu sagen: „The shop is closed."
Dann war aus ihr auch nichts mehr herauszubekommen. Die Mystikerin
Theresa von Avila sagte das gleiche zu ihren Nonnen mit den Worten:
„Wenn Fest, dann Fest, wenn Fasten, dann Fasten." Innere Gelöstheit
passt sich den zentralen Voraussetzungen heilerischen, medialen oder
spirituellen Wirkens an: Es gibt einen Ort, eine Zeit und einen Anlass.

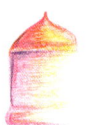

6. Positivität

Positivität und innere Freiheit gehören eng zusammen. Negativität bindet uns. Positive Energie strahlt hinaus, negative Energie konzentriert sich nach innen, schließt ab und grenzt aus. Da braucht es wenig mehr Erklärung, warum eine positive Lebenshaltung für ein Medium so essenziell ist. Nur in der Positivität können wir im eigentlichen Sinne „ausser uns geraten" und in andere Sphären wechseln. Je negativer wir sind, desto gebundener, enger bleibt unser Bewusstsein, desto dunkler wird unser innerer Raum. Medialität und Heilertum bedeuten aber „Licht auf dem Weg". Je mehr sich die Gaben der Medialität und Heilkraft in uns entfalten und verwirklichen, umso sorgfältiger prüfen wir, welche Energien wir stärken und welchen wir keine Aufmerksamkeit mehr schenken. Der Weg nach innen ist immer ökonomisch und vom Sammeln der Kräfte gezeichnet, nicht (mehr) vom Vergeuden von Zeit und Energie. Positivität und Ausstrahlung gehören zusammen und erzeugen innere Schönheit, die nach außen strahlt.

7. Sich zurücknehmen

Die Fähigkeit, sein Ich, Wollen und Selbst bewusst und ohne Anstrengung oder Zwang zurücknehmen zu können, ist wiederum ein Prozess spirituellen Wachstums für ein Medium. Es braucht die Erfahrung innerer Leere, damit Inspiration einströmen kann. Einen anderen Menschen in seiner Ganzheit wahr- und anzunehmen bedingt, das Ego-Bewusstsein gewissermaßen „auf Sparflamme" zurückzufahren, da sich sonst eigene Wertvorstellungen und Urteile einmischen. Medium und Heiler sind irdische Menschen, haben daher auch persönliche Ansichten und Lebenserfahrungen. Sie zu unterdrücken, wäre falsch und ungesund. Es macht keinen Sinn, zwanghaft im Zölibat oder fleischlos zu leben oder keinen Wein mehr zu trinken, nur weil irgendein Glaubenssatz besteht, dass dies eine Voraussetzung für Medialität sei. Wir müssen so sein, wie wir sind, brauchen aber auch jederzeit einen freien Zugang zu unserem höheren Selbst, zu unserer Seele, um angemessen zu erkennen, auf welcher Energieebene wir gerade wirken. Jeder trägt den Maßstab dafür in sich. Ihn in die Tat umzusetzen, ist Aufgabe des Heilers und des Mediums.

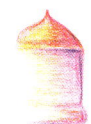

8. Dienen und Hingabe

Wer Medialität als Karriere anstrebt, erliegt dem Ego-Bewusstsein, denn das Ego-Ich will nicht anderen dienen. Es ist die Seele, das höhere Selbst, das sich dem Göttlichen und der ganzen Schöpfung hingibt, weil sein spirituelles Menschen- und Weltbild fortschreitend den großen Plan der Schöpferkraft in sich erfährt. Persönliche Wünsche und Bedürfnisse haben sich also unterzuordnen, wenn eine spirituelle Notwendigkeit vorhanden ist. Das hat nicht das Mindeste mit dem Drang des Helfen-wollens oder dem Helfer- und Missionssyndrom zu tun. Dienst im spiri-tuellen Sinne wird aus der Freiheit geboren und orientiert sich nach Er-fordernissen höherer Fügungen. Medium und Heiler erkennen den Platz, an den sie im Leben gestellt sind, füllen ihn aus und nehmen ihn bedingungslos an. Hingabe und dienende Demut sind Tugenden und keine Zeichen von Unterwerfung. Ganz im Gegenteil. Es bedarf innerer Stärke und Größe, gelassen in dem zu werden, was einer der bedeutend-sten Zenmeister im 8. Jahrhundert so ausdrückte: „Tag für Tag guter Tag."
Dienen und Demut werden vom Mitgefühl getragen. Dem Bedürftigen die Hand zu reichen, ihn aufzurichten, durch die medialen und Heiler-gaben zu trösten und ihn wieder loszulassen, sind die Tugenden, die wir anstreben.

9. Glauben an die universelle Schöpferkraft

Dieser Glauben ist frei von jeglichem religionsphilosophischen Über-bau. Sich als Ausdruck, als lebendiger Repräsentant der Schöpferkraft zu erfahren, ist die eigentliche Grundvoraussetzung für die Entfaltung von Medialität und Heilergabe. Das erschließt uns viele Ebenen des Le-bens und neue Realitäten. „In meines Vaters Hause sind viele Wohnun-gen," sagte Jesus und meinte damit, dass wir eine Welt innerhalb vieler Welten sind. Aber alle diese Ebenen und Erscheinungen werden von einem Lebensprinzip durchdrungen, das sie hervorbringt und das wir „das Göttliche" nennen. Jede Kultur bedient sich anderer Bilder und Worte, die aber immer dasselbe meinen. Durch die allgegenwärtige un-sterbliche Schöpferkraft stehen alle Wesen miteinander in Beziehung. Darin haben wir Menschen von jeher die Lehre von der Proportion und der Harmonie des Weltgefüges erkannt. Die Vernetzung alles Leben-digen führt zu der Erkenntnis, dass es unterschiedliche Ebenen der

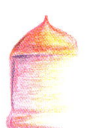

Manifestation und folglich verschiedene Naturreiche gibt. Alles Lebendige ist beseelt und folgt in seiner Entwicklung einem göttlichen Plan so, wie ein jedes gemeint ist. Je weniger man sich in diesen Plan einmischt, umso größer wird die innere Freiheit. Das kann man nicht intellektuell begreifen, nur selbst erfahren. Wenn wir aber als Medium und Heiler göttlicher Offenbarungen teilhaftig werden wollen und den Kontakt zu höheren Seinsebenen und Realitäten anstreben, bedarf es der Erkenntnis, welchen Platz man im Weltgefüge einnimmt und ausfüllt und das innere Auge für das Göttliche und Beseelte in jedem Wesen schulen zu müssen.

4.4 Die Arbeitsbereiche der Medialität in der Übersicht

Die Grundabsicht der Medialität war einstmals, den Kontakt zur geistigen Welt, sprich dem Jenseits herzustellen, um damit das Leben nach dem Tode zu beweisen. Wir selbst sehen die Medialität als Ausdruck einer göttlichen, geistigen, intelligenten, heilenden und schöpferischen Kraft. Sie ist z.B. im Werk eines großen Künstlers und Wissenschaftlers ebenso zu finden wie in einem Medium, das eine Brücke zwischen Diesseits und Jenseits bildet. In Wirklichkeit geht es dabei um „Inspiration". Der ganze Kosmos, die Natur, jedes Wesen ist letztendlich eine einzigartige Inspiration des göttlichen Lebens. Daher kann die Medialität sich auf ganz unterschiedliche Weise in Menschen entfalten. Und wir sollten bedenken, dass sie nicht erobert oder gekauft werden kann. Medialität ist ein Geschenk und unsere Seele weiß, wo und wie wir am besten dem göttlichen Plan des Lebens dienen können. Im Folgenden stellen wir zunächst in kurzer Form die wesentlichen „Dienstbereiche" vor:

1. Der Kontakt zur geistigen Welt

Das ist die ursprüngliche Form der Medialität, nämlich die Brücke hin zur geistigen Welt, zum Jenseits zu bauen. Es wird also eine Kommunikation möglich zwischen den Irdischen und den Verstorbenen. Absicht ist es, die Angst vor dem Tod zu nehmen und den Hinterbliebenen zu Trost geben.

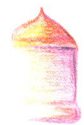

2. Medialer Kontakt zur Seele eines Klienten

Diese Art der medialen Arbeit halten wir heute für eine der wichtigsten, da sie den Menschen Hilfe auf ihrem Weg zu geben weiß. Der Kontakt zielt also nicht auf Verstorbene, sondern es gilt über die eigene Seele Kontakt zu der eines Klienten aufzunehmen, seine Seelenenergie anzuregen. Damit kann verstärkt Inspiration und Heilkraft in ihn einfließen und er kann der Verwirklichung seines Lebens wieder näher kommen.

3. Geistiges Heilen

Das Handauflegen, das Senden von Heilenergie und Heilgebete gehören zu den ältesten Formen der Therapie. Im energetischen Heilen wirkt die Naturkraft, im Geistigen Heilen dagegen ist es die göttliche Heilintelligenz, die über den geistigen Helfer arbeitet.

4. Mediale Inspirationen oder Philosophie

A. Für einen Klienten
Manche Medien erhalten keine direkten, fachlich oder sachlich konkreten Botschaften für einen Klienten, sondern sie bekommen ein Gedicht, eine Weisheit, ein Bild, einen Klang usw.
Sie ziehen ihre Botschaft also z.B. aus dem Gedicht, das sie erhalten oder dem Bild, das sie malen. In Deutschland war z.B. Heinrich Nüsslein zu Anfang des 20. Jahrhunderts ein solches Medium. Er malte mit Ölfarben die Seelenbilder seiner Klienten und deutete sie.

B. Für die Menschheit
Diese Art der Inspiration findet zumeist über das Wort statt. Wir nennen es „Mediales Schreiben". Ganze Bücher können darüber vermittelt werden. Diese Durchgaben müssen sich über ihre Tiefe, Qualität und Intelligenz beweisen. In diesem Bereich stellt sich noch viel zwingender die Frage nach der Qualität des Übermittelten. Macht eine Philosophie – durchgegeben von einem angeblich hohen Wesen – Sinn, deren Inhalt und Sprache nicht über das Niveau eines durchschnittlich gebildeten Menschen hinauskommt? Wohl kaum. Wir orientieren uns stets an dem Satz: Gib nie deinen gesunden Menschenverstand an der Garderobe ab und prüfe alles gut!

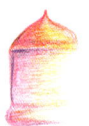

5. Mediale Künste

Echtes schöpferisches Arbeiten beweist für uns die Existenz der Seele, während die berufliche Ausbildung auf die Art der Persönlichkeit hinweist. Immer wieder fließen Medialität und Kunst zusammen. Die medialen Künste können sich auf zwei unterschiedliche Weisen zeigen:

★ *Die Reproduktion*

Ein verstorbener Künstler gibt seine Werke an ein Medium durch, das diese ausführt. Das können Bilder oder in seltenen Fällen auch Musik sein.

★ *Das mediale Portraitmalen*

Eine klar definierte mediale Kunst ist das Malen von Portraits Verstorbener, da diese in den meisten Fällen von Angehörigen verifiziert werden können. Hier arbeiten zwei Medien zusammen. Eines nimmt den Kontakt zur geistigen Welt auf, das andere malt den Inspirator oder Ahnen. Das ist eine intensive Zusammenarbeit, die für den Adressaten oder Klienten insofern besonders überzeugend ist, als das Wahrgenommene sichtbar wird.

★ *Mediale Musik*

Diese Form der medialen Arbeit liegt nahe, wenn ein Medium Musiker ist und gelernt hat, die Wahrnehmungen seiner Hellsinne in Musik für einen Klienten umzusetzen. Obgleich die Gesetzmäßigkeiten der Musik und der Medialität so ähnlich sind, wenden bisher nur sehr vereinzelt professionelle Musiker die Möglichkeit an, ihre Hellsinne zu schulen und spontan für einen Klienten zu komponieren und improvisieren. Daher ist Harald Knauss momentan das einzige Musikermedium, das bei öffentlicher Medialarbeit demonstriert, wie Menschen klingen, zu welchen klanglichen Improvisationen es inspiriert wird. Der Gitarrist „liest" dann mit erstaunlicher Präzision aus der spontan kreierten Musik für jemanden aus dessen klingendem Energiefeld.

★ *Inspiriertes Sprechen*

In der Medialität des Spiritualismus finden sich schon früh Berichte davon, dass Medien in fremder Sprache sprechen oder über Inhalte referieren konnten, von denen sie in ihrem Wachbewusstsein keine Ahnung hatten. So schälte sich bald die selbstständige Form des inspirierten Sprechens heraus. Das bedeutet, dass ein Medium spontan, aus der Inspiration heraus über ein Thema spricht. Dabei muss der Inhalt ein hohes Niveau haben, gleichzeitig aber wird die Begeisterung erwartet. Es muss also etwas Höheres in dem Vortrag durchkommen, als nur Inhalt. Die Zuhörer müssen emporgehoben, be-geistert werden.

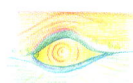

5. Die einzelnen Arbeitsfelder der Medialität

Im Folgenden möchten wir die vorher angeführten Arbeitsmöglichkeiten der Medialität weiter vertiefen. Die Anordnung der verschiedenen Arbeitsfelder erfolgte entsprechend dem jeweils betreffenden Hellsinn.

Hellsehen

5.1 Die Aura

Das Wort „Aura" stammt aus der Antike und bedeutet so viel wie „Luft, Hauch, Duft, Schimmer, Schein, Strahlung". Das „aurum" ist das strahlende Gold und Sinnbild der sich immer wieder erneuernden Vital- und Lebenskraft. Im Wort „Aura" drückt sich daher das Subtile, das Zarte, Feine, Leichte und Unsichtbare aus. Gleichzeitig steht es für die starke ausstrahlende, belebende, regenerative Kraft. Das Wissen, dass der Mensch nicht nur aus seinem physischen Körper besteht, sondern auch feinstoffliche, geistige

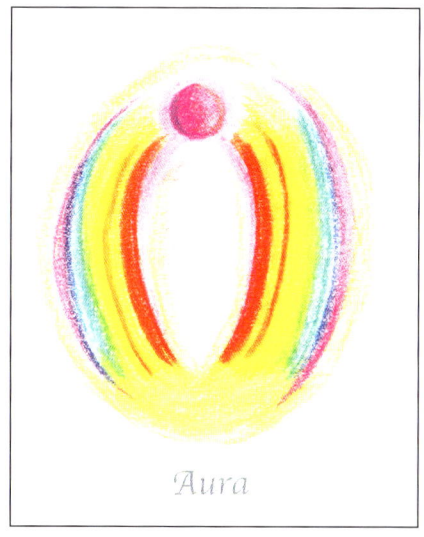

Abb. 55 Inspirations Karte

Anteile besitzt, die den Körper mit vitaler Energie versorgen und die auch nach dem Tode weiterexistieren, ist schon uralt. In allen alten Kulturen finden wir Abbildungen von Menschen, umgeben von einer Aureole um den Kopf herum, auch „Heiligenschein" genannt, oder auch Strahlen, die von einem Menschenbild ausgehen. Die Chinesen gingen ganz pragmatisch mit dem Phänomen der Aura um, indem sie die darin waltenden Lebenskräfte (Qi, Jing, Shen) als Leitbahnen (Meridiane) sahen, in denen das Lebensfluidum rhythmisch fließt. Sie waren die ersten, die schon vor 4500 Jahren erkannten, dass die Ätherenergie den Bauplan für ein Lebewesen bereithält und die eigentlich materialisierenden Kräfte hat, um einen Körper zu dem werden zu lassen, wie er gemeint ist.

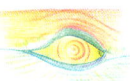

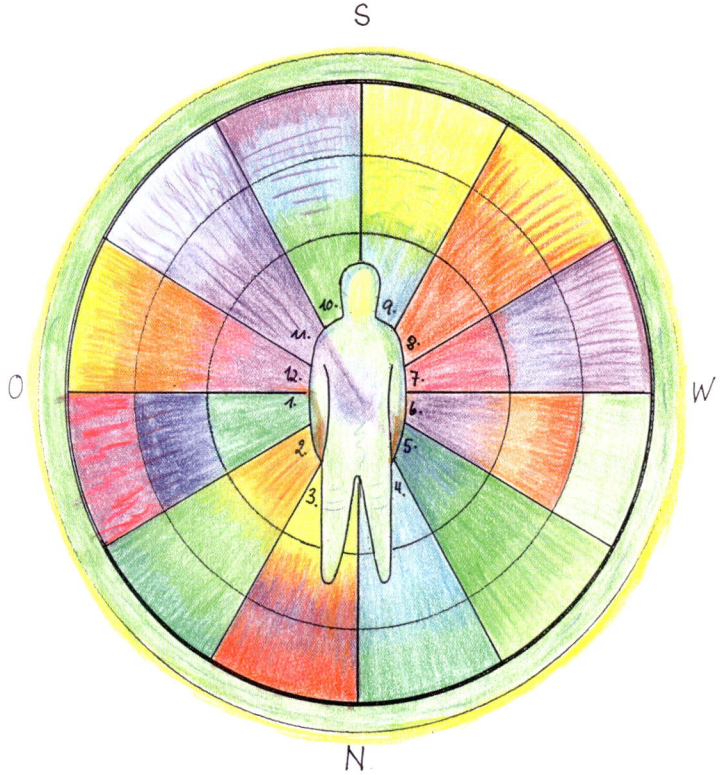

Abb. 56 Auragraf nach Harald Knauss

Wenn wir das Thema Aura richtig betrachten, so gilt es dabei zu berücksichtigen, dass sie sich eigentlich aus zwei Teilen oder Feldern zusammensetzt. Jedes Wesen lebt in jenem unendlichen Energiefeld, das wir Leben nennen, vergleichbar dem Fisch im Wasser oder dem Vogel in der Luft. Für den Fisch ist das Wasser ein Lebenselement, wie es der Äther für den Menschen ist. Wir leben darin und aus ihm, spüren ihn aber nicht als etwas Fremdes, von außen Herantretendes, so wenig wie der Fisch das Wasser als fremdes Element betrachtet. Aus den unterschiedlichen Ebenen des Lebensstromes formen wir uns als Mensch heraus, erschaffen uns unsere Hüllen, die ein Dasein auf der Erde möglich machen. Unsere Seele zieht aus ihnen das an Qualitäten an, was sie braucht, um ihre körperliche, substanzielle Erscheinung auszuformen. Auch wenn wir unseren Körper fest auf dieser Erde installiert haben als konkrete Form, werden wir von diesen Energien weiterhin durchflossen, denn sie nähren unsere verschiedenen Ebenen, aus denen wir gebildet sind. Wäre dies nicht so, erginge es uns wie einem Fisch, der auf das

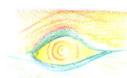

trockene Land geworfen würde. Die uns durchfließenden Energien werden von uns benutzt, wir erhalten uns mit ihnen und wir verwandeln sie in uns. Überschüssige oder nicht mehr benötigte Energien strömen wieder hinaus aus uns. Das ist der eine Teil, der unsere Aura ausmacht und den wir Ausstrahlung nennen. Er besteht aus den Energien, die wir von innen heraus wieder nach außen abstrahlen. Auf der Körperebene erkennen wir das als Wärmeabstrahlung unserer Haut, als Ausatmung usw. Die andere Hälfte unserer Aura hat mit der Einstrahlung zu tun. Unser Inneres zieht von außen das an, was es braucht, um zu leben und Erfahrung zu sammeln. Somit ist die Aura eine Art Schnittmenge zwischen Ein- und Ausstrahlung von Energien. Das macht auch das Charakteristische einer jeden Aura aus.

5.1.1 DIE AURAEBENEN

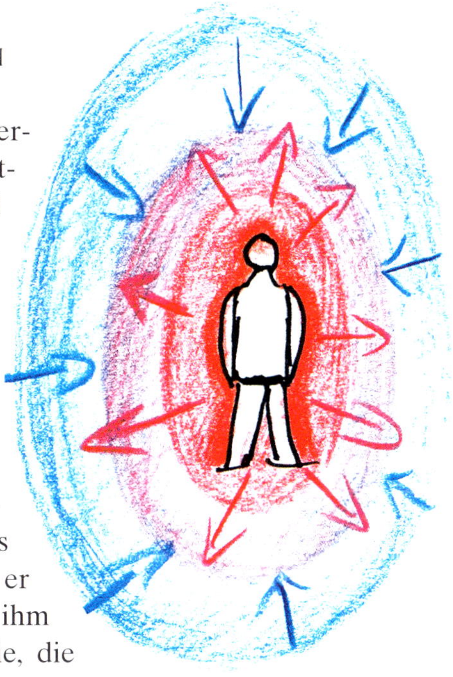

Das Ätherfeld enthält alle körperlichen Informationen, ist das eigentliche physische Gedächtnis und hält ein energetisches Doppel des materiellen Organismus bereit. Das befähigt den Therapeuten, zum Beispiel ein Organ energetisch zu behandeln, das physisch durch Unfall oder Krankheit fehlt. Die faszinierende Kompensationsfähigkeit unseres Organismus wäre ohne die Instanz des „Ätherleibes", die signalisiert, wie er gemeint ist, gar nicht möglich. Aus ihm fließt die unerschöpfliche Energie, die unseren Körper zusammenhält und erhält. Diese Vitalkraft ist unser „Lebensfeuer". Der gesunde Körper verbraucht einen Teil dieser

Abb. 57 Die Aura als Ein- und Ausstrahlungsfeld

Energie für seine Funktionen, aber nicht alle. Der Überschuss an Ätherenergie wird nach außen abgestrahlt und bildet als Abstrahlung die sogenannte „Gesundheitsaura". Sie zeichnet die Form des Körpers nach, so dass wir diese bei richtigem Licht an der Wand als doppelten Umriss des Körpers sehen können. Sind wir bei guter Gesundheit, ist der Überschuss an Energie groß, die Abstrahlung stärker und die Ausdehnung

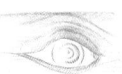

des Ätherfeldes weiter. Bei Krankheit verbrauchen wir mehr Energie und daher „schrumpft" das Ätherfeld. Der Mensch erscheint dann weniger vital, müder oder sogar grau. Die neuere medizinische Forschung hat bewiesen, dass besonders die Immunzellen wie die Makrophagen und Granulozyten (große und kleine Fresszellen) über eine so genannte „Biolumiszenz" verfügen und ein blaugrünes Licht wie die Glühwürmchen produzieren. Wer ein stabiles Immunsystem hat, leuchtet stärker als ein kranker Mensch.

Weiterhin steht uns diese überschüssige Energie aber auch für die Kreativität und Schöpferkraft zur Verfügung. Das unterscheidet ja den Menschen ganz wesentlich von den anderen Naturwesen. Wir verbrauchen unsere Energien nicht hauptsächlich zur Selbsterhaltung, sondern wir haben, zumindest so lange, wie wir gesund oder in Balance sind, ein Mehr an Energie zur Verfügung, die unsere Nerven- und Gehirnzellen anfeuern kann. Heute stecken wir in einer ökologischen Krise und daher vergessen wir oft, was materieller Wohlstand und Überfluss auch ermöglicht hat: eine verstärkte kreative Selbstverwirklichung sehr vieler Menschen. Wir verbrauchen heute unsere Energie nicht mehr in einer aufreibenden Körperarbeit, weshalb mehr Potenzial z.B. für Weiterbildung und Kreativität vorhanden ist.

Die Aura besteht aber nicht nur aus dem Ätherfeld. Es gibt noch feinere Schwingungen, die sich dem Hellsichtigen als rhythmische Farbenspiele oder dem Hellhörigen als Klänge und Musik darbieten. Was wir „emotionale Aura" nennen, ist die Energieebene unserer Kreativität. Wir kennen sie von Bühnenkünstlern, die eine starke Ausstrahlung besitzen oder auch von spirituellen Meistern, die zu leuchten scheinen, weil wir ihr inneres Licht wahrnehmen.

Die Mentalenergie strahlt noch weiter hinaus und füllt einen ganzen Raum. Sie sendet Gedankenmuster und ist der Spiegel dessen, wie wir über uns und andere denken und wie wir handeln. Die Qualität der mentalen Aura unterliegt einer ständigen Echtheitsprüfung: Spreche und handle ich aus Erfahrung? Predige ich Theorien? Versuche ich andere zu missionieren und von Denkgebäuden zu überzeugen? Spreche ich lebendige, inspirierte Worte? Die Mentalebene ist die Instanz, die Raum-Zeitstrukturen in Gestalt von Gedankenmustern erzeugt, einen mentalen Potenzialraum aufbaut, der sich schließlich manifestiert. An dem, was uns im Leben begegnet, können wir ablesen, in welche Art von Gedanken wir permanent Energie eingeben. „Du wirst, was du denkst", heißt es im Buddhismus.

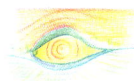

Was wir „spirituelle Aura" nennen, ist die Synthese unseres Bewusst-seins, indem wir auf unsere körperlichen, emotionalen und mentalen Bedürfnisse hören. Wer eine dieser Ebenen vernachlässigt, ist nicht im Gleichgewicht und ohne inneres Gleichgewicht ist man im Mangel. Aus dem Mangel heraus ist eine spirituelle Entwicklung nicht möglich. Spiritualität ist die Synthese dessen, was Leben ausmacht. Dazu müssen wir uns als Menschen im Gefüge der Naturgesetze einfinden und unsere Seinsebenen gleichwertig nähren. Um die Entwicklung der spirituellen Aura brauchen wir uns daher gar nicht speziell zu kümmern. Sie entfaltet sich ganz von selbst, wenn wir im Einklang mit uns selbst sind.

5.1.2 DAS AURAGRAF

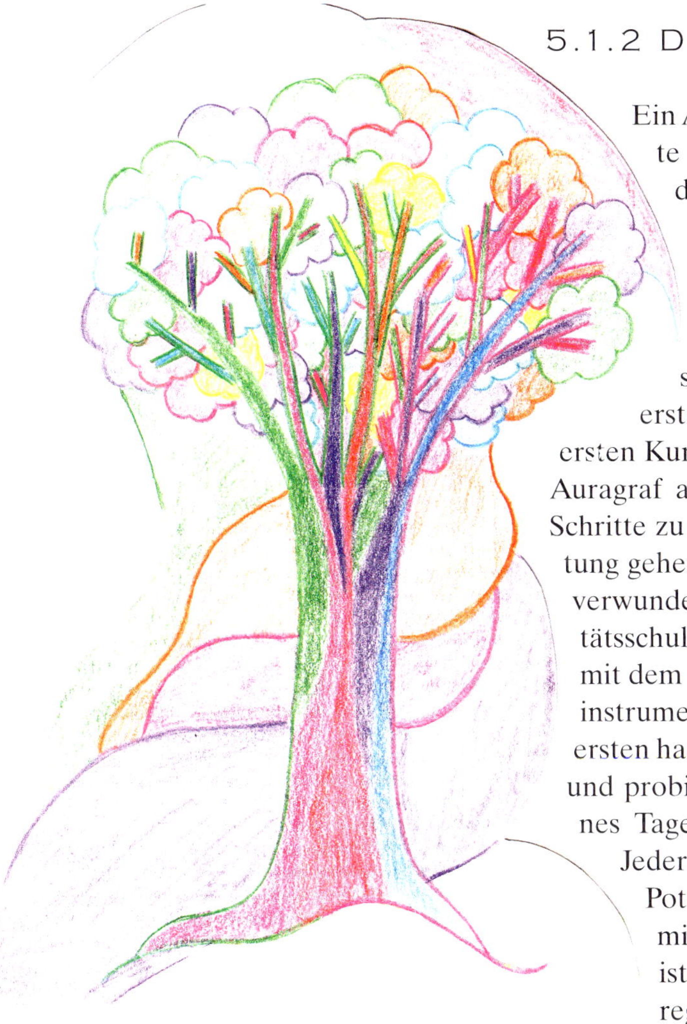

Ein Auragraf ist das gemalte Abbild eines lebendigen Energiefeldes, das von Hand erstellt und gedeutet werden kann.

Die Teilnehmer unserer Kurse sind immer erstaunt, dass sie schon im ersten Kurs in der Lage sind, ein Auragraf anzufertigen und erste Schritte zu einer sinnvollen Deutung gehen. Das ist nicht so sehr verwunderlich, da die Sensitivitätsschulung gleichbedeutend mit dem Erlernen eines Musikinstruments ist. Man erlernt die ersten handwerklichen „Griffe" und probiert so lange, bis es eines Tages nach Musik klingt. Jeder bringt ein gewisses Potenzial von Begabung mit, aber entscheidend ist wie in der Kunst das regelmäßige Üben. Obgleich das nach mühseli-

Abb. 58 Auragraf

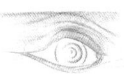

ger Disziplin klingt, gilt das aber nicht für die kreative Übung der Erstellung und Deutung eines Auragrafs. Was hier viel Freude bereitet, ist zum einen der Umgang mit den Farben und zum andern, dass es nicht wichtig ist, die Aura eines Lebewesens zu sehen, sondern vor allem zu fühlen und schließlich mit allen Hellsinnen wahrzunehmen. Das Auragraf ist das Endprodukt eines ganzheitlichen Prozesses der Wahrnehmung und die Schulung der grundlegenden Fähigkeit, eine gefühlte, gehörte, visuelle, gerochene, geschmeckte Wahrnehmung in ein zweidimensionales Farbbild umzusetzen. Es macht ganz einfach Spaß, Auragrafe herzustellen und mit der Zeit zu erfahren, dass die Wahl der Farben gemäß der sensitiven Wahrnehmung immer differenzierter werden, dass Form und Farbe sich wandeln und dass ihre Botschaften für den Klienten immer genauer verstanden und vermittelt werden. Spätestens in der Abschlussprüfung unserer Kursteilnehmer kommt es immer wieder zu dem Schlüsselerlebnis, wie heilsam allein schon das Aurabild mit seinen Farben auf den Klienten wirkt. In der Regel haben wir es ja mit ratsuchenden, leidenden Klienten zu tun, denen die Welt grau und hoffnungslos vorkommt und die meinen, das Licht verloren zu haben. Dann kommen sie zu einer Aurasitzung und staunen, dass ihre Lichtkörper doch nicht so düster und grau aussehen wie sie meinten. Wenn sie dann noch etwas über ihre Potenziale und ungenutzten Qualitäten erfahren, richten sie sich innerlich auf und können aufatmen, vielleicht auch das Los, das ihnen ihr Leben gestellt hat, leichter tragen. Damit sind zwei wesentliche Dinge der Auragrafie schon genannt:

1. Eine Auralesung ist eine Heilungssitzung, die dem Klienten dazu verhelfen soll, sich besser zu fühlen, aufgerichtet zu werden und angeregt zu werden, sich mehr um seine spirituelle Entwicklung zu bemühen.
2. Die Auralesung widmet sich den schöpferischen Potenzialen eines Menschen, die ihm helfen, sein Leben zu meistern.
3. Die Aura eines Lebewesens ist das Zusammenwirken von Licht und Bewusstsein. Wenn wir die Erlaubnis bekommen, in die Lichtkörper einzutreten, arbeiten wir jenseits jeglicher Wertung, sondern erfüllen unseren spirituellen Auftrag der Heilung.

Als vierten Punkt möchten wir hinzufügen, was wir unermüdlich in den Kursen betonen, dass es nicht wichtig ist, die Aura zu sehen, sondern vor allem hellfühlig und hellhörig zu werden, weil wir es bei der Aura mit Schwingungen zu tun haben, die man in Farben und Klänge umsetzen

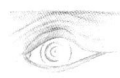

kann. Der hellsichtige Sinn entwickelt sich von ganz alleine, wenn er für einen Sensitiven oder für ein Medium wichtig ist.

Die Erstellung eines Auragrafs ist eine Heilungshandlung und es wirkt heilend auf den Betrachter, dessen Energiefeld aufgemalt wurde. Wenn ein Patient das Auragraf dorthin hängt, wo er es täglich sehen kann, kommt er immer wieder aufs Neue in Resonanz mit den sichtbaren Farben, die ja seine eigenen Schwingungen darstellen. Diese Schwingungen, farblich umgesetzt, sind Träger von Botschaften, und diese Botschaften dringen durch die Betrachtung nach und nach ins Bewusstsein. Das ist ein zutiefst heilender Prozess, der wesentlich mehr heitere bzw. positive Anteile mit sich bringt, als wenn rein mental an der Konfliktlösung einer Krankheit gearbeitet wird. Farben üben bis in die Zelle hinein eine positive Wirkung aus, weshalb wir Farben für uns selbst, für unsere Umgebung und als Lichtschein wählen – natürlich oftmals unbewusst. Interessant ist, dass gerade die abgelehnten Farben das größte Potenzial darstellen sowie den größten Konflikt nonverbal ausdrücken. Das Auragraf macht diese Dinge sehr deutlich und nachvollziehbar und wird über diesen Weg viel eher vom Patienten angenommen. Das Zusammenspiel der Farben, ihre Position, Schattierung und Nuancierung sendet Signale, die der Patient unterbewusst versteht. Die Erklärung zu dem, was man wahrgenommen und farblich umgesetzt hat, dient ihm dazu, das unterbewusste Wissen an die Oberfläche zu lassen und die Themen anzuschauen.
Es gibt keine Regel, wie man ein Auragraf gestaltet. Es muss kein Körperkonterfei zu sehen sein, aber in vielen Fällen hilft es, die Wahrnehmungen besser zu orten. Damit der dynamische Charakter eines Energiefeldes, das ja dreidimensional schwingt, in der zweidimensionalen Darstellung des Auragrafs zum Ausdruck kommt, wählt man Farben oder Farbstifte eigener Wahl. Die Auraebenen werden zwar dreidimensional und als rhythmische, pulsierende Bewegung wahrgenommen, aber zur leichteren Orientierung malt man sie wie abstrahlende Schichten. Es spielt daher keine Rolle, ob der gesamte Körper als Konterfei einem Auragraf zugrunde gelegt wird oder nur ein bestimmtes Organ oder Organsystem. Jede Auraebene ist wiederum höchst differenziert und das Medium muss entscheiden, was für den Anlass der Wahrnehmung wichtig ist.

Schauen wir uns dazu das Bild eines gesunden Menschen an:

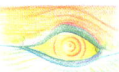

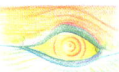

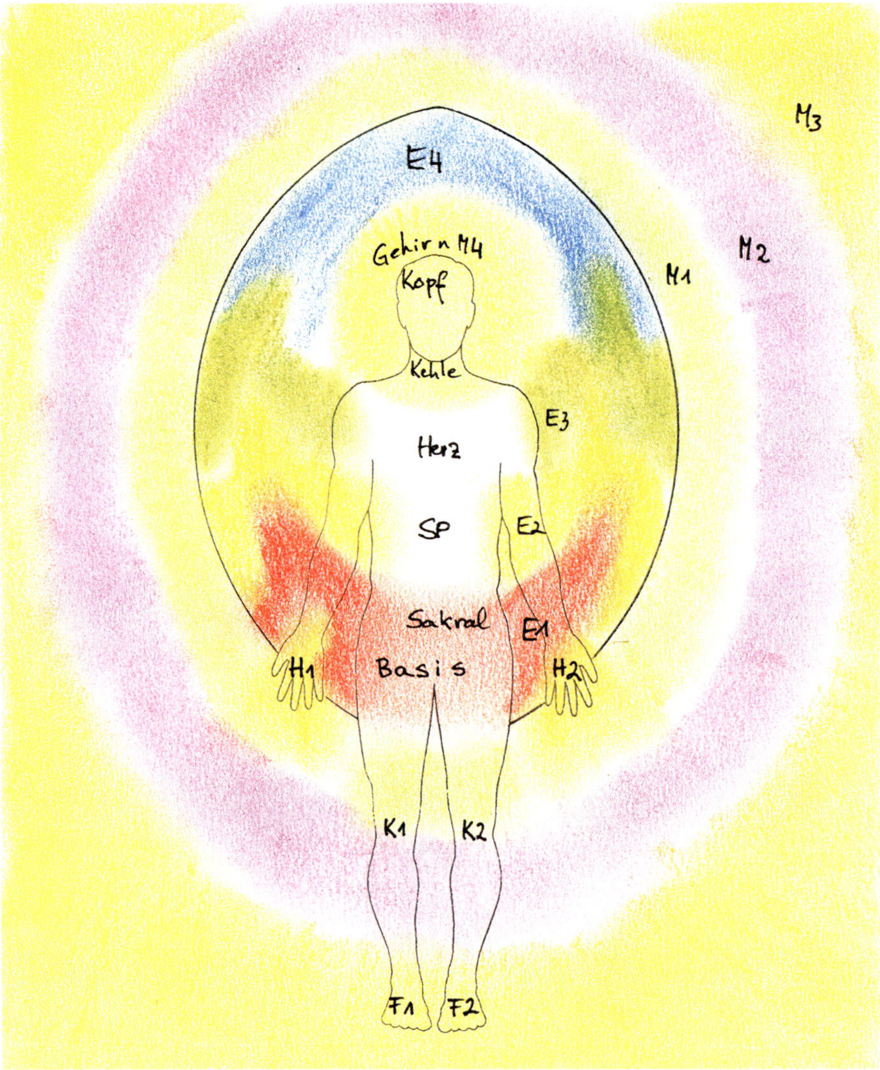

Abb. 59 Die Aura-Ebenen

Das menschliche Konterfei dient zur Orientierung, wo, was und wie eine Information des Energiefeldes schwingt. Es ist zugleich das Abbild des Ätherkörpers, in dem alle physischen Erfahrungen eines Menschen gespeichert sind. Im Ätherkörper gehen wir von verschiedenen Energiezentren aus, die etwas über den Gesamtzustand eines Menschen aussagen. Dem Beckenraum entspricht das Basis- und Sakralzentrum. Der Leibesmitte entspricht der Solarplexus, dem Brustbereich das Herz- und Kehlzentrum und dem Kopf das Stirn- und Scheitelzentrum. Hände, Knie und Füße sind ebenfalls Energiezentren.

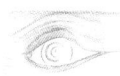

Das Oval um den Körper herum kennzeichnet die emotionale Aura. In ihm sind beim gesunden Menschen viele Farben in lebhafter Bewegung anzutreffen. In der Wahrnehmung pulsieren die Farbschwingungen dreidimensional in alle Richtungen. Hier ist es am schwierigsten, eine Ordnung in die Wahrnehmungen zu bringen. Deshalb haben wir in Abb.58 eine Orientierungshilfe gegeben und benutzen folgende Abkürzungen:

E1 = Basis- und Sakralzentrum. Das sagt etwas über die physisch-psychische Verfassung und die Nutzung des schöpferischen Potenzials aus. Wie geht jemand in die Tat, wie gestaltet jemand die Proportion Aktion – Ruhe?

E2 = Solarplexus. Das sagt etwas über die Art der Kommunikation nach außen aus und darüber, ob und wie jemand geerdet und in seiner Mitte ist. Hier sieht man auch, wie tief sich jemand auf den anderen einlässt und wie entwickelt seine Beziehungsfähigkeit ist.

E3 = Herz- und Kehlzentrum. Diese Ebene zeigt an, mit welcher Energie und Intention sich jemand im Leben verwirklicht, wie es um den Selbstausdruck steht. Hier sieht man, ob und wie jemand sein Leben annimmt, wie und ob Gefühle ausgedrückt werden, wie es um den Rhythmus im Leben bestellt ist. Schließlich schwingt hier auch die Information über das kreative, künstlerische und heilerische Potenzial.

E4 = Stirn- und Scheitelzentrum. Diese Ebene zeigt die größte Grundbegabung eines Menschen und auf welche Weise kreative Potenziale in die Tat umgesetzt werden. Man sieht auch, wie die „Öffnung nach oben" gelebt und der gesunde Menschenverstand eingesetzt wird. Wenn jemand dem Tode sehr nahe ist, zeigt sich dies durch besonders helle Farben und Strahlungsrichtungen.

Um das Oval herum ordnen wir drei Schichten des Mentalkörpers, der ganz allgemein anzeigt, welche permanenten Gedankenformen ausgesendet werden, welche Zukunftsvisionen und –perspektiven jemand hat, zulässt, nutzt und was jemand aus seinen Gaben macht. In der Mentalaura sehen wir auch Anlagen, die noch nicht gelebt werden und zukünftige Ereignisse, die zur spirituellen Entwicklung des Menschen beitragen können. In jeder Schicht der Mentalebene gibt es Hinweise (Zeichen, Symbole, Namen) dafür, ob jemand mit seinem familiensystemischen Feld im Frieden ist und mit welchen Ahnen oder Lebenden

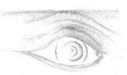

noch Dissonanzen bestehen. Auch wenn ein Klient in seinem Leben etwas für jemanden aus der Familie trägt und übernimmt, zeigt das die mentale Aura.

M1 = Diese Ebene zeigt an, ob und wie jemand emotionale Themen bearbeitet hat und welche Gabe sich im Beruf manifestiert. Sie ist die wichtigste Instanz für die Verbindung von innen und außen, für Flexibilität und Toleranz.

M2 = Diese Ebene sagt aus, welche Ziele, Gedanken und Talente einen Menschen zum Handeln bewegen, wie er mit seinem Umfeld umgeht und wie er die Informationen verarbeitet. Es zeigt sich, in welchem Grad sich jemand von außen abkapselt, kontaktfreudig oder kontaktarm ist.

M3 = Diese Ebene zeigt, welche Gabe(n) sich im Kontakt mit der Außenwelt manifestieren und erlaubt einen Blick in die Zukunft: welche Visionen sich ein Mensch erlaubt, was ihn im Leben voranbringt, welche Potenziale ausgeschöpft werden können, wenn die emotionale Ebene in Balance ist. Die Mentalebene zeigt auch, ob und wie eine Synergie zwischen Körper, Emotion und Gedanken gelebt wird, so dass sich eine spirituelle Emanation bilden kann, die am Rand des Feldes als flimmernde Lichtpunkte wahrnehmbar sind. Diese Lichtpunkte können so dicht werden, dass sie eine Farbnuance erkennen lassen.

M4 = Diese Ebene hat zwei Aspekte. Sie zeigt einerseits als Aureole um den Kopf an, wie jemand seinen Verstand und seine Gehirnleistung (rechts-links, vorne-hinten) nutzt. Andererseits zeigt sie, welche geistige Ausrichtung jemand hat und welcher Art die geistige Energie ist, ob kreativ, beweglich, langsam, phlegmatisch oder chaotisch.
Die äußeren mentalen Schichten und die Kopfaura stehen in ständigem Austausch und können deshalb nur behelfsmäßig malerisch wiedergegeben werden.

Es gibt innerhalb der Auraschichten noch sechs weitere Energiezentren:
H1 und H2 = die Abstrahlung der Hände zeigt das heilerische Potenzial, die manuelle Geschicklichkeit und die Art der Tatkraft an.

K1 und K2 = Die Abstrahlung der Knie zeigt an, ob und wie jemand im Leben vorangeht, ob und wie jemand motiviert ist oder wie krank jemand ist. Meistens liegt die Knieenergie dort, wo die Mentalschichten

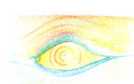

M1 und M2 ineinanderblenden und erzeugen dadurch ein besonderes Spannungsfeld. Die Knie sind die Instanz oder das ausführende Organ unserer Entscheidungen und Planungen. Wenn also die Knie schmerzen, eine Tendenz zur Steifigkeit zeigen, hat das Bewusstsein des Patienten längst „entschieden", in irgendeiner Sache nicht mehr voranzugehen, einen Konflikt nicht zu lösen.

F1 und F2 = Die Abstrahlung der Füße ist ebenfalls von großer Bedeutung, denn ihre Energie vermittelt die wirklichen Ziele, die einen Menschen bewegen, ferner die Art des Nährbodens, den sich jemand im Leben erschaffen hat. Meistens liegt die Fußenergie in der äußeren mentalen Auraschicht und sagt daher viel über die Qualität zukunftsorientierter Lebensaspekte eines Menschen aus. Auf was baut jemand? Interessant ist, dass bei kranken Menschen nur ein Fuß wirklich auf dem Boden steht bzw. ihn berührt, während der andere wie desorientiert wirkt. Andererseits kann man einen Heilungsfortschritt am gleichmäßigen Energiefluss in beiden Füßen erkennen.

5.1.3 DAS AURAGRAF EINES DETAILS

Wenn wir ganzheitlich denken und wahrnehmen, spielt es keine Rolle, ob wir den ganzen Menschen und seine energetischen Emanationen betrachten oder einen Teil oder Ausschnitt, denn in jedem Detail spiegelt sich das Ganze. Deshalb lernt man in der Schulung nicht nur das Körperkonterfei farblich auszustatten, sondern wählt auch ein bestimmtes Körperteil. Die Hände sind sehr gut dazu geeignet.

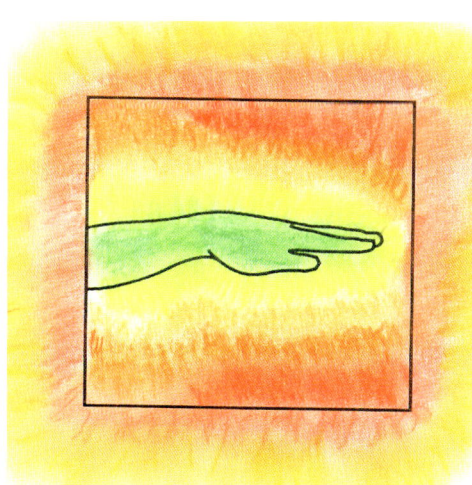

Abb. 60 Handaura

Abb. 60 stammt von einer Heilerin, die ihre Gaben lebt und zur Aurasitzung kam, um Hinweise auf eine Erweiterung ihrer Heilenergie zu erfahren. Abb. 61 stammt von einem jungen Mann, der Schwierigkeiten mit seiner hellsichtigen Begabung hatte.

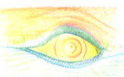

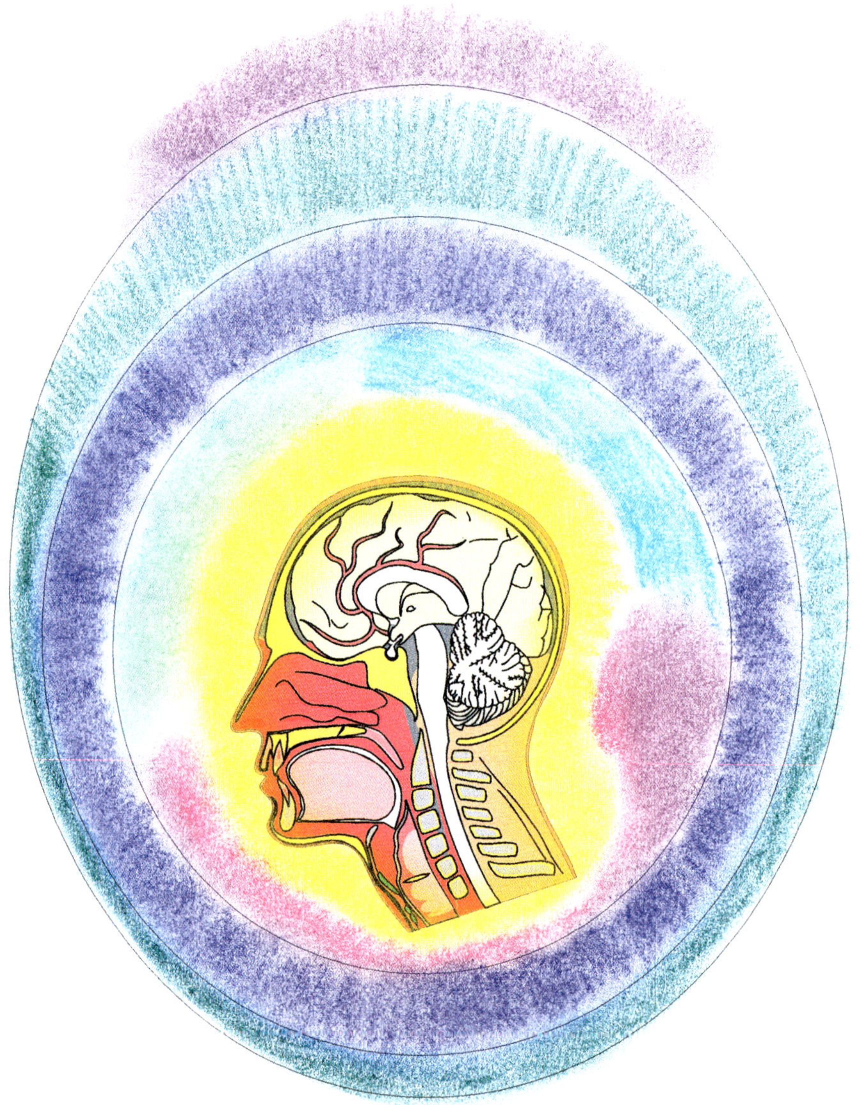

Abb. 61 Kopfaura

5.1.4 DIE FARBEN DER AURA

Die Vorstellung der meisten Menschen über die sensitive Wahrnehmung der Aura und ihrer Farben geht davon aus, dass die feinstofflichen Körper genauso stabil und fest sind, wie der physische. Die Aura aber ist nicht stabil, ist kein stilles Portraitbild, das man einfach abmalen kann.

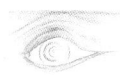

Ihre Energien sind in steter Schwingung und Veränderung, wie die Lebensenergie ja auch. Es gibt kaum Medien, die objektiv die vielfältigen Auraschichten eines Menschen wie mit physischen Augen sehen können, denn dazu bedarf es der Fähigkeit zu einem mehrdimensionalen Sehen, und ein Aufmalen des Wahrgenommenen macht keinen Sinn, weil dies nur zweidimensional möglich ist. Die meisten Sensitiven und Medien nehmen subjektiv die feinstofflichen Ebenen wahr, und dies kann zu visuellen, beweglichen Farblichteindrücken führen. Sie werden zu einer Art Reflektor ihres Gegenübers, wobei es dann die Kunst ist herauszulesen, was zum anderen gehört und was das eigene ist. Die Schwingung des Mediums nimmt die Schwingung seines Klienten mit allen Sinnen wahr. Das subjektive Hellsehen ist einer der Gründe, warum man zu drei verschiedenen Auramedien gehen kann und sie malen drei unterschiedliche Aurabilder. Erstens bildet jedes Medium eine ganz eigene Resonanz zum Klienten aus, sprich, es sieht die Farben des Gegenübers durch die „Brille" der eigenen Aura und zweitens ist die Aura ja in stetiger Bewegung. Jedes Aurabild ist also im Prinzip eine Momentaufnahme, aber doch ist jede Information in ihr enthalten. Außerdem gibt es z.B. gerade im Emotionalkörper Farben, die stärker vertreten sind als andere und die stabiler sind, weil es sich um Verhaltensmuster handelt, die lange eingeübt wurden. Jemand, der ein Muster des Zorns entwickelt hat, wird ein leuchtendes, vibrierendes Rot viel stärker und präsenter in der Aura haben, als ein sehr zurückhaltender Mensch.

Im Folgenden einige Beispiele für die mögliche Bedeutung der Farben in den unterschiedlichen Ebenen der Aura.

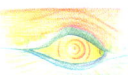

Die Aurafarben auf den verschiedenen Energieebenen:

Farbe	Physisch/ätherisch	emotional	Mental	spirituell
Rot	Energie im Überschuss, Beruf, in dem man Power braucht, Fitness, Durchsetzungskraft	lebendig, unternehmend, aufbrausend, emotional	Ehrgeiz, Bestimmung, zielorientiert, Willen	Mission, Einsatzbereitschaft, dienen
Orange	Vitalität, organisatorische u. kreative Fähigkeiten, Energie abgebend, magnetische Heilkraft	genießerisch, emotional schnell involviert, überengagiert	Ausstrahlung, bewegend, künstlerisch, positiv, hilfsbereit	großzügig, Kreativität, Heilen
Gelb	Nervosität, schnell überlastet, überreizt	rational, kontrolliert, kühl	beschäftigt sich mental, Interesse an Neuem, Wissen sammelnd	sammelt Wissen, Ratgeber, Wahrheit suchend
Grün	familien- u. naturver-bunden Teamarbeiter Stetigkeit	für andere sorgend, harmonisierend, zufrieden	beschäftigt sich mit Natur und Heilen, starke Grundsätze	Ruhe, Balance, Frieden, Künstler
Blau	braucht Freiheit und Visionen, Geborgenheit	sensitiv, gläubig, romantisch, liebt Reisen	nach Wahrheit suchend, Welt der Klänge und Sprachen	Selbstausdruck, Inspirator, mentales Heilen, Sprecher
Violett	Autorität, Dominanz, empfindlich	hilfsbereit, melancholisch, gespannt	mystisch, exzentrisch	medial, opferbereit

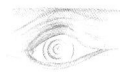

5.2 Inspiriertes oder mediales Malen

Medialität wird in ihrer Bedeutung oftmals zu einseitig auf die Durchgaben von Verstorbenen reduziert, was aber aus ihrer Geschichte resultiert. Sahen die Medien doch vor allem ihre Aufgabe darin, den Beweis zu erbringen, dass es ein Leben nach dem Tode gibt. Das ist zweifelsohne nach wie vor eine wichtige Aufgabe. Dass mediale Durchgaben aber auch einen künstlerischen Aspekt haben können, ja Medialität vor allem auch ein kreativer, inspirierender und heilender Weg sein kann, ist zu wenig im Bewusstsein der Interessierten. Vor allem im Bereich der Malerei und der Schriftstellerei gibt es zahlreiche überzeugende Hinweise, in geringerem Maße auch in der Musik. Das Künstlerische und die Medialität liegen vom Wesen her eng beieinander, denn beide arbeiten über die gleichen Kräfte, nämlich mit Kreativität, Be-Geisterung und Inspiration. Trotzdem unterscheiden sich ein Medium und ein Künstler in ganz wesentlichen Punkten, vor allem in der Quelle der Inspiration:

★ Das Werk eines Künstlers kommt aufgrund einer seelischen Inspiration zustande, vielleicht auch aus einem Kontakt zur Welt der archetypischen Bilder und Ideen. Natürlich könnte es auch eine Inspiration eines Verstorbenen sein. Auf jeden Fall ist aber das Werk in seiner Ausführung letztendlich eine relativ individuelle, freie Eigenleistung des Künstlers. Seine Persönlichkeit ist untrennbar mit dem Werk verbunden. Die Bedeutung seines Werkes hängt dann von der kollektiven Resonanz ab, d.h. zum Beispiel von der Mode oder aber auch von der Höhe der Ebene, die sein Bewusstsein zu erreichen vermag.

★ Das künstlerische Werk eines Mediums dagegen geschieht in Inspiration und Ausführung über den Kontakt zu einer verstorbenen Person. Diese war während ihres Erdenlebens selbst Künstler und ist es im Jenseits noch. Das Medium stellt, um es ganz vereinfacht zu sagen, dem Verstorbenen lediglich sein Gehirn und seine Hände zur Verfügung, denn ohne diese lässt sich in der Welt der Materie nicht wirken. Das Medium ist Instrument oder Kanal, damit sich ein Verstorbener ausdrücken und mitteilen kann. Es selbst ist nicht im gleichen Maße mit dem Werk verbunden wie der Künstler, da es sich nicht um seine kreative Eigenleistung handelt.

Auch in der Arbeitsweise gibt es einige ganz gravierende Unterschiede zwischen Künstler und Medium:

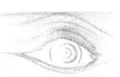

★ Der Künstler beschäftigt sich mit Inspirationen. Er hat eine profunde Technik gelernt, auf die er zurückgreifen kann, um die Inspirationen umzusetzen. Zudem besitzt er ein Wissen und steht in einer Tradition. Sein Werk ist eine Mischung aus begeisterter Inspiration und solidem Handwerk. Immer wieder feilt er am Werk und korrigiert. Erst die Vollendung eines Werkes macht ihn sicher in seiner künstlerischen Empfindung. Er besitzt ästhetische Vorstellungen und einen künstlerischen Anspruch an das Werk, hat ein Ziel vor Augen oder spürt eine Mission, was schon auf eine „eigen-sinnige" Persönlichkeit hinweist. Stil und Inhalt seines Werkes vermag er zu deuten, da es sein eigenes ist. Die Verschmelzung von Künstler und Werk spielt dabei ebenfalls eine wichtige Komponente und Kunstwerke werden oft als die „Kinder" des Künstlers bezeichnet. „Es" spricht oder malt in ihm. Seine Umgebung mag ihm als Muse, Unterstützung, Mittel gelten und gleichzeitig ist sie der Adressat seiner Kunst. Kunst ohne Publikum macht wenig Sinn und verschafft dem Künstler auch keine Befriedigung. Die Ausarbeitung eines Werkes mag sich über lange Zeit, ja manchmal Jahre, hinziehen und manche Künstler arbeiten an mehreren Werken gleichzeitig. Seine Kunst muss der Künstler in gewissem Sinne am Markt orientieren, denn er möchte leben von seiner Kunst.

★ Das künstlerische Medium arbeitet über Inspiratoren, also Verstorbene, besitzt manchmal überhaupt keine künstlerische Technik oder kein Wissen darüber, ist oftmals völlig „unbeleckt" von der Materie. Sie verwerfen und korrigieren nichts. Je weniger Verstandeswissen, je weniger eine nach eigenem Ausdruck und Selbstverwirklichung suchende Persönlichkeit vorhanden ist, desto leichter ist der Weg zur Trance und damit zu solcher Art von Medialität. Medialität ist ein Weg der Hingabe, was ein Zurückstellen des Eigenen erfordert. Da solche Medien kein Know-how haben, hängt alles von ihrer Inspiration ab, die nur eine relativ kurze Zeit auf dieser Höhe möglich ist. Sie müssen daher ein außerordentliches psychisch –physisches Werkzeug mitbringen, damit eine schnelle Umsetzung der Inspiration möglich ist. Solche Medien können große Bilder in Windeseile malen. Mediale Maler wie z.B. Heinrich Nüsslein malten ein großes Ölbild in der Zeit von maximal 5-15 Minuten. Interessant ist, dass die Maltechnik meist völlig unkonventionell ist und eher der Herangehensweise von Kindern ans Malen entspricht. Meist werden die Finger zum Malen verwendet oder unhandliche große Pinsel und die Farben eher grob und dick über die Leinwand geschmiert. Umso erstaunlicher, wenn sich dann

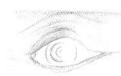

konkrete Bilder daraus ergeben. Der Inspirator aus dem Jenseits ist für das Medium entweder klar präsent oder zeigt sich über das Werk selbst, also mittels Stil und Signatur. Nicht immer haben solche medialen Durchgaben großer Meister in ihrer Ausführung das Genie, das wir von ihnen gewohnt sind. Ich bin nicht sicher, ob z.B. der „irdische" Monet als großer Künstler immer begeistert wäre, von dem, was in seinem Namen gemalt wird. Das ist der Widerspruch, der sich dann zwischen Kunst und Medialität auftut.

★ In einigen Fällen kommen künstlerische Ausbildung und Medialität zusammen, so z.B. bei der aus England stammenden medialen Portraitmalerin Coral Polge, die schon als Jugendliche eine Kunstschule besucht hatte. Das Musikmedium Rosemary Brown besaß nur einfachste Kenntnisse am Klavier und die verstorbenen Komponisten diktierten ihr Note für Note, was eine ungeheure Konzentrationsleistung darstellt. Da scheint es also durchaus Unterschiede in der Technik der Durchgabe zwischen Malerei und Musik zu geben.

Was Künstler und Medium eint, ist, dass ihre Inspiration über eine gemeinsame Ebene arbeitet, nämlich die des Unbewussten. Künstler wie Medium brauchen die Fähigkeit des Loslassens und der Hingabe, wenngleich ihre Motive und Ziele unterschiedlich sind. Beide aber haben sie Anteil an den Kräften des Unbewussten. Das Unbewusste ist das „weiße Blatt", auf dem der Geist zu schreiben vermag. Beim Künstler vermischt sich Bewusstes und Unbewusstes, während das Medium vor allem im Unbewussten bleibt, ja das geschaffene Kunstwerk meist erst nach der Fertigstellung überhaupt realisiert. Die Kunst versucht aus dem Quell der noch ungeschaffenen Energien zu schöpfen, ihnen Form und Gewand zu geben, damit sie zur Botschaft für die Welt werden können. Das Unsichtbare sichtbar machen, das will auch die Medialität, nur ist ihre Quelle das Jenseits, die andere Welt, in der jene Menschen leben, die ihren Körper abgelegt haben. Um in die noch ungeformten Kräfte des Universums einzutauchen oder um in das Land des Jenseits zu reisen, braucht es stets die Technik des Loslassens vom Verstandesmäßigen. Techniken um in jene Welt hineinzutauchen, gibt es für Künstler wie für Medien. Ein Hellseher mag sich einer Kristallkugel oder einer Wasserschale bedienen, um in die andere Realität einzutauchen. Leonardo da Vinci gab seinen Schülern die folgende Aufgabe, wenn sie auf der Suche nach einem geeigneten, originellen Thema für ein Bild waren: Sie sollten eine alte, unverputzte Mauer betrachten.

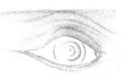

„IHR WERDET BALD", SAGTE ER IHNEN. „IMMER MEHR FORMEN UND
SZENEN BEMERKEN, DIE IMMER DEUTLICHER WERDEN ….
WAS IHR SEHT, BRAUCHT IHR DANN NUR NOCH ABZUZEICHNEN UND WENN
NÖTIG VERVOLLSTÄNDIGEN."

André Breton

Kunst wie auch Medialität bedeuten eine Gratwanderung, eine Wanderung zwischen den Grenzen zweier verschiedener Realitäten. Der Maler Caspar David Friedrich sagte einmal:

„SCHLIESSE DEIN LEIBLICHES AUGE,
DAMIT DU MIT DEM GEISTIGEN AUGE ZUERST SIEHEST DEIN BILD.
DANN FÖRDERE ZUTAGE, WAS DU IM DUNKELN GESEHEN,
DASS ES ZURÜCKWIRKE AUF ANDERE VON AUSSEN NACH INNEN …
DER MALER SOLL NICHT BLOSS MALEN, WAS ER VOR SICH SIEHT,
SONDERN AUCH, WAS ER IN SICH SIEHT.
SIEHT ER ABER NICHTS IN SICH, SO UNTERLASSE ER AUCH ZU MALEN,
WAS ER VOR SICH SIEHT."

Caspar David Friedrich

Vor allem in der sich seit der Romantik zunehmend verstärkenden Abkehr des Künstlerischen von den festen, starren Traditionen und Vorgaben, näherten sich Kunst und Medialität zunehmend an. Die künstlerische Medialität bewegt sich manchmal hart an der Grenze, denn oftmals kommt die Aufforderung zum kreativ medialen Tätigwerden über eine innere Stimme, die durchaus besitzergreifend und possessiv sein mag. Dem Bergmann Augustin Lesage offenbarte eine deutliche Stimme, dass er eines Tages malen würde. Und in der Tat malte er später Bilder von außerordentlicher Detailbesessenheit. Dem Medium Margarethe Held stellte sich ein Gott der Inder und Mongolen vor, der ihr befahl, mit dem Malen zu beginnen. Dem Klempner und späteren Maler Joseph Crepin kam 1939 aus dem Jenseits die Botschaft zu, dass der Krieg erst enden werde, wenn er 300 Bilder gemalt habe, worauf dieser sich ans Werk machte. Stimmen sind nicht ungefährlich, da durchaus ein Zwang mit ihnen verbunden sein mag. Daher ist eine profunde Schulung und gute Erdung sehr wichtig.
Im Nachfolgenden stellen wir die Arten von medialer Kunst vor, die möglich sind:

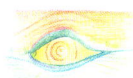

1. Neue Bilder oder Musikwerke großer Meister aus dem Jenseits

Das Medium malt, schreibt, zeichnet das auf, was ihm von einer konkreten Persönlichkeit aus dem Jenseits durchgegeben wird. Dabei wird meist auf „evidence" Wert gelegt, d.h. der Inspirator aus dem Jenseits muss sich klar durch Maltechnik und Stil ausweisen können.

2. Das Portraitieren Verstorbener

Hierbei zeigen sich Verstorbene in klarer Gestalt, meist wesentlich jünger als zu dem Zeitpunkt, als sie diese Welt verlassen haben. Das Medium malt diese Person ab und schaut, wer unter den Zuschauern die Person auf dem Bild wiedererkennen kann. Oftmals gibt ein anderes Medium noch mentale Botschaften dazu.

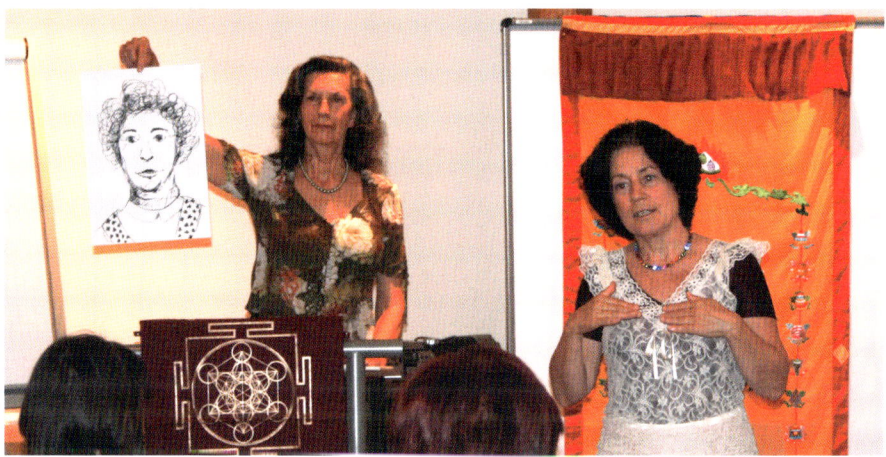

Abb. 62 Ursula Schäfferer in der medialen Zusammenarbeit mit Rosina Sonnenschmidt

3. Das Auragraf oder „die Seele malen"

Diese Medialität orientiert sich eher am Kontakt mit der Seele eines Hilfe- oder Ratsuchenden. Im Medium entsteht ein Bild, das eine symbolische Botschaft für diesen enthält. Die technische Ausführung wird dann oftmals über einen Inspirator aus dem Jenseits möglich. Ein großer Maler dieser Arbeitsweise war der Nürnberger Heinrich Nüsslein. Zu jedem Bild für einen Klienten erhielt er eine Legende oder ein Gedicht, das diesem weiterhelfen konnte. In diesen Bereich fällt auch das Aura-

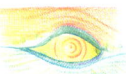

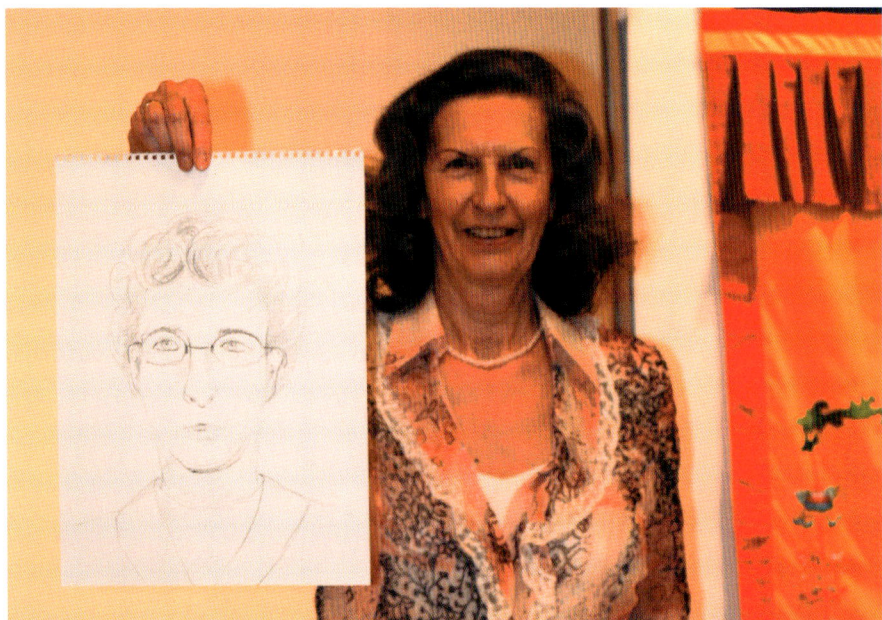

Abb. 63 Ein Portrait aus dem Jenseits

graf, also das mediale, symbolische Malen der Aura einer Person und deren Deutung.

4. Übermittlung von geistigem Wissen und mentalen Botschaften

Die Kunst war stets eine Botschafterin des Geistes und die „Magie der Zeichen" wohnte ihr inne, wie die Werke Dürers zeigen oder der Isenheimer Altar. Die Kupferstiche zu den Werken des Theosophen Jakob Böhme sind hierzu ebenso zu rechnen wie die symbolträchtigen Abbildungen der Alchemisten. Auch Nicholas Roerich sehen wir als Maler geistiger Botschaften. Ein Sonderfall scheint uns die Heilerin und Künstlerin Emma Kunz, die kosmisches Wissen in geometrischen Bildern niederlegte, die sie mit dem Pendel erzeugte.

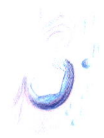

5.3 Inspiriertes Reden und Musik

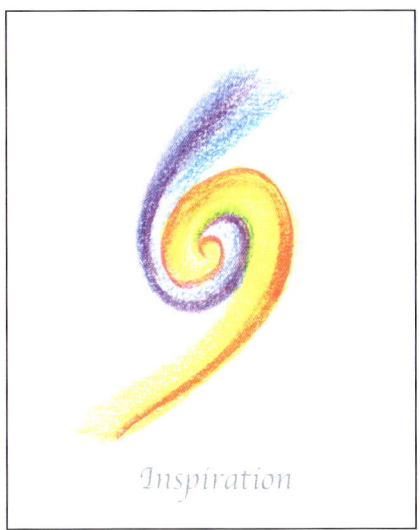

Abb. 64 Inspirationskarte „Inspiration"

5.3.1 Inspiriertes Reden

Wissensvermittlung und inspiriertes Reden

In unserem Buch „Die Kunst zu heilen"[8] haben wir schon über die Inspiration geschrieben, vor allem auch im Zusammenhang mit der Heilkunst. Wir möchten das nun für die Medialität noch etwas weiter ausführen.

Der große Arzt und spirituelle Lehrer Paracelsus hat einmal gesagt, dass es zwei Arten von Wissen gebe. Zum einen das sogenannte „kleine Wissen". Es besteht aus all den Zahlen, Fakten, Erfahrungen und Erkenntnissen, die unser Verstand oder Intellekt gesammelt hat. Es sind die abrufbaren Informationen, die unser Erinnerungsvermögen abgespeichert hat. Diese Art des Wissens verbindet uns mit der stofflichen, also begrenzten, endlichen Welt. Es kommt zustande, indem der Verstand aus einer ganzheitlichen Wirklichkeit all das „abtötet", was er nicht fassen kann. Das „Gerippe", das als Reduktion übrig bleibt, ist der Begriff und das Faktische. Daraus kann Nutzen entstehen, aber kein Leben. Alles, was wir aus der rein materiellen Seite des Lebens ziehen, ist den Gesetzen der Materie unterworfen. Paracelsus beschreibt diese Seite der Welt in folgenden Worten:

„Denn im Corpus ist der Tod, ist auch des Tods subiectum, und ist in ihm anders nichts weder zu suchen noch zu finden, als der Tod: Denn es mag zerstört werden in gar mancherlei Weg."

(Paracelsus , Sämtliche Werke Bd.4, G. Fischer Vlg, Jena 1926)

Aber für Paracelsus gibt es noch die andere Seite, die er das „große Wis-

[8] Sonnenschmidt, Knauss, Krüger „Die Kunst zu heilen" s. Anhang

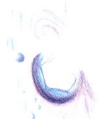

sen" nennt, ein Wissen, das aus dem Göttlichen selbst kommt. Wir könnten dazu auch Allwissen oder Allgegenwart sagen. Dieses Wissen ist nicht lernbar, nicht abrufbar, sondern nur erhältlich für jenen, der sich in die lichten Höhen des Geistes aufzuschwingen vermag. „Be-Geisterung" wird diese Fähigkeit genannt, die die Grundlage für Inspiration bildet. Paracelsus schreibt darüber:

> „DER MENSCH HAT SEINE HOHEIT UND WEISHEIT NICHT VOM ÄUSSEREN KÖRPER. DENN ALLE WEISHEIT UND VERNUNFT, DIE DER MENSCH GEBRAUCHT, IST MIT DEM KÖRPER ALS INNERER MENSCH EWIG."
>
> Paracelsus

In der Schule erfahren und üben wir vor allem die Wissensvermittlung. Eine Rede wird darin stofflich vorbereitet und eingeübt, damit sie aus der Erinnerung wieder abgerufen werden kann. In der Medialschulung dagegen üben wir die andere Seite, das Vertrauen in das höhere Wissen. Wir bereiten uns nicht vor, sondern schauen, was uns eingegeben wird. Zunächst ist dabei natürlich immer noch der Verstand in führender Rolle dabei, denn wir brauchen etwas, um uns daran festzuhalten. Im Laufe der Zeit wächst mit zunehmendem Selbstvertrauen die Kunst der freien Improvisation und irgendwann erreichen wir dann die Stufe, wo uns etwas eingegeben wird. Das können wir natürlich vor allem dann als echt prüfen, wenn es um ein schwieriges Thema geht, über das es wenig faktisches Wissen gibt. Bei den Themen geht es natürlich nicht um Fachthemen, das gehört zur anderen Seite unserer Realität, sondern es geht um spirituelle Themen, Lebensthemen.

Was ist Inspiration?

Die Bedeutung des Wortes „Inspiration" leitet sich von „Einatmung, Einhauchen, Eingebung" ab. In der christlichen Schöpfungsgeschichte atmete Gott und es ertönte das Wort, der Klang, womit die Welt in Erscheinung trat. Nach der Lehre der Indianer schuf Manitu den Menschen aus Lehm und hauchte ihm mit seinem Atem Leben ein. Inspiration ist also eine Art „Anhauchen durch den Geist". Über die Inspiration geschieht im Menschen eine Neuschöpfung, geht in ihm sein Licht auf. Der Atem ist das erhaltende Lebensprinzip, das alles durchströmt. In ihm liegt alles verborgen. Der Atem ist dem Wort und dem Klang am nächsten, weshalb Rede und Musik stets so bedeutend waren.

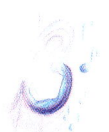

Die Inspiration beginnt in einem Impuls auf unserer Seelenebene. Dort liegt das Saatkorn, das wachsen möchte. Jede unserer Ebenen tut dabei etwas hinzu. Die mentale Ebene gibt die klare Form, die Astralebene die Farbe, die Ätherebene die vitale Energie und die physische Ebene den Begriff.

Wir können die Ebenen z.B. auch an einem Vogel darstellen. Zunächst hören wir von irgendwoher aus der Ferne seinen luftigen Gesang und unsere Gedanken versuchen, ihn zuzuordnen. Dann sehen wir vielleicht seine Farben, die uns berühren und bemerken, wie er sich durch den Baum bewegt. Dann sind wir sicher, dass es ein Rotkehlchen ist. Damit ist der Vogel erkannt und zugeordnet. Wenn alle diese Ebenen angesprochen und im Fluss sind, dann werden wir nicht im Begrifflichen, Ornithologischen stehen bleiben, sondern lebendig von diesem Vogel erzählen können, denn er hat alle Ebenen in uns berührt. Das ist Inspiration.

Ebene	gibt
seelische	Anregung, Inspiration
mentale	Klarheit, Differenzierung und Form
emotionale	Farben, Ausschmückung
ätherische	Lebendigkeit, Begeisterung, Bewegung
physische	Begriff, Satzstruktur

Außerdem hat Inspiration mit Begeisterung zu tun, eine Qualität, die dem Element Feuer zuzuordnen ist. Die Jünger Jesu sprachen in „feurigen Zungen", was nichts anderes als „inspiriertes Sprechen" meint. Die alten tibetischen Lehren sprechen von drei Feuern, die es zu erwecken gilt. In ihrem Sinne muss sich das Inspirierte daher durch drei Feuer-Qualitäten beweisen:

★ „Feuer durch Reibung" – Ausdruck der intelligenten Aktivität; wirkende Kraft; Form – „Wie sage ich etwas?"
★ „Sonnenfeuer" - Ausdruck der intelligenten Liebe; heilende, wärmende, anziehende Kraft; Harmonie – „Wie berühren meine Worte?"
★ „Feurige Ausstrahlung" – Ausdruck des intelligenten Willens; vorwärtsbewegende, positive Kraft; Motiv und Absicht – „Was bewirken meine Worte?"

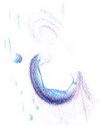

Was braucht es für die Inspiration?

„… DENN NICHTS IST AUS UNS, WIR SIND NICHT UNSER SELBST,
SONDERN GOTTES SIND WIR. DARUM MÜSSEN WIR DURCH IHN ERPROBEN,
WAS IN UNS IST. SEIN IST ES, NICHT UNSER, ER HAT UNS DEN LEIB GEMACHT
UND DAS LEBEN GEGEBEN UND DIE WEISHEIT DAZU.
AUS IHM KOMMEN NUN ALLE DINGE.“

Paracelsus

Jeder Gedanke, den wir in der Erinnerung festhalten können, braucht eine gewisse Schwere und Dichte, damit er sozusagen stofflich werden kann in unserem Gehirn. Wir verbrauchen Energie, um ihn wieder abrufen zu können. Wenn wir uns also auf die Fakten konzentrieren, die wir gesammelt haben, so ist es Arbeit, diese schwerfälligen Formen über die Willenskraft zu bewegen und sie so geschmeidig zurechtzumachen, dass sie an die im Zuhörer vorhandenen Gedankenformen durch ihre Ähnlichkeiten andocken können. Wir befinden uns daher auch in der Welt der ständigen Wiederholung, denn damit etwas Resonanz wecken kann, muss es bei der Masse der Menschen bekannt sein. Alte Muster, kollektive Gedankenformen zu ändern, ist daher mühsame Arbeit, wie jeder weiß. Füllen wir unser Denken mit Gedanken um Gedanken, so bleibt wenig Platz für das Neue, ganz andere. Inspiration bedarf daher zweier Faktoren: ein inneres Leersein und absolutes Loslassen. Solange ein Suchender auf das fixiert ist, was er sucht, mit all seinen Gedanken nur beim Gesuchten ist, wird er es nicht finden. Oftmals geschieht es im Schlaf, während des Träumens oder einer anderen Art des Vergessens, dass urplötzlich das Gesuchte da ist. Viele geniale Eingebungen sind auf diese Weise entstanden. Wir haben ja zuvor gesehen, dass die Gedanken des Verstandes schwer und fest in ihrer Form sind. Wenn wir es lernen, unser Denken leer zu machen, unsere Gedankenformen leer zu halten, dann können diese aufsteigen bis zu hohen Ebenen. Dort werden sie blitzartig gefüllt mit der Inspiration und steigen hernieder. Es braucht vorher das gezielte Suchen, die Fokussierung. Aber dann gilt es loszulassen und abzuwarten, was sich herniedersenkt in unser Denken. Dieses „Leersein“, „in die Stille gehen“ ist nicht einfach zu erlernen, wie jeder Meditierende weiß, denn wir leben heute in einer intellektuellen Gesellschaft, in der Leistungsanspruch und Erwartung von Perfektion in jedem Moment gelten. Das Wollen macht unser Fühlen und Denken verspannt, so dass die entsprechenden Energieebenen zu dicht sind, als dass eine inspirative Gedankenform darin aufsteigen könnte.

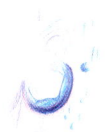

Wir müssen unsere Gedanken zunächst von allem Irdischen freimachen, sprich von all unseren persönlichen Mustern, Werten und Glaubenssystemen. Allein das innere Ziel macht die Hülle der Gedankenform aus.

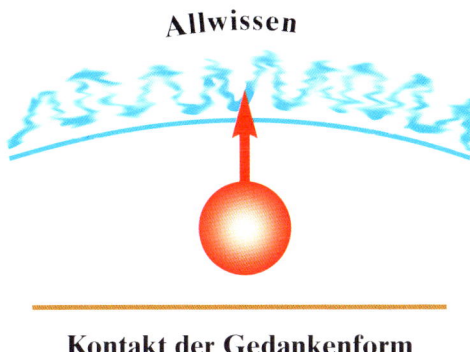

Abb. 65 Kontakt der Gedankenform mit der höheren Ebene

Auf diese Weise leicht kann sie bis zur höheren Bewusstseinsebene, der sogenannten Kausalebene vordringen. Dort entsteht ein Kontakt zur nächsthöheren Ebene. Wiederum können wir das mit einer elektrischen Ladung vergleichen. Unser Verstand hat eine niederere Ladung als die geistige Welt. Daher entsteht beim Kontakt ein Funken, ähnlich als würden wir das Plus- und Minuskabel einer Batterie verbinden. Diesen „geistigen Funken" nennen wir Inspiration.

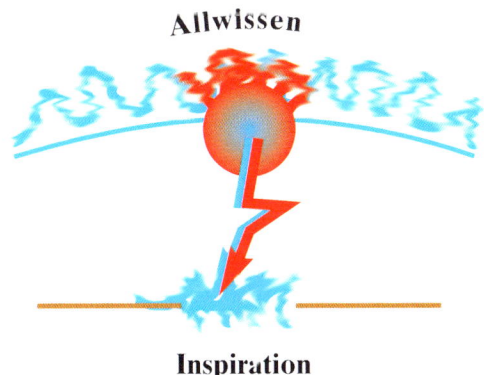

Abb. 66 Das Ergebnis ist Inspiration

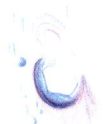

Strömt diese auf richtige Weise durch alle Ebenen wieder nach unten zurück, so zieht sie eine Menge an Energie an, die dann auf der physischen Ebene zum Ausdruck kommt. In diesem Sinne ist Inspiration für den Inspirierten und seine Umgebung belebend, aufbauend, wohltuend und heilsam.

Der studierte Redner bereitet sich auf eine Ansprache vor, entwickelt ein Konzept seiner Rede, hat zumindest stichwortartig den Rahmen beim Sprechen vor sich liegen. Er hat sich vorgenommen, eine bestimmte Rede zu halten und dieses Ziel verfolgt er. Der echt inspirierte Redner dagegen unternimmt im äußerlichen Sinne keine Vorbereitung, aber er wird sich innerlich vorbereiten, z.B. über Meditation. Er lässt sich hineinfallen in das Erleben. Bei den Übungen des inspirierten Sprechens simulieren wir diesen Zustand, indem eine Person ohne Vorbereitung frei über ein Thema sprechen soll. Die Rede wird am Anfang bei den meisten noch kurz sein, da jeder natürlich zu Beginn noch auf seinen Verstand und seine Erinnerung zurückgreift. Geschulte Redner sind daher am Anfang noch im Vorteil. Aber je ungewöhnlicher die Themen werden und je mehr dieses „Feuer der Inspiration" von allen vernommen werden soll, desto schwieriger wird es auch für die erfahrenen Redner. Leicht lässt sich nämlich für die Zuhörer erspüren, ob eine Rede sachlich richtig oder ob sie inspiriert ist. Es ist eine Frage der Energie. Über die vielen Jahre hinweg, in denen wir Menschen schulen, konnten wir immer wieder erleben, welch wunderbare Kräfte über das inspirierte Sprechen ins Fließen kommen und wie es Selbstbewusstsein und Selbstausdruck stärkt. Jeder Mensch ist ein Musiker im Lebensorchester und hat seine Stimme, die nur er spielen kann. Daher besitzt jeder eine wichtige Botschaft, hat etwas zu sagen.

Zusammenfassend jetzt nochmals die Voraussetzungen für die Inspiration:

★ Nichts erwarten, denn das verspannt uns
★ Eine Haltung ohne Leistungsdenken, Ungeduld und Perfektionsanspruch
★ Bereitschaft zu Stille und Leere
★ Vertrauen in das Göttliche und damit in ein höheres Wissen
★ Begeisterungsfähigkeit, was aus einer positiven Lebenshaltung entspringt
★ Vertrauen in die Existenz der eigenen Seelenkraft
★ Fähigkeit, die Ebenen wechseln zu können
★ Eine Haltung der Flexibilität und Weite des Horizontes

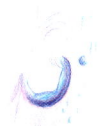

★ Ein Gefühl für das Notwendige
★ Einstimmungskraft
★ Bereitschaft zu dienen

5.3.2 HELLHÖREN UND MUSIK

„WENN ICH AM ABEND DEN HIMMEL STAUNEND BETRACHTE UND DAS
HEER DER EWIG IN SEINEN GRENZEN SICH SCHWINGENDEN LICHTKÖRPER,
SONNEN UND ERDEN GENANNT, DANN SCHWINGT SICH MEIN GEIST ÜBER
DIESE SO VIEL MILLIONEN MEILEN ENTFERNTEN GESTIRNE HIN
ZUR URQUELLE, AUS WELCHER ALLES ERSCHAFFENE STRÖMT
UND AUS WELCHER EWIG NEUE SCHÖPFUNGEN ENTSTRÖMEN WERDEN. –
JA VON OBEN MUSS ES KOMMEN, DAS, WAS DAS HERZ TREFFEN SOLL,
SONST SIND`S NUR NOTEN – KÖRPER OHNE GEIST!"

Ludwig van Beethoven[9]

Die meisten großen Komponisten spürten in sich eine Verbindung zur spirituellen Welt, was sich durch ihre zahlreichen Aussagen zu diesem Thema belegen lässt. Viele beschrieben ihre Arbeit als eine mediale. Sie hörten die Musik schon komplett fertig als „Sphärenmusik", bevor sie diese niederschrieben. Ihre Arbeitsweise entspricht also der eines Mediums.

„MAN VERGISST ALLES UM SICH HERUM, DIE SEELE ERBEBT VON EINER
UNFASSBAREN, UNSAGBAR HIMMLISCHEN ERREGUNG.
DIESER ZUSTAND HAT ETWAS NACHTWANDLERISCHES.
UNMÖGLICH, SOLCHE AUGENBLICKE ZU SCHILDERN.
DAS WAS IN EINEM SOLCHEN ZUSTAND ZU PAPIER GEBRACHT WIRD ODER
AUCH NUR IM GEHIRN HERANREIFT (DENN HÄUFIG STELLEN SICH SOLCHE
SCHÖPFERISCHEN MINUTEN DANN EIN, WENN EINE SOFORTIGE
NIEDERSCHRIFT NICHT MÖGLICH IST), IST IMMER GUT,
UND WENN KEINE ÄUSSERE STÖRUNG AN JENES ALLTAGSLEBEN ERINNERT,
SO ENTSTEHT EINE HÖCHSTLEISTUNG. –
MAN DARF NICHT AUF DIE ERLEUCHTUNG WARTEN.
SIE IST EIN GAST, DER DIE TRÄGEN UNGERN BESUCHT.
DIE INSPIRATION ERSCHEINT NUR JENEM, DER SIE RUFT."

Peter I. Tschaikowsky[10]

Einige für die mediale Arbeit interessante Gesetze finden sich hier. Zum

9, 10 siehe: Zitatensammlung „Paradies aus Klängen"

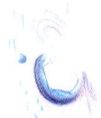

einen das Vergessen seines Alltagsbewusstseins, hin zu einem Alpha-Zustand, der ein inneres Arbeiten möglich macht. Ungestörtheit ist wichtig, was wir ja aus der Zirkelarbeit kennen. Zum anderen,
dass die Inspiration meist nicht dann kommt, wenn wir uns präpariert haben und darauf warten. Ja, dieses Warten verhindert sie geradezu. Dies kennen wir alle. Die Anrufung oder das Bitten ist eine wichtige Regel. Was Tschaikowsky hier mit knappen Worten beschrieben hat, ist nichts anderes als die Gesetzmäßigkeiten medialen Tuns.

> „NACH EINER IN FIEBER UND SCHLAFLOSIGKEIT VERBRACHTEN NACHT
> ZWANG ICH MICH DES ANDEREN TAGES ZU WEITER FUSSWANDERUNG.
> AM NACHMITTAG HEIMKEHREND, STRECKTE ICH MICH TODMÜDE AUF EIN
> HARTES RUHEBETT AUS, UM DIE LANGERSEHNTE STUNDE DES SCHLAFES ZU
> ERWARTEN. SIE ERSCHIEN NICHT; DAFÜR SANK ICH IN EINE ART
> SOMNAMBULEN ZUSTAND, IN WELCHEM ICH PLÖTZLICH DIE EMPFINDUNG
> ERHIELT, ALS OB ICH IN EIN STARK FLIESSENDES WASSER VERSÄNKE …“

Richard Wagner, Inspiration zu Rheingold[11]

Auch hier wieder der somnambule, tranceartige Zustand, in welchem der Künstler von der Inspiration ergriffen wird. Die beiden folgenden Zitate zeigen dieses Gefühl des Geführtwerdens, was ein Medium stets erlebt, wenn es von einem „nichtinkorporierten" Wesen berührt wird.

> „ICH SAGE DIR, MIR IST MANCHMAL SELBST UNHEIMLICH ZUMUTE
> BEI MANCHEN STELLEN, UND ES KOMMT MIR VOR,
> ALS OB ICH DAS GAR NICHT GEMACHT HÄTTE."

Gustav Mahler[12]

> „WÄHREND DIE IDEEN AUF MICH EINSTRÖMTEN – DIE MOTIVE, THEMEN,
> MELODIEN, DAS HARMONISCHE GEWAND, DIE INSTRUMENTATION – KURZ,
> DIE GESAMTE MUSIK, TAKT FÜR TAKT, WAR MIR,
> ALS DIKTIERTEN MIR ZWEI GÄNZLICH VERSCHIEDENE WESENHEITEN.
> ICH WAR MIR DER HILFE EINER ANDEREN ALS EINER IRDISCHEN KRAFT
> BEWUSST, DIE AUF MEINE BESTIMMTEN VORSTELLUNGEN EINGING."

Richard Strauß[13]

Manche Komponisten wie Brahms berichten, dass sie das Gefühl hätten, als ob ihre Hand beim Schreiben geführt werde, was uns sofort an das automatische Schreiben in der Medialität erinnert. Viele Musiker be-

---

[11,12,13] siehe: Zitatensammlung „Paradies aus Klängen"

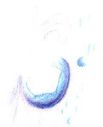

richten, dass sie am besten in einen inspirativen, selbstvergessenen Zustand kommen, wenn sie sich bewegen. Brahms pflegte lange Spaziergänge, Mozart liebte das Komponieren während der Reisen.

Einen interessanten Ansatz der Verbindung von Hellhören und Hellsehen beschreibt der Theosoph Charles Leadbeater. Er berichtet, dass Musik sich für den hellsehenden Menschen als feinstoffliche Formen und Farben zeige. Diese Gebilde, die natürlich vor allem die musikalische Idee eines Werkes widerspiegeln, nehmen grandiose Formen an, die praktisch den Konzertraum umhüllen und die auch einige Zeit nach dem Konzert noch erhalten bleiben. Jeder Komponist habe einige typische feinstoffliche Formelemente in all seiner Musik, ähnlich der unverwechselbaren Handschrift eines Menschen. Natürlich werden diese Formen noch zusätzlich variiert durch die Art der Instrumente und die Aura der ausführenden Musiker. Die Qualität der Musiker, ob sie beseelt oder einfach technisch mechanisch spielen, mache die Stärke der Leuchtkraft dieser Gebilde aus. Leadbeater beschreibt, dass für ihn als Medium Tonleitern und Arpeggien wie lassoähnliche Kurven und Bögen erschienen. Chorgesang zeige sich ihm als bunte Perlen, die auf eine Art Silberfaden der Melodie aufgereiht seien. Wenn er mehrstimmig ist, verbinden sich verschiedenfarbige und unterschiedlich strukturierte Fäden untereinander. Militärmusik produziert einen langen Strom von rhythmisch pulsierenden Formen. Wenn Hymnen während einer Prozession gesungen werden, so erscheinen präzise rechtwinklige Formen, ähnlich den Schienen eines Zuges. Aber nicht nur Musik erzeugt solche Formen im Astralen oder Mentalen, jedes Naturgeräusch und jeder Tierlaut ebenfalls. Die Wellen des Meeres erzeugen wellenförmige parallele Linien von sich ständig ändernden Farben, die sich in einem Sturm zu wahren Bergketten türmen können. Der Gesang der Vögel erscheint als sich windende Linien und Kurven aus Licht. Lerchengesang gleicht goldenen, schwebenden Kugeln, während der Schrei eines Papageis eher einer amorphen Masse ähnelt. Das scharfe Bellen eines Hundes erzeugt fast gewehrähnliche Projektile, die die Energie des Astralkörpers eines Menschen aus dem Gleichgewicht bringen können. Das Schnurren der Katze erzeugt konzentrische, rosafarbene Schleierformen, die das Tier einhüllen. Das Blöken einer Herde Schafe erscheint als nebelartige Wolke mit vielen Punkten. Jeder Laut, jeder Klang erzeugt also eine astrale und mentale Form.

Das wohl bisher einzig bekannte Musikmedium neuerer Zeit, wenn wir

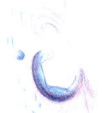

die Künstler außer Betracht lassen, war Rosemary Brown. Diese Dame besaß nur ganz rudimentäre Klavier- und Musikkenntnisse. Sie war aufgrund dieser Voraussetzungen nicht fähig, eigenständig Künstlerisches aus sich heraus zu erschaffen, aber als Medium schrieb sie „im Auftrag" verstorbener Komponisten deren „neueste" Werke nieder. Die Musikwelt war zweigeteilt. Die einen bezeichneten ihre Arbeit als Scharlatanerie, während viele andere Musikfachleute erstaunt waren über die Stilechtheit und handwerkliche Kunst „ihrer" Werke. In der Tat gibt es natürlich unter der immensen Menge an Werken, die Rosemary Brown als „Sekretärin" der großen Meister niederschrieb, natürlich auch schwächere. Trotzdem wüsste ich keinen studierten Musiker, der solche Werke verfassen könnte. Immerhin hat die Firma Philips zwei Schallplatten mit diesen Werken veröffentlicht, die leider heute nicht mehr zu bekommen sind.

Dass das Hellhören weniger häufig vertreten ist, scheint uns kulturbedingt. Unser Focus heute ist sehr auf das Visuelle und Greifbare ausgerichtet und schon der Harmoniker Hans Kayser fragte sich, wie wohl unsere Welt aussähe, wenn von unseren Sinnen das Hören absolute Priorität hätte? Sehen und Greifen sind näher an der Materie. Mit dem Hören dringt man in die feinstofflichere Seite des Lebens ein. Wir sind sicher, dass es eine ganze Menge Menschen gibt, die hellhörig begabt sind, dies nicht wissen oder nicht damit arbeiten, weil es vor allem Schriften über das Hellsehen gibt.

Dass Musik magische Wirkungen erzeugt, ist durch unendlich viele Berichte aus allen Jahrhunderten überliefert. Und immer wieder berichten Menschen auch von Erlebnissen, die wirklich medialen Wahrnehmungen, sprich Hellhören, zugerechnet werden müssen.

„Perzipient war ein in den Vereinigten Staaten wohlbekannter Ingenieur, ein Freund des berühmten Philosophen H. Spencer. Er war sehr musikalisch. Er erklärte, dass die transzendentale Musik, welche er verschiedene Male hörte, an Schönheit alles übertrifft, was an irdischer Musik geboten werden kann. Dieser Sensitive hörte Chöre, darin abwechselnd Solostimmen. Besonders war eine Tenorstimme so hinreissend, dass er sie – wie er sagt – unter tausend Stimmen wiedererkennen würde. Anfangs glaubte er Opfer einer Autohypnose zu sein, aber allmählich musste er sich überzeugen, dass er in solchen Momenten wirklich in Beziehung trat zu den geistigen Sphären. Eines Tages hatte er eine Sitzung mit dem grossartigen

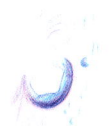

Trancemedium Mrs. Hollis-Billing. Beide kannten sich bis dahin nicht. Während des Trance-Zirkels fragte ihn das Medium, ob er wisse, wer mit jenem herrlichen Tenor singt? Der Ingenieur war überrascht und fragte das Medium nach dem Namen.

Die Antwort war: Es ist ein italienischer Musiker mit Namen Porpora. Er habe schon oft versucht, sich per Stimme hörbar zu machen, aber nur mit ihm sei das bisher gelungen. Der Ingenieur eilte nach Hause und fand in einem Musikbuch tatsächlich diesen Musiker verzeichnet."

Fritz Stege

Der Arzt und Musiker Dr. Fritz Stege, der in seinem Buch „Das Okkulte in der Musik" (1925) einen wahren Schatz an Überlieferungen zusammengetragen hat, berichtet von einer jungen Dame, deren Talente er selbst überprüfen konnte. Die Dame hieß Annelies Knösel und war in der Lage, sich selbst in Trance zu versetzen und dann zu musizieren. Dieser Fall ist insofern von besonderer Bedeutung, da hier das Thema Reinkarnation mit anklingt, denn schon als Mädchen erinnerte sie sich, dass sie früher (in ihrem vorherigen Leben) dirigiert habe. Sie brachte also ein Wissen aus ihrem vorherigen Leben mit. Und da kommen wir zu etwas, was Paracelsus immer wieder in seinen Schriften über „Erziehung und Lernen" geschrieben hat, dass Lernen nur ein Erwecken und Ermahnen von etwas bereits Vorhandenem sei. Alles liegt in einem Menschen an Talenten verborgen. Stege berichtet nun Folgendes über das Musikmedium:

„Sie ist aus München gebürtig und hat nach Angabe der Eltern keinerlei musikalischen Unterricht genossen. Als zirka 5-jähriges Kind machte sie ihre erste Bekanntschaft mit dem Klavier, wobei sie unbewusst beide Hände auf die Tastatur legte und ein harmonisches Gebilde in Form eines allerliebsten Kinderstückchens als erste mediale Produktion erzeugte. In diese Zeit fallen eigenartige Erinnerungen scheinbar aus dem früheren Leben, die außer mir auch allen anderen Anhängern der Reinkarnationslehre nicht unglaubwürdig erscheinen werden. Noch bevor sie das erste Orchester gesehen hatte, sagte sie zu ihrer Mutter: „Weisst du, ich habe früher einmal so gemacht", und die Händchen des Kindes vollführten Taktierbewegungen. „Und bei mir waren lauter Leute, die machten so", und das Mädchen ahmte Bewegungen von Instrumentalspielern nach. Mit

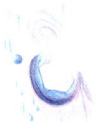

VORRÜCKENDEM ALTER VOLLENDETEN SICH SELBSTSTÄNDIG IHRE
PIANISTISCHEN FÄHIGKEITEN, OHNE DASS SIE IRGENDWELCHE
NOTEN- ODER TONARTENERKENNTNISSE ERWARB. NACH DEM
SCHRIFTLICHEN ZEUGNIS EINES MUSIKLEHRERS VERMOCHTE IHR DIESER
NICHTS MEHR BEIZUBRINGEN …"

Fritz Stege

Wenn wir solche Erlebnisse aus der Sicht des Musikers betrachten, so sollte in uns der Gedanke reifen, dass es durchaus wahrscheinlich ist, dass ein verstorbener Komponist bei der Aufführung seiner Werke wohl anwesend sein und die Musiker inspirieren kann. Vielleicht kommen auf diese Weise die sogenannten „Sternstunden" der Musik zustande.

5.3.3 DIE KLÄNGE DER AURA

„ DIE URSPRÜNGE DER MUSIK LIEGEN WEIT ZURÜCK.
SIE ENTSTEHT AUS DEM MASSE UND WURZELT IM GROSSEN EINEN …
DIE KÖRPERLICHE GESTALT IST INNERHALB DER WELT DES RAUMES,
UND ALLES RÄUMLICHE HAT EINEN LAUT …
ALLE MUSIK WIRD GEBOREN IM HERZEN DES MENSCHEN.
WAS DAS HERZ BEWEGT, DAS STRÖMT IN TÖNEN AUS;
UND WAS ALS TON DRAUSSEN ERKLINGT,
DAS BEEINFLUSST WIEDER DAS HERZ DRINNEN."

Lü Bu We

Viele Bücher gibt es über die Farben der Aura. Selten hört man dagegen von anderen Ausdrucksmitteln der Aurawahrnehmung. Dabei beinhaltet das lateinische Wort „Aura" vor allem die Bedeutung von „ Luft, Hauch, Atem und Duft". Am Anfang der Schöpfung war bekanntlich auch der Atem Gottes, das Wort, der Klang und der Ton, bevor die Farben und Formen kamen. Gott erschuf die Welt in einer Art magischem Akt. Er atmete ein, konzentrierte seine Kraft im Zentrum. Danach atmete er aus und in diesem Akt der Evokation trat die Sinfonie der Welt in Erscheinung. Hauch, Atem und Klang waren daher stets mit dem göttlichen Geist verbunden, mit der Magie seines Schöpfungsaktes.
Alles in der Natur hat seinen Klang. Jedes Holz, jeder Stein hat seinen ureigenen Klang. Die Qualität eines Metalls und die Echtheit der Geldmünzen hat man früher am Klang festgestellt. Besonders deutlich wird die Unterscheidungskraft unseres Gehörs in der Tierwelt, wo wir zum

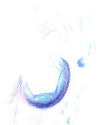

Beispiel jeden Vogel an seinem Gesang unterscheiden können. Der Mensch pflegt zu pfeifen und zu singen, wenn er begeistert und eins mit dem Leben ist. Jeder hat seinen eigenen hörbaren Schritt, der sich über den Rhythmus des Gehens äußert, er hat einen hörbaren Atem und das Rauschen seines Blutes. Jeder hat auch seinen eigenen Stimmklang und oft schon körperbedingt ein Verhältnis zu einer bestimmten musikalischen Instrumentengruppe. In der musikalischen Früherziehung versucht man über Sympathie zu bestimmten Klängen und über körperliche Disposition herauszufinden, welches Instrument einem Kind gemäß ist. Über Klänge drücken wir uns aus und ein Musikinstrument ist sozusagen ein „verlängertes Organ" dafür. Hören, Lernen und Begriffsbildung hängen ebenfalls eng zusammen. Denken wir nur an die Bedeutung der Silben und Namen, wenn Kleinkinder sprechen lernen.
Inzwischen ist wissenschaftlich erwiesen, dass die Vorgänge im Ohr nur ein Teilaspekt beim Hören sind. Wir hören eigentlich mit dem ganzen Körper. Hören ist also schon auf der rein physischen Ebene eine ganzheitliche Wahrnehmung. Gleichzeitig haben wir die Fähigkeit, Klänge zu modulieren, sie „zurecht" zu hören. Wir hören, was wir hören möchten oder gespeichert haben.

Viele sind durch die geschichtliche Entwicklung des Auralesens ganz auf den Sehsinn fixiert. Dabei ist die Aura vor allem auch ein klingendes Energiefeld. Klänge wirken schöpferisch und formbildend, was wir in den sogenannten Chladnischen Klangformen finden oder auch in den Wasserbildern, wie sie Alexander Lauterwasser erforscht hat. Ein Großteil unseres Körpers besteht aus Flüssigkeit, weshalb uns gerade die Wasserbilder deutlich vor Augen führen, was passiert, wenn Klänge auf unseren Körper einwirken.

Die Wahrnehmung, wie ein Mensch klingt, geschieht primär durch das Hellhören. Wären nicht so viele Menschen auf das Hellsehen fixiert, gäbe es mehr Hellhörigkeit, denn wir erleben in unserer Schulung immer wieder, dass diese Gabe weitaus häufiger vertreten ist als vermutet. Das Hellhören erschließt uns andere Teile der Wirklichkeit als das Sehen. Schauen wir uns die Unterschiede an:

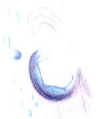

Sehen	Hören
innere Vision	innere Stimme
Gott offenbart sich	Gott spricht
Vision, innere Schau	Telepathie, Inspiration
Ziel: unmittelbares Erkennen	Ziel: Glückseligkeit
Schönheit	lebendige Wachheit (Klänge wecken auf), Gewissen
Ausstrahlung	Resonanz
Vision, Perspektive, organisieren, Abfolgen erkennen, lineare Zeit (nacheinander), nachahmen von Bewegungen, vergleichende Erkenntnis, wiedererkennen	Orientierung, Gleichgewicht, Harmonie, Gleichzeitigkeit (vielstimmig), Ausdruck, Artikulation, Erinnerung, Erlebnis
Vielfalt; Beziehung der Formen, Umgebung, äußerer Raum, enthüllt das Äußere	Innerer Raum, Stimmungen, Kommunikation, Mitteilungskraft, enthüllt das Innere
Schatten: Illusion	Schatten: Obsession

Harald Knauss, Musiker und Musikmedium, sagte hierzu in einem Interview:

„Wenn ich Farben um einen Menschen herum sehe, so komme ich in seinen „Schein", seine Ausstrahlung hinein. Ich erkenne seine Schönheit und Fülle. Die Menschen gehen bereichert von einer solchen Sitzung nach Hause. Habe ich aber in meiner medialen Arbeit sofort einen klanglichen Eindruck, so entsteht eine Inspiration vom inneren Wesen des Menschen und ein Resonanzfeld. Ein solcher Mensch geht wacher nach Hause, er hat eine Orientierung erhalten, die ihn letztendlich mehr in das Glücklichsein führt. Da ich über beide Sinne gut arbeiten kann, habe ich einen Vergleich beider Wahrnehmungsarten. Es ist zu berücksichtigen, dass bei der medialen Arbeit natürlich auch stets das „Instrument", also zum Beispiel die Art und Bildung des Mediums, eine Rolle spielt. Ich als studierter Musiker erhalte sehr viel differenzierte Eindrücke, da ich in dieser Welt zu Hause bin. Ich kenne hellhörige Medien, die zwar Musik lieben, aber wenig darüber wissen. Die bekommen

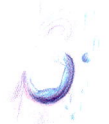

zum Beispiel Eindrücke von Glocken, Klangspielen, gehörter Musik oder Stimmen, die ihnen ihre Informationen bei einer Sitzung geben.

Was höre ich nun mit den Menschen, welche Klangphänomene stellen sich ein? Für mich ist die Aura wie eine Partitur, eine Komposition und die Seele des Menschen der Komponist. Wie der Musiker schon beim Durchlesen einer Partitur einen Klangeindruck bekommt, so ergeht es mir mit der Aura. Die nachfolgende Aufzählung gibt die Art meiner Eindrücke wieder, die sich bei einer Auralesung einstellen, wobei die Reihenfolge der Wahrnehmungen sehr unterschiedlich sein kann, was auch die Priorität von Themen bei einem Menschen anzeigt:

1. Zunächst höre ich eine bestimmte Art von Klang (hoch, tief, obertönig etc.) und auf welche Art sich dieser bewegt (schnell, langsam, sprunghaft etc.). Ich höre diesen Klang innerhalb des Energiefeldes eines Menschen, so als wäre die Aura eine Art Notenlinie. Das gibt mir einen Eindruck über die momentane Energetik eines Menschen. Manchmal höre ich diesen Klang mit einem bestimmten Musikinstrument verbunden, was mir einen Eindruck von der Grundstimmung des Menschen gibt.
2. Ich höre einen Rhythmus mit diesem Klang, was die Art eines Menschen anzeigt, wie er durch die Welt geht und welche Einstellung er zu ihr hat. Höre ich zum Beispiel einen geraden Takt, so deutet das darauf hin, dass dieser Mensch eher verstandesmäßig auf die Welt zugeht und Sicherheit braucht. Ein Dreiertakt weist mehr auf Kreativität, Beweglichkeit oder auch tänzerische Begabung hin.
3. Es stellt sich eine Melodie ein, was für mich ein Ausdruck der Seelenschwingung eines Menschen ist. Hier finde ich sein Leben verzeichnet, so weit es mir erlaubt ist, dieses wahrzunehmen.
4. Meist bekomme ich zum Schluss einen Ton, manchmal auch einen Vokal, der für den Klienten selbst bestimmt ist. Ich nenne ihn Heil- oder Lebenston, weil er eben eine bestimmte Energie, eine bestimmte Qualität im Klienten aktivieren soll, um ihm damit voranzuhelfen. Da ist Arbeit angesagt, was bedeutet, dass ich den Klienten den Ton anstimmen lasse und mit ihm arbeite, durchaus auch mit Körperbewegung. Geschieht dies während eines öffentlichen Auftritts, so ist für jeden im Saal sofort die geistige Präsenz zu spüren, die über den Ton hereinkommt und die Veränderung im Energiefeld der Person ist beeindruckend.

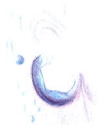

Das ist für uns das Beeindruckendste an der Arbeit mit der Musik, dass sie den Menschen in seiner ganzen Tiefe zu erfassen vermag und wirklich sofort etwas bewegt. Es ist ein überaus beglückendes Erlebnis und nicht selten erleben wir es, dass einige Zeit später Briefe von Klienten kommen, die plötzlich die Musik für sich entdecken, die ein Instrument erlernen oder in einem Chor mitsingen, obwohl sie oftmals traumatische Erlebnisse in Bezug auf Musik und Stimme aus der Kindheit haben. Sie berichten, dass sie mit Hilfe der Musik gesünder, glücklicher und stabiler in ihrem Leben geworden seien. Damit wird auch der Sinn von Medialität erreicht, den das berühmte hellhörende Medium Albert Best einmal so formuliert hat:

„WIR KÖNNEN NIEMANDEN VON IRGENDETWAS ÜBERZEUGEN. WIR KÖNNEN NUR EINEN SAMEN LEGEN. DAS HÖCHSTE, WAS WIR ERREICHEN KÖNNEN, IST, DASS WIR MENSCHEN DAZU ANREGEN KÖNNEN, MEHR ÜBER SICH HERAUSZUFINDEN. WIR KÖNNEN NICHT DEN SCHMERZ ÜBER EINEN VERLUST WEGNEHMEN, ABER WENN WIR ES SCHAFFEN, DA HOFFNUNG ZU GEBEN, WO ES VORHER KEINE GAB, DANN HAT SICH UNSERE ARBEIT GELOHNT."

5.3.4 HEILENDE KLÄNGE

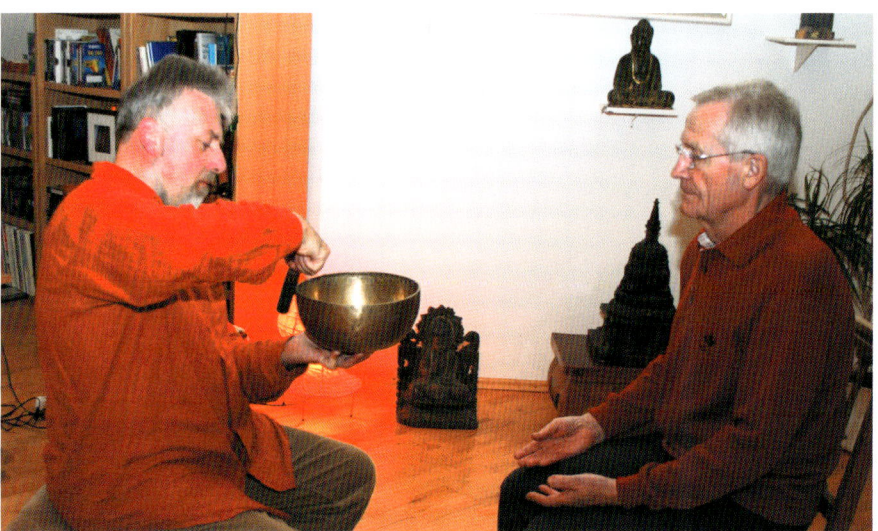

Abb. 67 Harald Knauss bei der Arbeit mit Klängen

Als Musiker hat Harald Knauss natürlich ein Faible für das Hören und daher spielen Musik und Klang auch in seiner medialen Arbeit eine

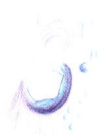

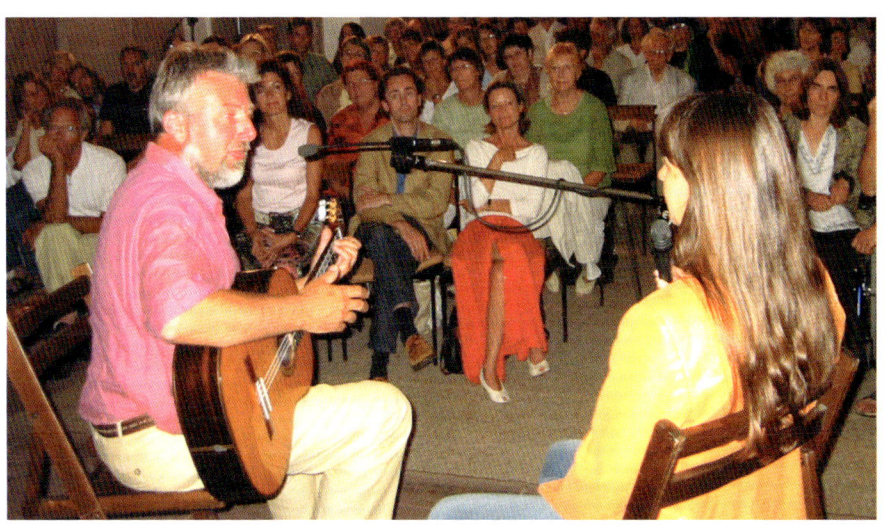

Abb. 68 Harald Knauss demonstriert dem Publikum seine Auraarbeit mit Klängen

wichtige Rolle. Der Hörsinn kann nicht nur einen Eindruck von einer Person übermitteln, sondern z.B. auch wunderbare Hinweise auf einen Heilungsweg geben. Schon in mancher Sitzung bekam Harald Knauss medial Musik für einen Patienten übermittelt und das Hören oder Singen dieser Musik hat unglaublich viel bewirkt. Ein Beispiel dazu:

„ES WAR EIN ÖFFENTLICHER HEILERABEND, ALS EINE DAME IHREN MANN IM ROLLSTUHL NACH VORNE BRACHTE. DER MANN SASS GEISTIG ABWESEND, IN SICH VERSUNKEN DA. ICH WAR GERADE DABEI, DIE HÄNDE AUFZULEGEN, ALS EINE STIMME MICH ANWIES, BEI IHM MIT MUSIK ZU ARBEITEN. KLÄNGE VON TANZMUSIK DRANGEN AN MEIN OHR UND ICH SAH EINEN JUNGEN MANN, DER DEM MANN VOR MIR SEHR ÄHNLICH WAR, BEGEISTERT TANZEN. ICH ERZÄHLTE IHM MEINE WAHRNEHMUNGEN UND FRAGTE, OB ER GERNE TANZMUSIK GEHÖRT HABE, EIN AUSGELASSENER TÄNZER GEWESEN SEI, EIN SCHWARM DER DAMEN…? ER ERHOB DEN KOPF UND SEIN BLICK WURDE WACHER. ER NICKTE. ICH FUHR FORT, ERZÄHLTE IHM, DASS ICH EIN KURIOSES INSTRUMENT VOR MIR HÄTTE, EIN KLAVIER, DAS ABER EIGENTLICH KEINES SEI. ICH HÄTTE KEINE AHNUNG, WELCHES INSTRUMENT DAS SEI, ABER ER HABE ES FRÜHER GESPIELT UND OB ER MIR HELFEN KÖNNE. ER SCHMUNZELTE UND SAGTE, DASS ER FRÜHER BEGEISTERT „SCHIFFERKLAVIER", ALSO AKKORDEON GESPIELT HABE. ICH FRAGTE IHN, WARUM ER JETZT NICHT MEHR SPIELE. ER WIES AUF SEINEN KÖRPER UND SAGTE, DAS GINGE JA NICHT MEHR. ICH WAR SEHR ERSTAUNT, DENN SEINE HÄNDE SCHIENEN MIR NICHT BETROFFEN VON DER KRANKHEIT. DIES TEILTE

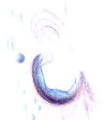

ICH IHM MIT UND NUN WAR ES AN IHM, MEHR ALS ERSTAUNT ZU SEIN.
ER WAR SO FIXIERT AUF SEINE KRANKHEIT, AUF DAS VERSAGEN SEINES
KÖRPERS, DASS ER DIE MUSIK VERGESSEN HATTE. ICH BAT IHN DOCH
WIEDER DAS AKKORDEON HERVORZUHOLEN UND MUSIK ZU MACHEN. ER
LACHTE UND VERSPRACH MIR DIES. NACH DEM ABEND KAM SEINE FRAU ZU
MIR UND BEDANKTE SICH. SIE ERZÄHLTE DANN, DASS SIE NICHT WEGEN
SEINER KRANKHEIT AN SICH GEKOMMEN SEI, SONDERN WEGEN SEINER
DEPRESSIONEN UND SEINEM VERSIEGENDEN LEBENSMUT. ICH HATTE
NATÜRLICH GEDACHT (VERMUTUNG MEINES INTELLEKTES), ER WOLLE
WIEDER GEHEN KÖNNEN. ALSO WAREN WIR BEIDE SOZUSAGEN FIXIERT.
FRÜHER SEIEN VIELE FREUNDE ZU BESUCH GEKOMMEN UND IHR MANN
HABE MUSIK GEMACHT. JETZT SEIEN SIE VÖLLIG VEREINSAMT. ER HAT ES
WIRKLICH UMGESETZT UND ICH ERHIELT EINEN BRIEF MIT FOTO, WIE ER
WIEDER FREUDIG AKKORDEON SPIELTE UND VIELE FREUNDE BEGEISTERT
MITSANGEN.“

Harald Knauss

Manchmal sind es uralte, starke Erinnerungen, die mit der Musik em-
porsteigen. So oft haben wir das in unserer Praxis erfahren, denn der
klangliche Ausdruck ist ein ganz entscheidender Quell für unser Selbst-
bewusstsein, unseren Selbstwert und unsere Lebensfreude. Klangliche
Erfahrungen können traumatisch in dem Sinne sein, dass es Erfahrungen waren, die unsere Kreativität und Originalität abgewürgt haben.
Schon überaus häufig haben wir erlebt, dass wir z.B. bei einem Klienten
oder einer Klientin eine Singstimme wahrnehmen und wir sie fragen, ob
sie singe oder gerne singen würden. Da kommt dann meist die Antwort,
sie hätten als Kind gerne gesungen, aber die Eltern oder Lehrer hätten
gesagt, sie sollten lieber aufhören, es würde einfach grauenvoll klingen
und sie seien überhaupt nicht begabt. Das drängt die kreative Energie
des Solarplexus total nach innen und kann extreme Folgen für Leben
und Gesundheit haben. Und wie positiv verändern diese Menschen sich,
wenn sie plötzlich den Mut bekommen, diesen Faden von damals wieder
aufzugreifen und plötzlich Singunterricht nehmen oder in einen Chor
eintreten.
Aber es können in der medialen Wahrnehmung auch konkrete Instrumente oder eine bestimmte Musik auftauchen, die entweder direkt oder
energetisch eine Bedeutung für den Klienten haben. Auch Dreiklänge
oder Rhythmen stellen sich manchmal ein.[14] Besonders interessant ist
diese Art des medialen Arbeitens natürlich für Musiker.

[14] Über die Bedeutung von Klängen, Instrumenten etc. s. „ Heilende Klänge für die Seele“ im Anhang

228

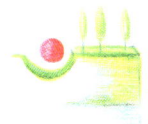

5.4 GEISTIGES HEILEN UND HELLFÜHLEN

5.4.1 GEISTIGES HEILEN

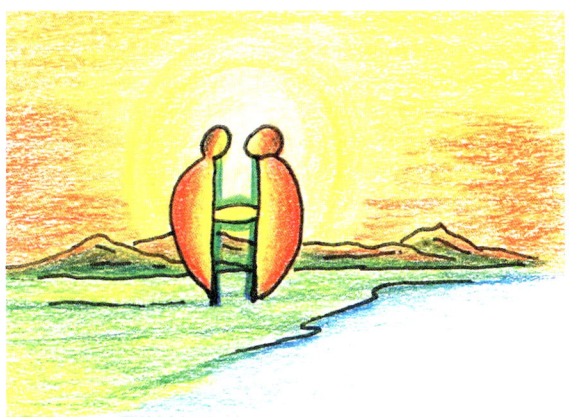

Abb. 69 Auragraf zum „H" wie „Heilung" [15]

Über das Geistige Heilen hat Harald Knauss schon ausführlich in seinem gleichnamigen Buch geschrieben[16] und wir verweisen daher auf dieses Standardwerk. Es bringt Klarheit auch in die Begrifflichkeit des Geistigen Heilens. Der große Arzt und Mystiker Paracelsus legte mit seinen Gedanken auch die Grundlage für die Spiritualisierung der Heilkunst. Vier seiner Grundgedanken halten wir in Bezug auf das Geistige Heilen für besonders wichtig:

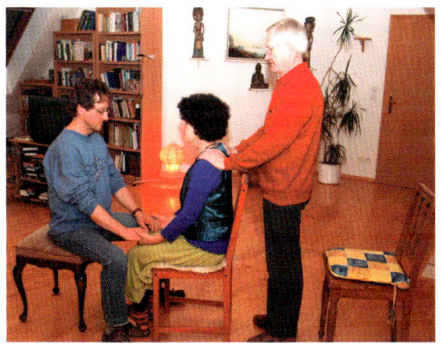 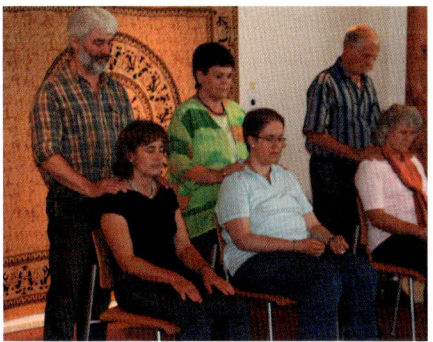

Abb. 70 Heilungssitzungen

[15] Aus dem „ABC des spirituellen Heilens", s. Anhang
[16] Harald Knauss, Geistiges Heilen, s. Anhang

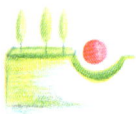

1.) Es gibt nichts Totes in der Natur, überall ist Leben. Lediglich die Form einer Erscheinung mag wechseln. Sterben bedeutet kein Aus, sondern ist ein Akt der größtmöglichen Veränderung und damit Erneuerung.

2.) Jedes Wesen besteht aus zwei Anteilen: einem Körper (Materie) mit seiner Form, der endlich ist und unvollkommen sein kann. Einer Seele, die ewig und immer vollkommen ist. Die Seele ist die Matrix, Urform oder das Vorbild der körperlichen Erscheinung. Dadurch ist Heilung möglich, denn dies bedeutet die Umwandlung des Unvollkommenen in das Vollkommene.
Beide Anteile gilt es anzuerkennen und deren Gesetze zu beachten.

3.) Jeder Mensch besitzt einen „inneren Arzt". Wir wählen lieber diesen Ausdruck, anstelle des technischen Begriffes der Selbstheilkraft. Ohne diesen inneren Arzt könnte der Mensch keine Stunde auf dieser Erde überleben. Kein äußerer Arzt oder Heiler kann von außen Heilung bewirken. Er kann nur stimulierend und unterstützend auf den inneren Arzt einwirken, der dann die Heilung bewirkt.

4.) Gott, das Göttliche, Ewige ist der erste Arzt, wobei für Paracelsus dies keine Person ist, sondern die höchste, kosmische Intelligenz. Aus dem Göttlichen kommen alle „Handwerke und Künste", strömt das große Licht und das kosmische Wissen. Daher muss man sich an ihn wenden. Er vermag alles durch seine Weisheit und Kunst. Er beschränkt sich nicht auf eine Richtung, sondern wirkt durch alles. Daher sollen wir nicht werten und ausschließen, sondern in der Vielfalt das göttliche Wirken erkennen.

Ohne dass man sich dieser grundlegenden Wirklichkeiten bewusst ist, kann man das Wirken von Geistigem Heilen nicht verstehen. Immer wieder gilt es zu betonen, dass jegliche Technik und alles Funktionale zur materiellen Ebene und zur Ich-Ebene gehören. Das bedeutet keinerlei Wertung, denn das funktionale Arbeiten eines Chirurgen kann höchst heilsam sein, wie wir alle einsehen werden. Nur weil sich jemand Geistheiler nennt, ist er kein besserer, effizienterer „Arzt". Alle diese Begriffe bezeichnen doch nur die Ebene, auf der jemand wirkt. Und wie ein Chirurg durch seine Präzision und Erfahrung zeigen muss, was er kann, so muss ein Geistheiler durch seine gelebte Spiritualität sich und seine Arbeit beweisen. Jegliche

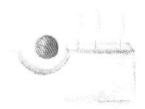

Wertung ist überaus unsäglich und verhindert die Kooperation zwischen den unterschiedlichen Disziplinen.

In unserer Schulung gelten folgende Grundsätze für das Heilen:

1.) Wir unterscheiden nur zwischen energetischem und geistigem Heilen. Das energetische Heilen wirkt zum einen aus den Energien des Heilers selbst heraus, mittels seiner eigenen Vitalität. Zum anderen speist sie sich aus den kosmischen Energien, die durch seinen eigenen Ätherkörper fließen. Stets ist der energetische Heiler Durchgangskanal und Sammelbecken für ätherische Energien. Geistheilen dagegen ist eine Art der Medialität und beruht entweder auf dem Kontakt zu einem Helfer auf der geistigen Ebene, was meist ein verstorbener Arzt oder Heiler ist. Oder aber das Geistige Heilen geschieht durch die Kommunikation zwischen der Seele des Heilers und jener des Patienten. Beide Wege des Heilens sind effektiv und daher ohne Wertung zu betrachten.

2.) Beide Arten des Heilens haben keine ausgewiesenen besonderen Techniken. Sie beruhen auf dem Prinzip der Resonanz. Daher gibt es zwar grundlegende Übungen, aber keine sich stets weiter fortentwickelnde Heiltechniken, wie das oftmals bei fernöstlichen Richtungen der Fall ist. Im Falle des energetischen Heilens hängt die Kraft des Heilers von seiner Resonanzfähigkeit auf das Energiefeld ab. Beim Geistigen Heilen spielt die entwickelte Medialität die ausschlaggebende Rolle.

3.) Alle Übungen unserer Schulung stärken die Heilkraft und auch die Selbstheilkraft. Farben, Worte, Klänge wirken ebenso heilend wie das Händeauflegen.

4.) Wir folgen dem Grundsatz von Tom Johanson, der besagt: Zuerst heile dich selbst! Heilsamkeit im Alltag ist für uns die entscheidende Grundlage für die Entwicklung von Heilenergie.

Betrachten wir die Stufen unserer Schulung, so ergeben sich für das Thema „Heilen" auch unterschiedliche Aspekte. Die Definition der unterschiedlichen Arten des Heilens hängt von der Stufe ab, von der aus wir arbeiten.

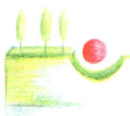

Stufe	Schulung	Arbeit	Fokus	Selbst	Art des Heilens
1.	sensitive	Umgang mit Energien; heilende Kraft der Sinne	Ätherkörper	Ich-Bewusstsein; Ausstrahlungskraft	energetisch
2.	spirituelle	inneres Wachstum	Seelenkontakt	erweitertes Bewusstsein, Inspiration	esoterisches
3.	mediale	Einstimmung	geistige Welt	Selbstver-gessenheit	geistig

Jede Stufe hat ihre Anforderungen und eigene Arbeitsweise, wobei dies keine Wertung der Qualität ist. Jeder Heiler einer Ebene wird seine Erfolge haben, vor allem bei jenen Erkrankungen, bei denen die Ursache auf der entsprechenden Ebene liegt.

1. Stufe
Sensitivität – energetisches Heilen

Themen: Selbst-Erkenntnis, Selbst-Erleben, Resonanzfähigkeit, die Welt der Energien, Mitgefühl, Selbstheilkraft, Lebensenergie

„Zuerst heile dich selbst, bevor du andere heilst", so lautet der erste Grundsatz für das Geistige Heilen. Heilen beginnt mit der Selbster-kenntnis und Selbstheilung, denn das Heilen hat mit Gesetzmäßigkeiten zu tun. Jede unserer Ebenen hat ihre eigenen Gesetzmäßigkeiten, die es zu entdecken gilt. Sind diese Ebenen in Balance, dann durchströmt uns die Lebensenergie und gibt uns ein Mehr an Vitalität, was wir für uns selbst brauchen. Sie kann daher auf Menschen abstrahlen, die sich gera-de in einem Energietief befinden und dort heilkräftig wirken. Sind wir auf einer Ebene nicht im Lot, so hat das oftmals mit Fehlverhalten oder Verstoß gegen die eigenen Lebensgesetze zu tun. Das führt zu Energie-blockaden und die Heilkraft fließt damit nicht genügend. Unser moder-nes Sitzverhalten mag als Beispiel für die physische Ebene gelten. Viele hängen irgendwie auf dem Sofa oder Stuhl, die Beine übergeschlagen und sind der Ansicht, absolut bequem und gut zu sitzen. Jeder Physio-therapeut ist entsetzt, wenn er so etwas sieht. Aber wir spüren uns nicht

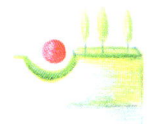

mehr, weshalb wir nicht genau wissen, was wirklich gut für uns ist. Die Deformation der Sinne ist in solchem Falle so weit fortgeschritten, dass jemand nicht mehr seiner inneren Natur und Heilkraft folgen kann. Ebenso können sich Gefühls- oder Gedankenmuster hemmend auf die Energiekreisläufe auswirken.

Gesundheit bedeutet nicht eine Perfektion von Laborwerten oder äußerer Vorgaben, ist nicht allein an Funktionalität festzumachen, sondern bedeutet die Kraft des Ausgleichens, der Harmonisierung zu besitzen. Es gibt keine starren Parameter, denn Leben ist Bewegung. Aber die Fähigkeit, alle Bewegungen in Balance zu halten, das ist Gesundheit.

Die Sensitivitätsschulung im Hinblick auf das energetische Heilen ist ganz darauf ausgerichtet:

a) die eigenen Kräfte und Potenziale zu wecken und zu manifestieren.

b) zu unterscheiden, was meines ist, was nicht oder was mir gut tut, was nicht.

c) die Seelenkräfte zu wecken, so dass klarer wird, „was ich bin und was nicht".
   Wo lebe ich mich selbst oder wo folge ich lediglich einem konditionierten Verhalten (Eltern, Kollektiv Volk, Tradition, Kirche etc.)?

d) die eigenen Gesetzmäßigkeiten kennenzulernen.

e) Energien zu wecken, wahrzunehmen und zu lenken.

f) das Mitgefühl zu stärken, denn es ist die Grundlage des Strömens von Heilenergie.

2. Stufe
Spiritualität – Esoterisches Heilen

Themen: Erweitertes Bewusstsein, Seelenarbeit, Kontakt von Seele zu Seele, Einschwingen

Die spirituelle Schulung ermöglicht uns ein erweitertes Bild von uns selbst und der Welt. Das Ewige in uns wird angesprochen. Der Horizont wird weiter. Je mehr wir unter Einfluss unserer Seelenkräfte geraten, desto mehr verändert sich die Heilkraft. Wir werden zu einem Zentrum ausstrahlender, belebender, schöpferischer Kraft, was sich auch auf unsere Umgebung auswirkt. Unser Unterscheidungsvermögen ist dann sehr klar, was es für die Heilung braucht und ob wir überhaupt eingreifen dürfen. Die Seele respektiert die Gesetze einer anderen Seele, die

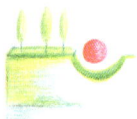

durchaus schmerzhafte Erfahrungen auf der Körperebene oder in der Materie einleiten kann, um spirituelles Wachstum zu initiieren. In solchem Falle wäre Krankheit eine Art „Mittel zur Erweckung". Es lässt sich leicht vorstellen, dass es da einer großen Reife als Heiler bedarf und einer klaren Hellsichtigkeit. Die Seele arbeitet nach folgendem Prinzip: „Heilende Gedanken – heilende Worte – heilendes Tun."

3. Stufe
Medialität – Geistiges Heilen

Themen: Kanal göttlicher Inspiration; Dienen; Einswerdung

Medialität erfordert von uns eine Einstimmung und Einswerdung mit einem Kanal höherer Kräfte oder einem geistigen Helfer. Der Spiritualismus fordert, dass ein Helfer sich klar ausweisen muss und ist stets eine Gestalt, die einst eine irdische, also nachprüfbare Biographie hatte. Nur so lassen sich Illusionen ausschließen. Der geistige Helfer, der in den meisten Fällen Arzt oder Heiler während seines Erdenlebens war, heilt durch das Medium. Das Medium stellt nur seine Kräfte zur Verfügung. Es ist ein bewusstes Instrument der geistigen Welt.

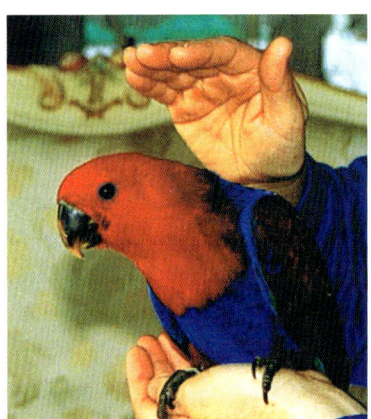

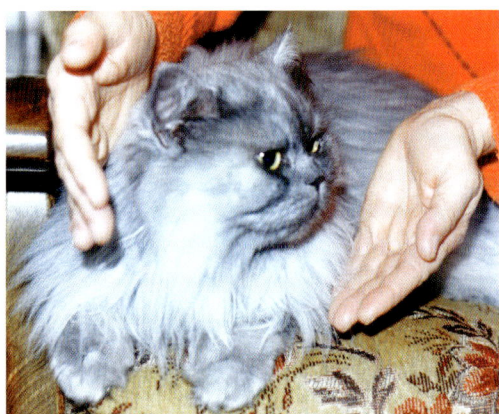

Abb. 71 Heilungssitzung für einen jungen Papagei

Abb. 72 Heilungssitzung für eine Katze

Bei den heutigen, komplexen Krankheitsbildern ist immer mehr die Zusammenarbeit gefragt. Wir sehen den geistigen Heiler nicht isoliert, sondern stets im Kontext zu anderen Heilungsrichtungen. Eine Vernetzung verschiedener Wege ist heute für den Patienten unumgänglich. Wir soll-

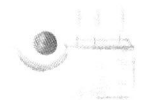

ten also das Trennende, die Analyse, vergessen und das Ziel erkennen, um das es geht: Synthese, also Zusammenwirken zum Wohle des Patienten.

Geistiges Heilen ist zunächst ein eigenständiger, effektiver Heilungsweg, der die unterschiedlichen Ebenen eines Menschen ansprechen kann. Geistiges Heilen kann eine Harmonisierung der anderen Ebenen erreichen, auch wenn die physische Ebene nicht reparabel ist. Das Geistige Heilen zielt ja nicht bewusst auf physische Effekte, sondern möchte den Menschen ganzheitlich erreichen, also auf allen Ebenen. Da Geistiges Heilen keine Methode ist, braucht sie keine Berührungsängste mit anderen Techniken zu haben. Gerade für den schulmedizinischen Bereich würde es sich bestens eignen, da keinerlei Diagnosen gestellt werden, woraus ja Konflikte erwachsen können, sondern nur der „Heilstrom" wichtig ist. Von daher ist Geistiges Heilen, vom psychologischen Standpunkt aus, viel leichter in den medizinischen Bereich aeinzugliedern als andere Heilrichtungen. Es bedürfte eigentlich nur der weisen Anerkennung der Mediziner, dass es mehr Dinge zwischen Himmel und Erde gibt, als der Verstand weiß und etwas mehr Abstand zu jener Allmachtsgläubigkeit der Schulmedizin, die zudem meist durch den Alltag widerlegt wird. Von den Heilern erfordert es dagegen Abstand zu nehmen von allem Brimborium und ein seriöses Auftreten und Arbeiten. Dazu gehört eben, dass er keine Diagnosen stellt (auch keine esoterischen), was ihm gesetzlich auch nicht erlaubt ist, dass er keine Zuweisung und Etikettierung vornimmt, sich nicht in eine bereits vorhandene Therapie einmischt, nicht wertet und keine Heilversprechen gibt.

Geistiges Heilen kann eben zu jenem Integrationsweg zur Ganzheitlichkeit für alle Therapeuten werden, von dem Paracelsus gesprochen hat. Geistiges Heilen lässt sich nur über eine spirituelle Schulung erreichen und beruht auf einem erweiterten Welt- und Selbstbild. Damit könnte es in Zukunft zu einer Verständnisgrundlage für die Therapeuten untereinander werden. Es könnte die „höhere" Ebene werden, auf der man sich gemeinsam trifft. Das Ziel unserer Schulung ist zwar Medialität und Geistiges Heilen, aber das Wesentliche dabei ist doch die Arbeit an sich selbst, das Aufspüren der eigenen menschlichen Qualitäten und Potenziale und eine Schulung der Kommunikation. Es sind grundlegende menschliche Qualitäten, die da zunächst geschult werden, woraus dann ohne großes Getöse die feineren, d.h. medialen Qualitäten wachsen. Wir glauben, dass das Geistige Heilen den verbindenden Kreis bilden kann, in dem alle „Fachrichtungen" ruhen. In unserer Schulung treffen sich

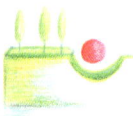

Mediziner, Heiler, Therapeuten aller Art und wir sehen, dass eine gemeinsame Sprache, ein gemeinsames Tun, gegenseitige Achtung möglich sind, wenn es den „guten Willen" gibt. Das bestärkt uns in der Vision, dass der Tag kommen wird, an dem wir alle an einem Strang ziehen werden, zum Wohle der Menschen, ja aller Wesen dieser Welt.

5.4.2 Der Weg des Hellfühlens

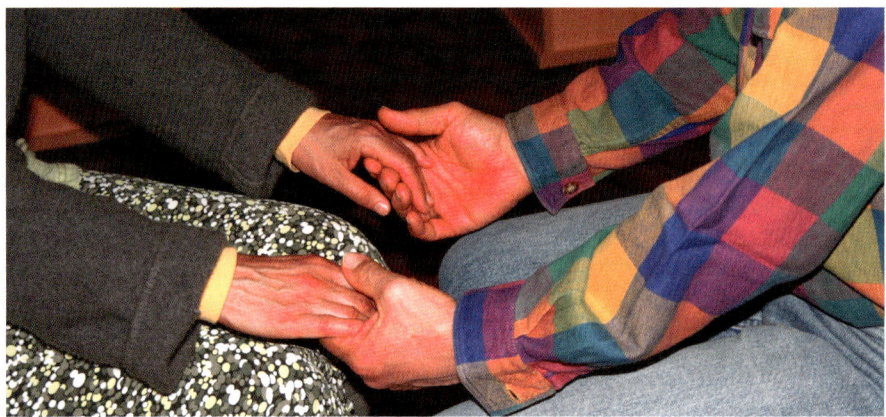

Abb. 73 Übung des Hellfühlens zu zweit

Die Arbeit des Hellfühlens erhielt im 19. Jahrhundert eine neue Bezeichnung, nämlich Psychometrie. Psychometrie bedeutet so viel wie „Mit der Seele messen". Sie entspricht dem, was wir heute unter Hellfühlen verstehen. Es war der amerikanische Professor Joseph Rhodes Buchanan (1814-1899), der bei einem Patienten die Fähigkeit feststellte, den Charakter und das Leben einer Person zu beschreiben, wenn er deren Kopf berührte. Buchanan war fasziniert und forschte in gleichem Sinne weiter, wie vor ihm schon Freiherr zu Reichenbach, der diese Fähigkeit als Sensitivität bezeichnete. Buchanan entdeckte Menschen, die verschlossene Briefe lesen, im Dunkeln Metalle klar definieren konnten, wenn sie diese nur berührten. Im Experiment mit seinen Medizinstudenten fand er, dass erstaunlich viele die Heilmittel und Substanzen klar benennen konnten, die sich in neutralen verschlossenen Behältern befanden. Er entdeckte also eine Fähigkeit des Menschen, alle Dinge „zu erfassen und zu schätzen", die sich im Bereich der „menschlichen Intelligenz" befinden. Besonders fasziniert war er von der Fähigkeit, dass sensitive Menschen aus einem Gegenstand dessen Geschichte und Vergangenheit lesen können, aber ebenfalls die Zukunft. Er war begei-

stert von der Psychometrie und den neuen Möglichkeiten, die sie der Welt erschließen könnte.

> „DIE VERGANGENHEIT IST IN DER GEGENWART LEBENDIG BEGRABEN.
> DIE WELT IST IHR EIGENES UNVERGESSLICHES MONUMENT.
> DAS GEISTIGE TELESKOP IST JETZT ENTDECKT,
> DAS DIE TIEFEN DES VERGANGENEN ZU DURCHMESSEN VERMAG.
> DIE PSYCHOMETRIE, DER AUFGANG EINER NEUEN KULTUR.
> VOM ERSTEN LICHTSCHIMMER AUF UNSEREM GERADE GEBORENEN GLOBUS
> AN, ALS STÜRMENDE NEBELVORHÄNGE NOCH SEINE WIEGE VERHÜLLTEN,
> HAT DIE NATUR ALLES FOTOGRAFIERT.
> WAS FÜR EINE BILDERGALERIE IST IN IHREM BESITZ."

Werner Keller

Buchanan bezeichnete die Psychometrie als allgemein menschliche Fähigkeit, was dazu führte, dass sie von der gleichzeitig auftretenden Welle des Spiritismus überhaupt nicht wahrgenommen wurde. Erst als man nach Trainingsmöglichkeiten für Sensitivität und Medialität suchte, stieß man auf die Psychometrie.

Dass das Lesen des Vergangenen und Zukünftigen möglich ist, haben Professor Buchanan und Freiherr von Reichenbach in vielen Experimenten eindeutig belegen können. Viel schwieriger ist die Frage, wie das möglich sein kann. Freiherr von Reichenbach ging davon aus, dass es ein weiteres Element zu den vier bekannten geben muss. Er nannte es Od. Vielleicht hatte ihn die antike Philosophie dazu inspiriert, die stets von einer Quinta essentia sprach, nach der auch die Alchemisten suchten. Der berühmte Physiker Sir Oliver Lodge forschte ebenfalls in diesem Bereich und nannte dieses Element „Äther". Für ihn war die Ätherebene absolut beweisbar und real, wenn ihm viele seiner Zeitgenossen darin auch nicht zu folgen vermochten. Diese Forschungen korrespondieren mit der uralten, fernöstlichen Erkenntnis, dass es eine die ganze Welt durchströmende Lebensenergie gibt, die als Prana oder Chi bezeichnet wurde. Die Inder sprachen zudem von einer „anima mundi" der Welt. Sie sei das Gedächtnis der Welt und schriebe alles auf. Unser Verstand kann nur mit einem „materiellen Print" etwas anfangen. Aber es gibt eben auch diesen „energetischen Print", der sich über die inneren Sinne erschließt. Ein Archäologe findet irgendwelche Scherben oder Schriftstücke und mit Hilfe seines Wissens rekonstruiert er die Vergangenheit. Ein Beweis ist auch dies natürlich nicht, eher eine Vermutung einer

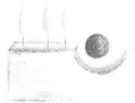

Wahrscheinlichkeit. Ein begabter Sensitiver dagegen nimmt einen alten Gegenstand in die Hand und erfährt seine Geschichte. Seine Wahrnehmung steht der Wirklichkeit eines Wissenschaftlers in keiner Weise nach, im Gegenteil. Buchanan konnte beweisen, wie akkurat die Psychometrie oder Sensitivität funktioniert.

Unser Körpersinne nehmen die Welt der vier Elemente wahr, die Sensitivität erschließt jene des Äthers. Jedes Objekt existiert also auch auf der Ätherebene und strahlt Äther ab. Dies ist das Informationsfeld, das sich der Sensitivität erschließt. Alles, was mit dem Ätherkörper eines Gegenstandes in Kontakt kommt, hinterlässt dort einen Eindruck, weshalb ein Sensitiver ihn wahrnehmen kann. Zeit und Raum spielen auf dieser Ebene keine Rolle, d.h. die ganze Geschichte eines Gegenstandes ist zu jeder Zeit präsent und auch wenn der Gegenstand nicht vor Ort ist, räumlich vielleicht sogar weit entfernt davon, erschließt er sich der Sensitivität. Dies zeigt sich darin, dass manche Sensitive z.B. tief in der Erde verborgene Wasser-, Öl- oder Edelmetallvorkommen exakt bestimmen können. Das Hellfühlen, die Psychometrie findet also auf der Ätherebene statt.

Alles, was wir zuvor im Hinblick auf einen Gegenstand gesagt haben, gilt noch viel mehr für den Menschen. Sein Energiefeld pulsiert viel schneller und ist ein guter Reflektor. Seine Vergangenheit ist in seiner Erinnerung und damit auch in jeder Körperzelle gespeichert. Berührt ein Sensitiver einen anderen Menschen kann er in dessen Energiefeld lesen. Für das Tasten und Fühlen spielt die Haut ja eine wichtige Rolle. Die Haut ist das größte Organ des Menschen, von unzähligen Nerven und Blutgefäßen durchzogen. Sie ist transparent, weshalb feine Stoffe, wie z.B. Sauerstoff durch sie einfließen, aber auch Körpereigenes davon abstrahlen kann. Die Haut ist das wichtigste Kontaktmittel nach außen und die Forschung konnte nachweisen, wie entscheidend die Duftstoffe der Haut für die Beziehung und Bindung sind. Wenn wir Übungen des Hellfühlens machen, dann nehmen wir einen Gegenstand in die Hand, befühlen ihn mit den Fingern, der Haut und bekommen dadurch Eindrücke. Dabei ist es durchaus wichtig, dass jeder für sich herausfindet, wo seine besonders sensitiven Zonen auf der Haut sind. Manche „lesen" einen Gegenstand gut mit der linken, andere mit der rechten Hand. Andere legen diesen bevorzugt auf die Stirn oder halten ihn an den Hinterkopf. Wir haben von einem jungen Studenten in Russland gehört, der mit seinen Fußsohlen Zeitung zu lesen vermag.

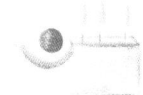

Das Gefühlte deuten

Im Alltag denken wir nicht unbedingt darüber nach, weshalb wir gerade ein bestimmtes Gefühl empfinden. Gefühle sind einfach da und würden wir jedem nachgehen, wären wir mehr als beschäftigt und wohl auch irritiert. Es hat seinen Sinn, dass wir nicht alle Gefühle registrieren, viele direkt ins Unterbewusstsein wandern und manche gar nicht erst bewusst werden. Die Schulung der Psychometrie fordert allen Gefühlen, die sich einstellen, Aufmerksamkeit zu schenken, sie zu differenzieren und ihre mögliche Bedeutung zu lokalisieren. Da gibt es nicht mehr nur einfach „Gefühle", die irgendwie halt da sind, sondern es gilt diese klar zu erkennen und zuzuordnen. Allerdings eben nur im Zeitraum des sensitiven Arbeitens und auch hier gilt es Ein- und Abschalten zu beachten.

Eine typische Grundübung der Psychometrie geht über Materialien. Nehmen wir an, wir haben einen kleinen Stein und ein Stückchen Kupfer. Wenn die Hand beide Materialien abfühlt, so werden sich zwei unterschiedliche Wahrnehmungen einstellen, sprich, das Kupfer wird sich anders anfühlen als der Stein. Kupfer fühlt sich z.B. wärmer an als der Stein. Versteckt man nun beide Materialien getrennt in zwei gleich aussehende Kästchen, so kann der psychometrisch geschulte Mensch mit seiner Hand spüren, in welchem das Kupfer und in welchem der Stein ist, z.B. über die Wahrnehmung davon, was kälter und was wärmer ist. Es wird sich nämlich jeweils das vorher empfundene entsprechende Gefühl einstellen. Nur aufgrund dieser Fähigkeit unseres Körpers konnten Reichenbach oder Buchanan Menschen schulen, z.B. Erz- oder Wasseradern mit den Händen aufzuspüren.

In der frühen Psychometrie-Schulung hat man die Bedeutung der sich einstellenden Gefühle aus der Erfahrung heraus aufgeschrieben. So hatten die über das Körpergefühl arbeitenden Sensitiven auf ihre Weise eine Art „Deutungslexikon" entwickelt. Der Arzt und Sensitive Georg von Langsdorff hat im Jahre 1898 in einem Büchlein über Psychometrie ein solches kleines Lexikon veröffentlicht. Ich möchte im Folgenden einige der damals üblichen Deutungen aufzeigen und damit zum Anlegen eines eigenen Lexikons anregen. Die Deutungen von Langsdorffs aber müssen aus dem Wertegefühl seiner damaligen Zeit heraus gesehen werden, denn sie haben eine starke Tendenz des Beurteilens, sind sehr auf das Negative gerichtet, was konträr ist zu dem, was wir schulen.

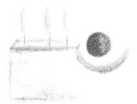

TABELLE 1

Die erste Tabelle enthält Deutungen von Ahnungsgefühlen. Das können Ahnungen sein, die in einem selbst aufsteigen, wenn man alleine und ungestört ist. Es können Ahnungen sein, die sich einstellen, wenn man z.B. jemanden genau beobachtet, der einen Brief oder eine Nachricht liest. Es können auch Ahnungen sein, die sich an einem bestimmten Ort oder Platz einstellen. Dabei legt Langsdorff generell fest, dass Ahnungen sich hauptsächlich dann einstellen, wenn es sich um unwillkommene Nachrichten handelt. Daher beziehen sich seine Deutungen hauptsächlich auf negative Gefühle. Positive Nachrichten scheinen weniger Resonanz auszuüben und betrachtet man unsere heutigen Zeitungen, so könnte man ihm beinahe Recht geben.

Die linke Spalte der Tabelle enthält das sich einstellende Gefühl, die rechte Spalte die dazugehörige Deutung.

ahnende Besorgnis	Schwierigkeiten auf dem Weg; kommende Täuschungen
abstoßendes Gefühl	Betrug, Arglist, Untat
Furcht (vor der Zukunft)	kommende Prüfungen
Furcht (plötzlich)	lauernde Gefahr
Freude (plötzlich)	Schlag durch Liebeswogen
Gefühl von Unzufriedenheit	nach Unerreichbarem streben
Dass. mit Erschöpfung	hereinbrechende Krankheit
Dass. mit Ruhelosigkeit	Schmerz und Seelenleiden
gestörte Seelenruhe	unliebsame Gedankenwellen
Gelassenheit, Ruhe	im Einklang mit der Natur
Glückseligkeit	kommende gute Nachrichten
Niedergeschlagenheit	Versündigung gegen das Gesetz der Liebe
Ruhelosigkeit	Intrigen
Ruhelosigkeit (mit Furcht)	lauernde Rache für begangenes Recht oder Unrecht
unbehagliches Gefühl	versäumte Tat
Zittern	aufregender Inhalt

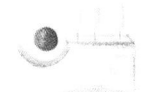

TABELLE 2

Beim Lesen eines Briefes, einer Nachricht oder einer Notiz können die sich einstellenden Gefühle folgende Bedeutung haben:

Sich einstellendes Gefühl:	Bedeutung:
Ärger	Anmaßung, Selbstsucht
Bezauberung	Inspiration (falsche oder wahre)
erschütternde Nachrichten	Erregtheit
Gleichgültigkeit	Nichtbeachtung
Herausforderung	selbstsüchtige Motive oder quälende Gefühle
gestellte Frage	Bezweiflung
Sympathie	angenehme Gefühle
Interesselosigkeit	gänzliches Ignorieren
Nichtbefriedigung	vergessene Wahrheit
Schrecken einjagen, Lärm schlagen	Bosheit, Ungerechtigkeit

TABELLE 3

Begegnet man einem Menschen, beobachtet man ihn oder hört man ihn sprechen, kurzum, richtet man seine Aufmerksamkeit auf eine Person, so können die sich einstellenden Gefühle folgende Informationen über die Person beinhalten:

Unser Gefühl:	Aussage über die Person:
angezogen werden	Liebe und Wohlwollen
Antipathie	veränderliche Zuneigung
Argwohn	Verschmitztheit, List
Behaglichkeit, Ruhe	Bescheidenheit, Demut
Betrübtheit	kämpft mit ungünstigen Verhältnissen
Bedrücktsein	Kränklichkeit
erregt werden	leicht bewegbares Gemüt
ehrerbietig	Talent, Begabung
Entzücken	Fortschrittsgeist

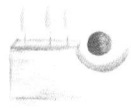

Unser Gefühl:	Aussage über die Person:
Humor	erfreuliche Lebensbedingungen
Herausforderung	kleinlicher, selbstsüchtiger Charakter
Mitgefühl	Tugend, Wohlwollen
Nervosität	Eigenwille, Arroganz
Zurückhaltung	konventioneller Charakter

Beim Fühlen können sich aber auch Farben in der Wahrnehmung einstellen. Fühlen geschieht ja nicht isoliert, sondern das Gefühlte drückt sich auch über Farben oder Symbole aus. In einem Psychometriebuch von 1906 werden die Bedeutung von gefühlten Farben und auch Symbolen angegeben. Einige führen wir als Beispiele auf.

Gefühlte Farben

- ★ Hellrot – Liebe
- ★ Dunkelrot – Leidenschaft, Sinnlichkeit
- ★ Orange – Ruhm, Anerkennung
- ★ Gelb – Hoffnung, Sieg, Wissen
- ★ Grün – Erfolg, Wachstum, Fröhlichkeit
- ★ Blasses Blau – Intellektualität
- ★ Dunkelblau – Spiritualität durch Konflikt
- ★ Violett – Seelenerwachen, sensitiv

Gefühlte Symbole

- ★ Weiße Wolken – alles in Ordnung, ein Ja
- ★ Löwe – Liebe, Leidenschaft
- ★ Schlange – Weisheit, List
- ★ Auge – spirituelle Führung und Wahrnehmung
- ★ Flasche, Glas – Genuss, Ausschweifung
- ★ Krone mit Flügeln – Heirat, Eroberung
- ★ Schlüssel – Verbergen, Heimlichtuerei
- ★ Offenes Buch – Wissen
- ★ Anker – Sicherheit
- ★ Treppe nach oben – Erfolg
- ★ Mohn – Sensitivität
- ★ Hammer – Aktion, Energie, Überraschung
- ★ Nackte Frau - Schwangerschaft

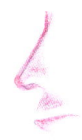

5.5 Inspiriertes Schreiben – Hellriechen

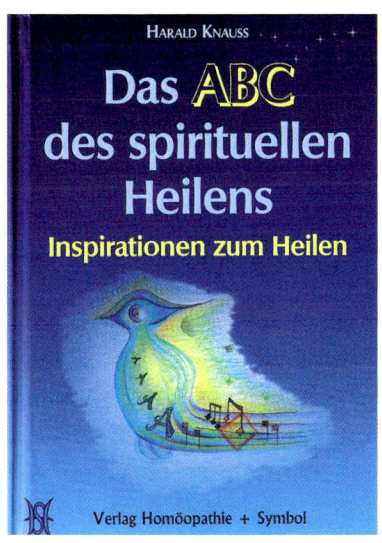

Abb. 74   Das ABC des spirituellen Heilens

Dieses Werk ist durch Inspiration in wenigen Stunden entstanden.

Mit dem Hellriechen ist stets die poetische, klangmalerische Inspiration verbunden. Von jeher betrachtete man die schönen Düfte als mit dem Paradies verbunden und hätte es je eine Dichtkunst gegeben, wenn es keine Blumen und Blüten gäbe? Der Duft der Rose, der Lilie oder des japanischen Kirschbaumes waren den großen Dichtern eine Inspiration. Wenn wir Übungen mit Düften auf einem Kurs machen, herrscht stets eine hoch angeregte, inspirierte Stimmung. Eine solche Hochphase der inneren Kräfte nutzen wir zum inspirierten Schreiben. Im Alphazustand schreibt jeder die Worte nieder, die ihm innerlich eingegeben werden. Vielen Menschen macht es Angst, wenn sie hören, dass es in einem Kurs auch um Schreiben geht. Die Angst, dass einem nichts einfällt, die Angst vor Leistung ist da zu spüren. Daher machen wir verschiedene Übungen zuvor, bevor es ans Schreiben geht, was alles wesentlich erleichtert. Es geht dabei nicht darum, sofort zum Dichter zu werden, sondern nach innen zu lauschen und das auf das Blatt und dann zu Gehör zu bringen, was innerlich erklingt. Das mag zu Beginn vielleicht nur ein Wort sein, das spielt gar keine Rolle. Aber wir müssen lernen, auf jedes noch so Unscheinbare in uns zu achten und es zu ehren. Indem wir das ehren, was zu uns kommt und es für wichtig erachten, es nach außen zu kommunizieren, ehren wir unsere Kräfte, ja uns selbst. Letztendlich ist es wie mit Gästen. Fühlen sich Gäste gewürdigt und geehrt, so kommen sie gerne auf Besuch. Fühlen sie innere Ablehnung, so bleiben sie weg. Wir müssen lernen, dass alles, was von innen kommt, wichtig ist, ja, dass wir wichtig sind. Angesichts von vielen Milliarden Menschen auf diesem Planeten kann leicht eine

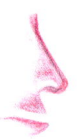

Stimmung der eigenen Unbedeutendheit eintreten. Das Leben ist eine Sinfonie, ein Orchester und jede Stimme darin ist wichtig und muss erklingen. Diese Erkenntnis ist ein Nebeneffekt des inspirierten Schreibens. Anbei ein kleines Beispiel einer Kursteilnehmerin zum Thema Hellriechen:

„Hellriechen, das kann ich nie!", dachte ich, als ich dieses Wort erstmals von Rosina und Harald hörte. Meine Nase ist von Jugend an blockiert. Ich sollte eine Überraschung erleben. Wenige Zeit später nahm ich an einem Aromatherapiekurs teil, in dem wir unsere Riecheindrücke farblich umsetzen sollten. Ich sass vor meinem leeren Blatt und es kamen keine Farben. Aber plötzlich waren da Verse, die sich formten und nach kurzer Zeit hatte ich ein erstes Gedicht fertig. Heute arbeite ich vor allem über das Hellriechen. Das Duftöl wird gleichsam zu einer Person, mit der ich in Zwiegespräch trete, dessen sensitive Führung mein Geruchssinn übernimmt. Über das Riechen trete ich in Resonanz mit dem Wesen des Öls. Aus ihr heraus spricht meine Seele zu ihm und es entsteht ein Dialog. Dabei befinde ich mich nicht in Trance, sondern in einem Zustand des wachen Lauschens nach innen."

Gisela Schöller (Interview 2005)

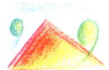

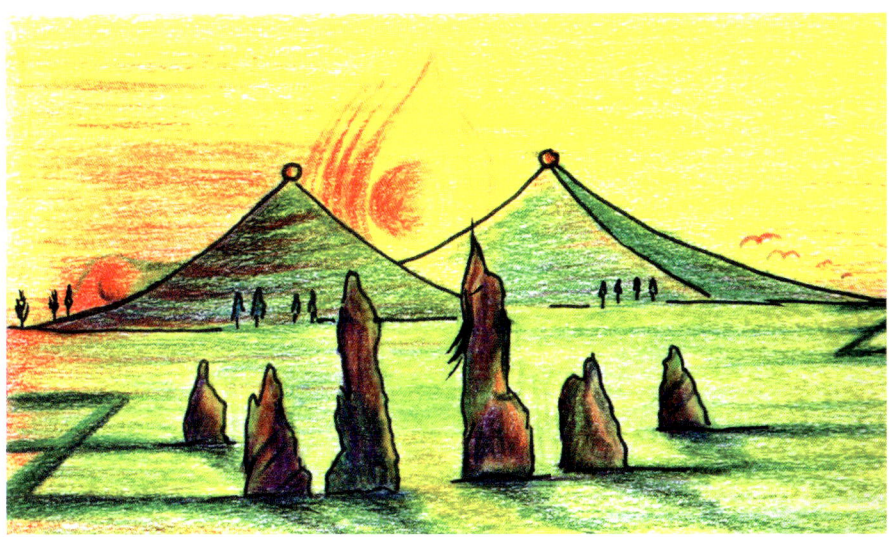

Abb. 75 „Z" wie Zirkel [17]

Der Zirkel besteht aus Freunden, die sich regelmäßig am gleichen Ort zur gleichen Zeit treffen und miteinander sensitive und mediale Übungen durchführen. Der innere Halt ist das stärkste Band, das uns Menschen zusammenhält: die Zuneigung. Im geschützten Rahmen eines Zirkels kann jeder in seiner Zeit mit seinen Gaben langsam reifen. Der Freundeskreis baut ein Energiefeld auf, in das jeder gerne aus Liebe zu allen Mitgliedern Energie eingibt und aus dem jeder für die Übungen schöpft. Im Zirkel wird nicht diskutiert oder therapiert, sondern nur geübt. Die Solarplexus-Übung wird durch ein Eröffnungsgebet und abschließende Dankesworte ersetzt. Es gibt weder Meistertitel noch Schülergrade, nur Menschen, die sich mögen, gegenseitig vertrauen und Freude am gemeinsamen Wachstum haben. Es gibt einen Zirkelleiter, der in der ersten Zeit die Eröffnung und den Abschluss sowie die Auswahl der Übungen übernimmt. Aber dieses „Amt" wandert im Laufe der Jahre von einem zum andern. Oft ist es so, dass jemand nach dem ersten Kurs der Medial- und Heilerschulung einen Zirkel mit Freunden gründet, die diese Schulung noch nicht besucht haben. Deshalb ist es logisch, dass diese Person die Zirkelleitung zunächst übernimmt. Der Zirkelleiter muss in der Schulung sein, die anderen Mitglieder müssen das nicht. Es ist klar, dass ein Zirkel noch mal eine andere Energiequalität erhält, wenn alle Beteiligten sich schulen. Aber am Anfang ist im-

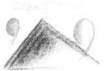

mer einer, der sozusagen das Rad in Schwung bringt. Die Kultur der Zirkelarbeit war in Deutschland unbekannt und wir können für uns in Anspruch nehmen, diese eingeführt und aufgebaut zu haben.

6.1 Die Zirkelgründung

Schon im ersten Kurs unserer Medial- und Heilerschulung lernt man durch praktische Anleitung die Grundlagen der Zirkelarbeit kennen. Dennoch ist es für manche nicht einfach, zu Hause die richtigen Teilnehmer zu finden. Darum wollen wir die notwendigen Voraussetzungen hier noch einmal zusammenfassen.

Offenheit und „Spielfreude" im besten Sinne stehen an erster Stelle. Es ist naheliegend, Personen zu fragen, mit denen man befreundet ist. Sie müssen zuverlässig, entdeckungsfreudig und tolerant sein und untereinander harmonieren. Manchmal ist es auch gut, nur seinem Gefühl zu vertrauen und Personen einzuladen, die man nicht gut kennt, die einem aber sympathisch sind.

Wir erinnern uns gerne an unseren ersten Zirkel, eine kunterbunte „Mischung" aus einem Computerfachmann, zwei Diakonissinnen, einer Dame, die sich als „Hexe" bezeichnete und einer Dame, die zahllose persönliche Probleme hatte. Eine solche Zusammensetzung mag auf den ersten Blick bizarr und problematisch erscheinen, aber im Gegenteil, es war ein wunderbarer Zirkel. Was uns einte, waren Toleranz und herzlicher Humor.

Auf einem unserer Kurse klagte eine Ärztin darüber, dass sie keine Zirkelmitglieder fände und auch nicht wüsste, wo sie suchen solle. Wir fragten sie, an welchem Ort sie die meisten Menschen treffe. Sie antwortete: „In meiner Praxis, aber ich kann doch nicht meine Patienten fragen!" Sie hat es dennoch getan und, oh Wunder, sie fand mehr Leute als sie jemals vermutete. Neue Freundschaften wurden so geknüpft, sie lernte ihre Patienten von einer neuen Seite kennen und diese sie auch. Manchmal braucht es den Sprung über den eigenen Schatten, um fruchtbares Neuland zu entdecken.

Wenn geklärt ist, welche Leute sich prinzipiell zum gemeinsamen Üben treffen wollen, ist der Grundstein gelegt. Nun gilt es zu bedenken, dass es grundsätzlich zwei Zirkelformationen gibt:

★ Den „geschlossenen" Zirkel
★ Den „offenen" Zirkel

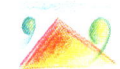

Die erste Version bedeutet, dass immer die gleichen Leute am gleichen Ort zur selben Zeit im selben Raum auf denselben Plätzen für eine längere Zeit zusammenarbeiten, um ein stabiles Energiefeld aufzubauen. Der geschlossene Zirkel trifft sich in kurzen Zeitabständen, am besten wöchentlich.

Die zweite Version, der offene Zirkel ist in gewissem Sinne ein Experimentierfeld. Zum einen kann ein geschlossener Zirkel sich ein- oder zweimal pro Jahr für Gäste öffnen, die sich für Sensitivität und Heilen interessieren. Für die Zirkelmitglieder ist das ein willkommener Anlass, auch mal mit neuen Partnerinnen und Partnern zu üben. Zum andern dient der offene Zirkel als lockerer Verbund von Menschen der Experimentierphase, wenn noch eine gewisse Fluktuation der Teilnehmer besteht. Die Treffen sind dann eher unregelmäßig.

Harmonie der Gruppe

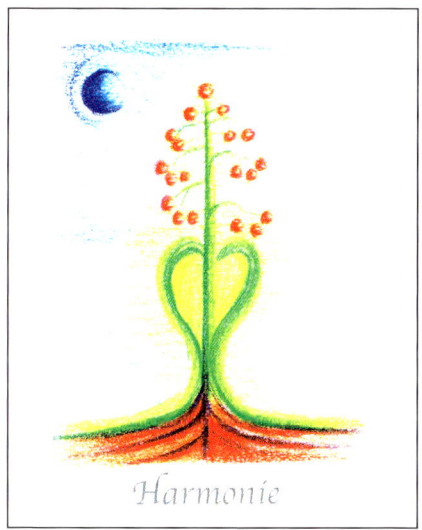

Abb. 76 Inspirationskarte „Harmonie"

Ein harmonisches, sympathisches Gefühl der Teilnehmer untereinander ist absolut unerlässlich. Es ist wichtiger als Schulbildung, esoterisches Wissen oder der Grad spiritueller Entwicklung. Die menschlichen Qualitäten haben Priorität. Der Zirkel ist ein Freundeskreis. Jemand, der nicht mit einem solchen Kreis harmoniert, kann jegliche Bemühung zunichte machen. Dennoch braucht jede Gruppe auch ein Maß gesunder Spannung für ihre Entwicklung. Harmonie hat etwas mit „ausgeglichener Bewegung" zu tun. Fähigkeiten wie Akzeptanz, Achtung, Respekt, Verständnis und Toleranz sind wichtige Voraussetzungen für eine Freundschaft und sind für die Harmonie und Balance des Zirkels unverzichtbar. Das beinhaltet auch die Fähigkeit, ein klares Wort vertragen, verzeihen und sich selbst zurücknehmen zu können.

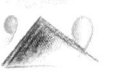

Einstellung der Teilnehmer

* **Offenheit** sollte jedes Zirkelmitglied mitbringen. Jemand kann skeptisch und kritisch sein, das behindert die sensitive Arbeit nicht, solange jemand offen für neue Erfahrungen bleibt. Je mehr Glaubenssätze und dogmatische Lehrmeinungen bestehen, umso enger wird das Weltbild und umso schwieriger die Zirkelarbeit. Zirkelarbeit basiert auf innerer Freiheit und Toleranz. Das können wir gar nicht oft genug betonen.

* **Humor** ist eine weitere große Qualität der Zirkelarbeit und ist weit mehr als Heiterkeit. Der Begriff stammt ursprünglich aus dem Lateinischen und bedeutet „Flüssigkeit" im Sinne von „Ausgewogenheit der Säfte". Das bedeutet auf der Körperebene: Sind die „Säfte" (Flüssigkeiten wie Blut, Lymphe, Gehirnwasser usw.) im Menschen ausgeglichen, schwingt er rhythmisch und fühlt sich ausgeglichen. Aus dieser inneren Stimmigkeit heraus betrachtet er die Welt gelassen und heiter. Auch im übertragenen Sinne bedeuten die durch Flüssigkeit gelenkten Rhythmen, „energetisch im Fluss zu sein" oder „mit der Energie zu fließen". Die neue Forschung über Humor bezeichnet dies als Inbegriff von Gesundsein und nutzt den Humor, dessen Ausdruck ja das Lachen ist, therapeutisch mit besten Erfolgen.

Humor ist eine transzendierende, balancierende und erdende Kraft, denn wer über sich und die Welt herzlich lachen kann, ist gelöst und befreit von der Schwere des Seins. Wer Humor besitzt, hat keine Probleme im Umgang mit anderen Menschen oder deren Botschaften in der Zirkelarbeit anzunehmen. Nur wer sich wichtig macht, wem die innere Mächtigkeit fehlt, reagiert empfindlich. Humorvolle Zirkelmitglieder sind „Gold wert", denn es gelingt ihnen, immer wieder von einem erhöhten Standpunkt aus die Anfangsschwierigkeiten zu überwinden, sollte jemand seine Wahrnehmungen nur mühsam artikulieren, die Botschaften etwas ungeschickt ausdrücken oder sich mal im Ton vergreifen. Der Humor glättet Unebenheiten im menschlichen Verhalten.

* **Ernsthaftes Interesse** ist ebenfalls wichtig. Die Übungen wirken spielerisch, sind aber kein Spielplatz oder Zeitvertreib für Partys. Der Zirkel ist auch kein Ort brütender Schwere oder ständigen Ernstes, den manche suchen und erwarten und der alles ausschließt, was sinnlich,

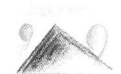

leicht und farbig ist. Der Roman „Der Name der Rose" beschreibt sehr deutlich den falschen Ernst, der einen Abt dazu treibt, alle zu vernichten, die mit einem antiken Buch, das vom Humor handelt, in Berührung kommen. Vom Wort her betrachtet, bedeutet Ernst so viel wie „entschlossen, sicher, fest im Kampf sein" und drückt damit eine innere, energetisch gestraffte Haltung aus. Ernst und Humor sind ein harmonisches Gespann. Sorgt der Ernst dafür, bei sich zu bleiben, nirgendwo anzuhaften, sondern stets im Fluss der Energien zu sein, dehnt der Humor wieder alles aus und schafft Weite, Leichtigkeit und Toleranz.

*Anzahl der Mitglieder. Sie hängt von den Möglichkeiten und der persönlichen Einstellung ab. Auch die „freie Energie", die jeder Teilnehmer einbringt, spielt eine Rolle. Wir kennen Zirkel mit drei Mitgliedern, die mehr Energie aufbauten als Zirkel mit sechs oder sieben Mitgliedern. Viele Menschen produzieren viel Energie, das ist keine Frage, aber das kann auch zu Problemen führen:

> MAN BEHALTE STETS IM AUGE, DASS DIE HARMONIE DES ZIRKELS, WELCHE IN ERSTER LINIE ERFORDERLICH IST ZUM ZWECKE DENKBAR BESTER AUSNUTZUNG DES ZIRKELFLUIDS, UM SO LEICHTER GESTÖRT UND UM SO SCHWERER ZU ERHALTEN IST, JE GRÖSSER DIE ANZAHL DER TEILNEHMER IST! NIRGENDS GILT DAS SPRICHWORT <VIELE KÖCHE VERDERBEN DER BREI!> SO SEHR, ALS FÜR DIE RICHTIGE ZAHL DER ZIRKELMITGLIEDER!

Hans Arnold

Das ist ein bedenkenswerter Aspekt, obgleich wir stabile und gut funktionierende Zirkel kennen, die mehr als 10 Mitglieder haben.
Aus unserer eigenen Erfahrung können wir sagen: Drei Personen sind das absolute Minimum, während 8-10 Personen das absolute Maximum darstellen. Der Kreis sollte nicht zu klein, aber auch nicht zu groß sein, um eine effiziente Energiearbeit zu gewährleisten. Wir haben besonders gute Erfahrungen gemacht mit ungeraden Teilnehmerzahlen, also fünf oder sieben Mitglieder.
Eine Ausgewogenheit der Mitglieder, also eine gute Mischung zwischen Frauen und Männern, wäre ideal, ist aber leider nicht immer möglich. Günstig ist ferner, Menschen von unterschiedlichem Temperament und Alter im Zirkel zu haben. Die unterschiedlichen Energiepotenziale erzeugen durch Reibung eine hohe Spannung, mit der sich bestens arbeiten lässt.

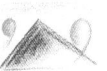

* **Zeitliche und räumliche Bedingungen** werden festgelegt. Man trifft sich in einem Raum zu einer bestimmten Uhrzeit, die möglichst so gewählt wird, dass Ruhe herrscht. Das ist in der Regel abends. In dem Raum stehen die Stühle, möglichst ohne Armlehne, im Kreis. Beim ersten Zirkeltreffen sollte jeder seinen Sitzplatz finden, auf dem er oder sie sich wohlfühlt. Männer und Frauen sollten gleichmäßig verteilt werden. Die einmal festgelegte Sitzordnung hat für längere Zeit Gültigkeit, ebenso der Zeitrahmen wie etwa 20 – 21 Uhr oder 19:30 – 21 Uhr, wenn der Zirkel groß ist.

Hält man die Sitzungen regelmäßig um dieselbe Zeit ab, so wird der Körper zu der betreffenden Stunde von selbst in die günstige Disposition zur Fluidausstrahlung gelangen und hierzu wird der in gleicher Art wiederkehrende Einfluss derselben örtlichen Umgebung auch sein Teil beitragen.
Hans Arnold

Durch die Regelmäßigkeit und Disziplin der Zirkelordnung erschaffen wir nicht nur mehr und höhere Energien, sondern im Zirkel entsteht ein Treffpunkt mit der geistigen Welt. Die Rahmenbedingungen sollten deshalb so einfach und angenehm wie möglich sein, so dass sich jeder wohlfühlt. Dazu gehört auch, dass der Raum nicht zu warm und nicht zu kalt ist. Erfahrungsgemäß hält einen eine kühle Raumtemperatur leichter wach und konzentriert. Sicherlich werden alle Zirkelteilnehmer erleben, dass die Sitzungen zur Winterzeit, wenn es schon früh dunkel ist, anders sind als zur Sommerzeit, wenn es lange hell ist.
Der Raum selbst kann schlicht gestaltet sein, er braucht weder Kerzenlicht, Räucherwerk noch spirituelle Symbole. Wichtig ist nur, dass sich alle Teilnehmer darin wohl fühlen. Ideal ist es natürlich, wenn man einen Raum hat, der nur für die Zirkelarbeit genutzt wird. Ungünstig sind sicherlich Durchgangszimmer, Flure oder Zimmer, die ständig von der ganzen Familie benutzt werden. Aber auch da gilt es, Prioritäten zu setzen. Lieber einen solchen Platz mit der Zirkelenergie aufladen als keinen Zirkel zu haben. Der innere Fokus, die Motivation hat mehr Gewicht als die Art des Raumes. Wir sollten stets daran denken, dass jeder Ort, an dem wir stehen, zu einer Kathedrale werden kann.

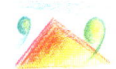

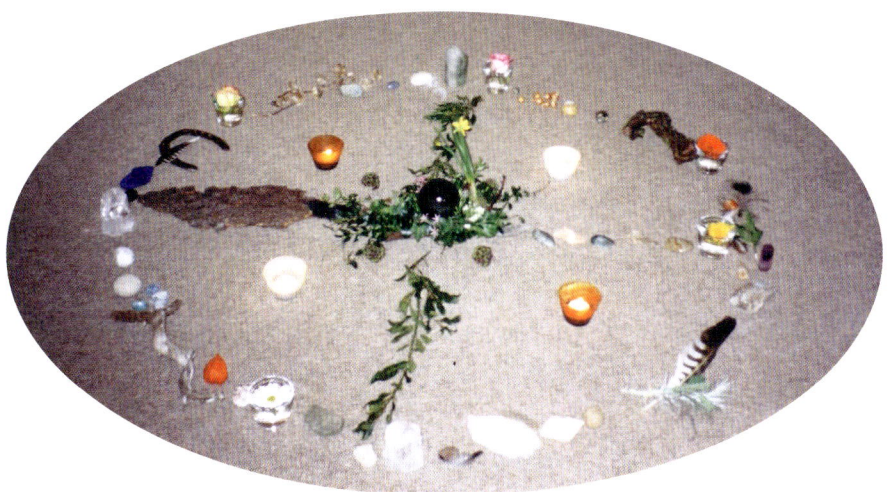

Abb. 77 Zirkelmandala

6.2 GRUNDLEGENDE RICHTLINIEN FÜR DIE ZIRKELARBEIT

In England gibt es die Form des offenen Zirkels, der noch ganz Experiment und Versuchsballon ist. Zu diesem Zirkel kann kommen, wer Lust hat. Diese Form wählt man vor allem dann, wenn man die Absicht hat, einen festen Zirkel zu gründen und hierfür erst noch die richtigen Mitglieder suchen muss. Im offenen Zirkel kann man ausprobieren und sortieren, bis sich ein fester Kreis an Mitgliedern herauskristallisiert. Ist dies geschehen, so schließt man den Zirkel für die Öffentlichkeit und hat nun einen festen, geschlossenen Zirkel.

Die folgenden Regeln für den geschlossenen Zirkel mögen strikt erscheinen, aber sie sind aus langer Erfahrung heraus in England entstanden. Wir wissen inzwischen aus unserer eigenen langjährigen Zirkelarbeit, wie sinnvoll sie sind. Ein Zirkel braucht eine starke Disziplin, bei all der Kreativität, die in ihm stattfindet und lebt von der Verantwortung, die man hat, wenn man mit Energien umgeht.

1. Der feste Zirkel besteht immer aus den gleichen Mitgliedern. Gäste werden nur ausnahmsweise zugelassen. Für Gäste kann man die Möglichkeit des offenen Zirkels von Zeit zu Zeit schaffen. Dies empfiehlt sich besonders dann, wenn man neue Mitglieder sucht, weil z.B. jemand aus dem Zirkel ausgeschieden ist oder dieser zu klein an Anzahl ist.

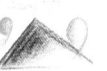

2. Der feste Zirkel findet stets im gleichen Raum und zur gleichen Zeit (gleicher Tag, gleiche Uhrzeit) statt. Gut ist es, denn Zirkel wöchentlich abzuhalten

3. Jeder Teilnehmer ist einige Zeit vor Zirkelbeginn (mindestens 15 Minuten) am Zirkelort anwesend. Der Zirkel beginnt pünktlich und nach Eröffnung des Zirkels kann jemand, der zu spät kommt, nicht mehr teilnehmen. Wenn der Zirkel einmal eröffnet ist, dann darf er durch nichts gestört werden, es sei denn, es liegt ein Notfall vor. Mitglieder, die regelmäßig zu spät kommen, die unzuverlässig die Termine wahrnehmen können, sollte man nicht zum Zirkel zulassen. Das ist eiserne Regel in England. Wir sollten stets daran denken: Für die Zeit der Zirkelarbeit haben wir eine Verabredung mit der geistigen Welt oder Gott und was könnte es Wichtigeres geben? Margaret Pearson sagte immer: Zu deiner Beerdigung kannst du auch nicht zu spät kommen!

4. Es braucht keinen besonderen Raum für die Arbeit. Natürlich ist es schön einen Raum zu haben, der nur dieser Arbeit gewidmet ist. Das ist aber keine Voraussetzung. Der Raum sollte eine Temperatur haben, die für alle angenehm ist. Wichtig ist, dass alle Teilnehmer sich wohl fühlen darin. Im Raum sollten sich alle Mitglieder wiederfinden können. Daher ist Vorsicht geboten mit Kultgegenständen, Räucherstäbchen, Duftstoffen etc.. Der innere Fokus, die Motivation, mit dem wir die Raumenergie imprägnieren hat viel mehr Gewicht als die Art und der Inhalt des Raumes. Denken wir daran: „Jeder Ort, an dem wir stehen, kann zu einer Kathedrale werden!".

5. Die Dauer der Sitzung beträgt je nach Energiestärke und Konzentrationskraft der Gruppe max. 45-60 Minuten.

6. Während der Dauer des Zirkels darf keine Störung sein. Ruhe und Ungestörtheit haben oberste Priorität. Also keine hereinstürmenden Kinder, kein Telefon usw.. Der Gang zur Toilette während des Zirkels nur im Notfall. Also z.B. keine Liter Tee vor dem Zirkel trinken.

7. Ablauf: Abklärung wer eröffnet oder schließt. Kurze Stille – Eröffnungsgebet – 10 Min. Meditation – Zirkelarbeit – Schlussgebet.

8. Tiere sind im Zirkel nicht zugelassen, es sei denn, es ist während der Arbeit eines Heilerzirkels für Tiere. Da können natürlich kranke Tiere behandelt werden. Tiere reagieren sehr stark auf die Energien im Zirkel und schwer wird man ein Tier finden, das da immer ganz ruhig bleibt.

9. Kinder sind in England zum Zirkel generell nicht zugelassen, Jugendliche nur im Ausnahmefall. Kinder brauchen viele, viele Jahre,

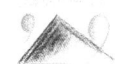

um sich ganz in dieses Erdenleben zu inkarnieren, ihre physische Existenz hier zu verankern. Damit ist dann erst eine Erdung und Mitte erreicht, in der man sich dann jenen exkarnierenden, geistigen Energien wieder widmen kann, die wir vor diesem Leben kannten und denen wir ja dann auch im späteren Leben wieder entgegenstreben. Zuviel feinstoffliche Schwingungen und Kontakte mit anderen Welten verwirrt die Kinder, die das nicht einordnen können. Gerade auch pubertierende Jugendliche verfügen über enorme psychische Kräfte, die man nicht noch zusätzlich anheizen sollte. Ausnahme kann sein, dass man neugierige Kinder, die unbedingt wissen wollen, was ihre Eltern da so treiben, einmal in den Zirkel holt, um ihre Neugier zu stillen. Meist erleben sie die Arbeit als „so langweilig", dass sie kein besonderes Interesse mehr an den Tag legen. Wir haben diese Erfahrung auch mit Teenagern gemacht, die sich den nicht ungefährlichen okkulten Praktiken wie „Gläserrücken" widmeten. Lernen sie eine seriöse Zirkelarbeit kennen und wissen, um was es dabei geht, erlischt schnell ihr Interesse am Okkulten.

10. Keinesfalls sollte man Menschen zum Zirkel zulassen, die nicht in ihrer Mitte sind. Also Menschen, die zur Zeit wegen schwerer Probleme in einer psychotherapeutischen Behandlung sind, Menschen die starke Ängste haben oder über den Tod eines Angehörigen nicht hinwegkommen. Zirkelarbeit ist hochenergetisch, weshalb eine innere Balance unumgänglich ist, um Symptome nicht noch zu verschlimmern.

11. Während der Dauer des Zirkels sollte weder gegessen, getafelt noch getrunken werden. Kinesiologen sind z.B. an das viele Trinken von Wasser während der Arbeit gewöhnt. Wasser ist nur erlaubt, wenn jemand einen starken Hustenreiz hat. Die Konzentration geht während der Zirkelarbeit ganz weg von körperlichen Bedürfnissen.

12. Jeder Zirkel hat einen Leiter, dessen Anweisungen unbedingt zu befolgen sind. Zu Beginn wird natürlich jemand den Zirkel leiten, der bei uns die Kurse besucht. Diese Leitung sollte er mindestens 6 Monate ausüben, bis der Zirkel gut funktioniert.

13. Jeder Zirkel wird durch ein Gebet eröffnet und später auch geschlossen.

14. Es wird nicht diskutiert im Zirkel, es werden keine Standpunkte erörtert und keine persönlichen Probleme gewälzt. Man kann eine persönliche Frage als Übung in den Zirkel bringen. Das ist möglich. Aber der Zirkel ist kein Gesprächs- oder Therapiekreis. Der Zirkel ist nur für die spirituelle Arbeit da.

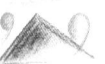

15. Harmonie ist ein ganz wichtiger Faktor für die Arbeit. Gibt es Konflikte zwischen zwei Mitgliedern oder im Zirkel überhaupt, gilt es diese zu klären. Disharmonie sabotiert jeglichen Erfolg, denn Zirkelarbeit basiert auf „Synthese der Kräfte". Notfalls muss man sich von einem Zirkelmitglied auch trennen, wenn der ganze Zirkel darunter leidet. Kommt man selbst mit einem Zirkel nicht mehr klar, was immer sein kann, wenn man über längere Zeit hinweg zusammenarbeitet, dann ist es besser, man gründet einen neuen, eigenen Zirkel.

16. Selbstverständlich ist die Schweigepflicht über das, was im Zirkel erfahren oder erlebt wurde. Der Zirkel ist eine Stätte des Vertrauens. Schweigen ist eine große Macht.

17. Jede Botschaft im Zirkel ist an das Feedbacksystem gebunden. Daher hat es keinen Sinn, irgendwelche Engel oder Meister zu channeln mit undeutlichen, obskuren Botschaften. Jede Botschaft ist an einen Empfänger gerichtet, der diese verstehen muss. Wer die Botschaft durchgibt, ist zunächst einmal völlig unwichtig und nichts ist grotesker, als ein scheinbar gechannelter Erzengel Michael mit einer Botschaft, dass es z.B. gut wäre, am nächsten Morgen grüne Socken zu tragen oder wieder einmal öfter joggen zu gehen. Es kann nicht oft genug gesagt werden: Hohe Wesen oder Meister haben überhaupt kein Interesse am persönlichen Leben eines Menschen. Ihre Aufgabe ist kosmischer Art und entzieht sich vollkommen unserem Verständnis, solange wir kein kosmisches Bewusstsein erlangt haben. Wer seine Informationen stets mit dem Namen hoher Wesen unterstreichen muss, hat lediglich ein Problem mit seiner eigenen Mächtigkeit und dann ist Schattenarbeit angesagt. Zu Beginn der Zirkelarbeit kommen die meisten Botschaften aus dem Unterbewusstsein. Es ist ein weiter Weg, die Botschaften aus der Seele des Empfängers zu bekommen, ein noch weiterer, diese von verstorbenen Angehörigen zu bekommen, und ein noch viel weiterer, diese von einem hohen kosmischen Wesen zu bekommen. Wir sollten also zunächst einmal darauf achten, dass wir Botschaften bekommen, die unser Gegenüber verstehen kann und nicht darüber nachdenken, woher die Botschaften kommen.

6.3 Die Zirkel-Arten

Die verschiedenen Inhalte und Intentionen eines Zirkels gehen von der Formation des geschlossenen Zirkels aus. Noch einmal zur Wiederholung:

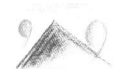

Ein Zirkel wird als geschlossen betrachtet, wenn sich eine feststehende Anzahl Menschen zusammengefunden hat, um ihre Hellsinne und Heilergaben zu schulen. Wie zuvor erwähnt, werden dabei die organisatorischen Regeln beachtet. Nach Möglichkeit sollten immer alle Mitglieder anwesend sein. Unser modernes bewegliches Berufsleben wird das vielleicht nicht immer möglich machen, aber die Vollständigkeit sollte die Regel, die Unvollständigkeit die große Ausnahme sein. Die Absage eines Termins sollte zwingende Gründe haben. Zirkelarbeit geschieht nicht nach Lust und Laune, sondern ist eine innere Verpflichtung, die wir eingehen und es zeigt sich immer wieder, dass sich der Alltag auf wunderbare Weise so ordnet, dass die Zeit für die Zirkelarbeit zur Verfügung steht. Zeit hat man nicht, Zeit erschafft man. Fehlt eine Person zu häufig, kann kein stabiles Energiefeld in der Gruppe entstehen. Dann ist es besser, diese Person aus dem geschlossenen Zirkel zu entlassen und ihr vielleicht die Möglichkeit der Teilnahme an einem offenen Zirkels anzubieten.

Der Bewusstwerdungs- oder Sensitivitätszirkel

In der englischen Tradition des Spiritualismus nennt man den Anfängerzirkel „awareness circle", was wir nur zum Teil mit „Bewusstwerdungszirkel" übersetzen können. Es schwingen in dem Wort „awareness" auch Wachsein, Aufmerksamkeit und Ehrfurcht mit, Ehrfurcht vor den Kräften, mit denen wir umgehen, aber auch Ehrfurcht vor unseren unendlichen Potenzialen. Dieser Zirkel bietet die Voraussetzungen und die Basis der Sensitivität. In ihm werden alle Sinne geschult. Wir entdecken auf diese Weise unsere vielfältigen Potenziale, Energien, Heilergaben und gehen bewusst in die Fülle. Mit der Zeit entwickeln sich alle Hellsinne in ausgewogenem Maße.

Im Laufe dieser Art Zirkelarbeit, die einige Jahre währen sollte, wird den Zirkelmitgliedern bewusster, welche konkreten Fähigkeiten vorliegen und sich allmählich herauskristallisieren, was man besonders gerne mag, was einem leicht fällt, was es noch zu verfeinern gilt. Jemand wird vielleicht erkennen, dass Heilung sein Weg ist, der andere wird vielleicht seine Begabung für Philosophie oder Lyrik entdecken. Wieder jemand anderer entdeckt seine Gabe der Auralesung. In diesem Zirkel geht es nur um die Schulung der Sensitivität, also der eigenen Fähigkeiten. Darauf verwenden wir in unserer Schulung die meiste Zeit, weil die abrufbare Sensitivität, die Fähigkeit, sofort von einer zur anderen Energiee-

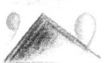

bene wechseln zu können, seiner Wahrnehmung voll und ganz trauen zu können, die Basis jeder weiteren Entwicklung ist. Für uns moderne Menschen ist der Sensitivitätszirkel der Ort, an dem wir zu dem werden, was wir sind, ohne Leistungsanspruch, ohne Zeitdruck, ohne Erwartungshaltung. Indem wir in die Fülle gehen und in ein paar Jahren aus voller innerer Erfahrung sagen können: Ich vertraue meinem ersten Eindruck, dann reifen wir ganzheitlich. Die Gabe allein reicht nicht, ist niemals tragfähig, wenn nicht der ganze fühlende Mensch mitwächst. Das braucht Zeit und deshalb nutzen wir den warmherzigen und geschützten Rahmen des Zirkels, um jedes zarte Pflänzchen, das sich aus unserem Schatz der Potenziale hervorwagt, zum Wachstum zu bringen.

Der Entwicklungszirkel

Was im Englischen als „development circle" bezeichnet wird, kann wiederum weiter gefasst werden als eine Entwicklung im linearen Sinne. Der Entwicklungszirkel ergibt sich organisch aus dem Sensitivitätszirkel. Hat jemand seine Begabung entdeckt, geht die Schulung jetzt äußerlich wie innerlich noch viel konkreter in die Tiefe. Der Heiler wird sich einem Heilerzirkel anschließen oder selbst einen solchen gründen. In diesem Zirkel dreht sich alles um Heilung und es werden nur Übungen gemacht, die diese Fähigkeit weiterentwickeln. Hat jemand seine Hellsichtigkeit entdeckt, wird er sich einem Zirkel anschließen, der sich nur dieser Schulung widmet. Es entwickeln sich spezielle Richtungen sensitiver Fähigkeiten, die wiederum mittels der Disziplin von Zirkelarbeit geschult werden. Äußerlich betrachtet bleiben die Übungen gleich, aber sie dienen jetzt nicht mehr dem breiten Spektrum, sondern werden gezielt ausgewählt, um auch gezielt Fähigkeiten zu entfalten.

Der Heilerzirkel

Diese Art des Zirkels verdient besondere Beachtung, denn er berührt unterschiedliche Bereiche. Es gibt meist schon zu Beginn der Zirkelarbeit Voraussetzungen, die die Energie in diese Richtung drängen und es wird sich automatisch so fügen, wenn hauptsächlich Therapeuten in einem Zirkel sitzen. Aber es kann auch von Anbeginn an der Wunsch aller bestehen, sich ausschließlich auf die Heilung zu konzentrieren. Heilung kann auf unterschiedliche Arten praktiziert werden. Ein Ge-

betskreis kann schon ein Heilungskreis sein, aber auch ein Bewusstwerdungszirkel, der sich vor allem den heilerischen Übungen widmet. Dabei können Übungen zu zweit, zu dritt oder auch in der Gruppe ausgeführt werden.

Schauen wir uns ein paar Beispiele fortgeschrittener Zirkelarbeit an:

Heilen	Ziel ist die Entwicklung des Geistigen Heilens zum Wohl kranker Menschen. Fernheilung ist ein wichtiges Mittel dieses Zirkels. Solche sensitiven Übungen bilden einen Schwerpunkt des Zirkels, die die Energie der Hände verfeinern und verstärken.
Hellhören	Der Entwicklung der inneren Stimme gilt die Aufmerksamkeit.

1. Arbeit mit Klängen, Tönen. Ziel ist die Arbeit mit Musik.
2. Arbeit mit der inneren Stimme. Ziel ist die mentale Medialität, nämlich das durchzugeben, was einem eingegeben wird.
3. Arbeit mit der Inspiration. Ziel ist hier das geschriebene Wort, inspiriertes Sprechen, Philosophie, Poesie.

Hellsehen	Die Arbeit mit Farben und Formen. Ziel ist die Verfeinerung der Auralesung oder auch das inspirierte Malen.
Hellriechen **Hellschmecken**	Diese von uns geförderten Gaben bringen neue Wege und Ausdrucksformen des Heilens und der Inspiration (Poesie) hervor.

Der Lichtzirkel

Die Ausprägung sensitiver und heilerischer Fähigkeiten in der fortgeschrittenen Zirkelarbeit wird noch auf eine besondere Weise unterstützt. Das geschieht durch den Einsatz bestimmter Lichtfarben, indem der Sitzungsraum für einige Zirkelabende mit Rotlicht, Gelb-Orangelicht und Blau-Grünlicht ausgestrahlt wird. Schon in den Frühtagen des Spiritualismus hat man in England viel mit Farblicht experimentiert und empirisch herausgefunden, dass sich bestimmte sensitive Gaben leichter

in warmen oder kühlen Farben entwickeln. Im 4. Kurs unserer Schulung ist dies ein zentrales Thema und Erlebnis.

Im roten Licht wird viel Ätherenergie frei, so dass man gerne am Körper arbeitet oder im Körper „reist", um etwaige Störungen oder Mängel energetisch auszugleichen. Auch zu Körperbewegungen und zum Singen fühlt man sich animiert. Heiterkeit, Humor, das Gefühl von Wärme und Nähe zeichnen die Atmosphäre aus. Die gezielte Fernheilung fällt im roten Licht leicht: Man verabredet mit dem Kranken eine bestimmte Zeit, in der die Zirkelmitglieder „auf Sendung" gehen und jeder übernimmt eine spezielle Aufgabe, „im Körper" heilend tätig zu werden. Einer kann sich gut auf das Verdauungssystem konzentrieren, ein anderer auf die Blutbahnen und wieder ein anderer auf die Stoffwechselorgane usw. Dazu muss niemand in der Anatomie und Physiologie im therapeutischen Sinne zu Hause sein. Es reichen populäre Kenntnisse über den Körper. Entscheidend ist die kreative mentale „Alphareise" im Körper, um am „Ort" direkt die passenden Heilungsbotschaften zu erschaffen.

Im gelben und orangefarbenen Licht entsteht ein Gefühl von Erhabenheit und Weite. Der innere Sakralraum öffnet sich, das Licht strömt herein und auch hinaus. Man fühlt sich zu mentalen Übungen hingezogen, auch zur poetischen Sprache, zum inspirierten Sprechen, ja, überhaupt zum Wort und zur Kommunikation. Wenn es in unserer Schulung heißt, es gelte zu lernen, WIE man etwas sagt, ist dieser Lichtzirkel ideal dafür geeignet. Er regt auch diejenigen an, die sich nicht trauen, etwas zu sagen. Auch Übungen mit Farben (Bänder, Auragrafe, Regenbogenpapier) fallen einem besonders leicht in diesem Licht.

Das Blau- und Grünlicht erschafft eine meditative Atmosphäre, die ganz nach innen zieht. Es entsteht Tiefe, Konzentration, ein Gefühl für die Ahnenwelt und andere Realitäten. Innere bewegliche Bilder werden leicht und lebhaft wahrgenommen, wie überhaupt alles intensiv erlebt wird und zur inneren Sammlung anregt.

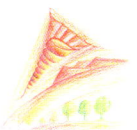

7. Schattenarbeit — das Freiwerden von Energie

In Kurs 4 unserer Medial- und Heilerschulung steht die Schattenarbeit im Zentrum. Themen wie „Lebenskrisen, Ängste oder Schatten" finden sich in ausführlicher Darstellung in dem Buch von Harald Knauss: „Leben und Sterben aus medialer Sicht"[18]. An dieser Stelle wollen wir nur ein paar repräsentative Beispiele geben.

Die Schattenarbeit geschieht in unserer Schulung ohne psychologische oder therapeutische Intention und Methodik, obgleich sie eine heilende Wirkung hat. Es geht um die Frage, was mich viel Energie kostet. Was vermeide ich? Welche Glaubenssätze behindern meine Selbstverwirklichung?

Da gibt es Menschen, die viele Therapiesitzungen, Familienaufstellungen und Selbsterfahrungsarbeit hinter sich haben. Aber die wesentlichen Probleme oder „Baustellen" im Alltag und in der Beziehung sind nicht erlöst. Sie versuchen intellektuell die Energieräuber abzuspalten und zu ignorieren. Daraus mögen sich Überlebensstrategien entwickeln aber eine freie Entfaltung der Hellsinne und die Inspiration in der Medialität finden nicht statt, weil sie freie Energie brauchen. Das heißt nicht, dass wir eine perfekte Lebenshaltung anstreben. Doch gibt es einige Themen, die so erlöst sein sollten, dass im Leben dieses Menschen tatsächlich mehr Lebensfreude, eine gute Beziehungsfähigkeit und Toleranz festzustellen sind. An dem, was uns im Leben begegnet, können wir erkennen, was erlöst ist und was (noch) nicht.

Es gibt auch Menschen, die ein so starkes Therapiebewusstsein ausgebildet haben, dass ihr Leben davon gänzlich ausgefüllt ist und sie problemorientiert bleiben. Für sie ist es wichtig und erlösend, dass Themen auch ganz einfach angegangen werden können und die Lösung stattfinden sollte. Denn wenn man von etwas erlöst oder gelöst ist, ist es auch nicht mehr im Bewusstsein und verbraucht keine Energie mehr. Die Tätigkeit als späteres Medium und als Heiler basiert auf einem lösungsorientierten Bewusstsein. Daher wird vom ersten Tag der Schulung an wiederholt angeregt, die Potenziale eines Menschen immer zuerst wahrzunehmen, weil sie Selbstheilungskräfte darstellen und alle kreativen Möglichkeiten bereit halten, um Krisen und Probleme zu überwinden.

Im fortgeschrittenen Kurs überprüft jeder durch die Schattenarbeit, wie es mit seiner Lösungsorientiertheit bestellt ist. In der Regel gibt es da noch einiges zu verändern und loszulassen.

---

[18] Siehe Literaturverzeichnis

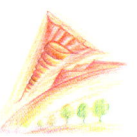

Das erste Schattenthema ist die Art, welche Energien ich an mich binde, wohinein ich Energie gebe und was mich hält, egal, wie stark der Sturm im Leben weht. Dazu entwerfen wir ein positives Verschränkungsmuster[19], das wie ein Auffangnetz und zugleich wie eine Kettenreaktion wirkt. Hier ein Beispiel:

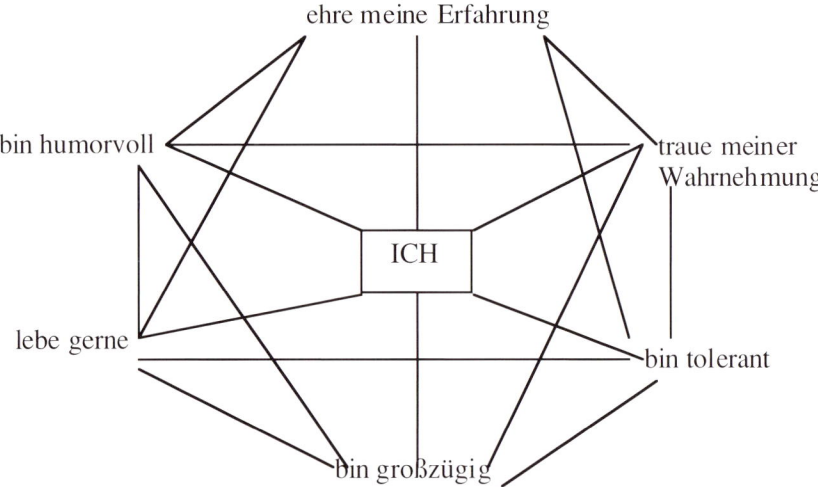

Abb. 78 Positiv geladener Potenzialraum

Ist ein Aspekt gefragt und aktiv, reagiert immer das Ganze. Ich werde durch das gehalten und getragen, woran ich mich kopple. Es findet eine Rückkopplung statt. Folglich ist es sinnvoll, ein stabiles Selbstbild zu erschaffen, an dem ich wachsen kann. Im Kurs erstellen wir ein solches Bild zum Thema „mediale Fähigkeiten".

Das nächste Thema beleuchtet einen Energieräuber ersten Grades, nämlich die ungeliebte Person. Es hört sich so einfach an, wenn es in der Schulung heißt: „Dein schwieriger Nachbar ist dein wahrer Lehrmeister." Jeder weiß, wie mühselig das in die Tat umzusetzen ist. Die Aufgabe besteht nun darin, 20 positive Potenziale, Fähigkeiten, Gaben und Stärken dieser Person aufzuschreiben.
Was uns normalerweise daran hindert, in die Lösung zu gehen, ist die Vorstellung

★ man könne die Person doch (wieder) mögen,
★ man müsse wieder Nähe zu ihr zulassen,
★ man könne Ähnlichkeiten zu sich selbst entdecken.

---

[19] Der Begriff stammt aus der „Lebensphysik". Mehr darüber im Buch „Wege ganzheitlicher Heilkunst" von Rosina Sonnenschmidt, siehe Literaturverzeichnis.

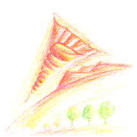

Wir wissen, dass wir mit der ungeliebten Person in Resonanz geraten sind. So haben wir sie z.B. einmal geliebt, verehrt, geschätzt. Dann folgte die herbe Enttäuschung, Verletzung und wir suchen die Distanz. Wir mögen sie vielleicht nicht, weil sie uns so ähnlich ist und wir ein negatives Selbstbild nähren. Wie auch immer das Resonanzfeld entsteht, es ist wie ein Schwarzes Loch im All und verschlingt enorm viel Energie.

Die Übung dient dazu, endgültig die Person loszulassen. Weder muss sie von unserer Versöhnungsarbeit wissen, noch soll sie uns wieder näher kommen. Indem wir uns – wie später bei jedem Klienten in der medialen Lebensberatung – an die Potenziale wenden, können wir deutlich spüren, was zu uns gehört und was wir der Person überlassen. Wir übergeben sie ihrer eigenen Verantwortung und lassen sie dadurch los. Die Übung bringt uns nahe, was „menschliche Größe" ist.

Wenn es für jemanden wichtig ist, folgt der zweite Schritt:

ICH lade die Person zu einem Gespräch ein, serviere ihr vielleicht den besten Tee, Kaffee oder Champagner und sage mit eigenen Worten:

„Es ging mir nicht gut mit dem, was du getan hast" oder „wie du dich mir gegenüber verhalten hast. Ich möchte, dass du das weißt. Diese Einladung dient mir dazu, mit dir in die Versöhnung zu kommen, so dass jeder seiner Wege gehen kann."

Es gibt keine Diskussionen oder Rechtfertigungen, nur diese versöhnlichen und klärenden Worte.

Eines Tages folgt der letzte Schritt, der uns mit der ungeliebten Person unnötig lange verbunden hat: Wir danken ihr, dass sie uns etwas Wichtiges gespiegelt hat, dass sie in unser Leben getreten ist und etwas in Gang gebracht hat.

Wenn wir authentisch und echt sein wollen, kommen wir an den negativen Resonanzfeldern dieser Art nicht vorbei und es zeigt sich, wie weit wir beziehungsfähig sind, uns gut nähren und klare Verhältnisse schaffen können.

Wie nicht anders zu erwarten, ist der Prozess, die Schatten mit der eigenen Familie zu erlösen, besonders intensiv. In erster Linie geht es um die Vaterkraft und Mutterkraft.

Die Vaterkraft steht für:

★ den leiblichen Vater
★ das männliche Prinzip
★ den inneren Künstler/die innere Künstlerin

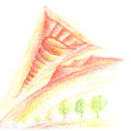

★ männliche Bezugspersonen
★ das schaffende Prinzip
★ Stabilität, Verlässlichkeit
★ Sonnenrhythmus, Jahreslauf

Die Mutterkraft steht für:

★ die leibliche Mutter
★ das weibliche Prinzip
★ den inneren Heiler/die innere Heilerin
★ weibliche Bezugspersonen
★ das nährende und vermehrende Prinzip
★ Flexibilität, Kreativität
★ Mondrhythmus, Monatslauf

Übung 1:
Person A sitzt in der Mitte. Rechts neben ihr sitzt Person B und vertritt die Vaterkraft. Links von ihr sitzt Person C und vertritt die Mutterkraft. Diese Anordnung gilt, wenn Person A Rechtshänder oder Rechtshänderin ist. Ist Person A linkshändig, sitzt auf ihrer linken Seite Person B, die Vaterkraft, und auf der rechten Seite Person C als Mutterkraft. Die Hände von A werden von B und C gehalten. Person A spürt, wie rechts und links die Energie fließt. Gewöhnlich ist zu Beginn nur eine Seite stark. Die Personen B und C geben Feedback, wie sie sich als gebende Energie fühlen. Person A wendet sich zuerst der starken Seite zu. Nehmen wir an, es ist rechts die Vaterkraft. Dann spricht Person sinngemäß: „Ich nehme dankbar die Vaterkraft an und bin mit ihr in Versöhnung." Sie wendet sich der linken Seite zu, der Mutterkraft. Hier fließt nur wenig Energie. Person A fragt sich selbst, warum sie nicht in der Lage ist, die Mutterkraft zu sich hereinzunehmen. Das erste Bild oder Gefühl, das auftaucht, verbalisiert sie, zum Beispiel:
„Mutter, du warst immer nur beschäftigt. Als Kind fühlte ich mich oft von dir allein gelassen."
Dann folgen die versöhnenden Worte, zum Beispiel:
„Mutter, du hast es nicht besser gewusst. Ich versöhne mich mit dir und nehme ab jetzt die Mutterkraft zu mir herein." Person A fühlt, dass die Energie zu fließen beginnt. Zum Abschluss sagt sie sinngemäß: „Beide Energien stehen mir ab jetzt zu hundert Prozent zur Verfügung."

Übung 2:

Jeder stellt sich ein Thema vor, an dem der harmonische Fluss von Vater-
und Mutterkraft überprüft werden kann. Jeder steht und breitet die Arme seitlich aus, die Handflächen nach unten und stellt sich rechts und
links bzw. links und rechts die Vater- und Mutterkraft vor. Dann greift
sie sozusagen die Vater- und Mutterkraft, führt diese Energien zum Herzen, um zu spüren: „Ist sie vorhanden, fließt sie mir zu, werde ich von ihr
gehalten?"

Steht eine wichtige Veränderung an, möchte man etwas in die Tat umsetzen oder geht es um einen speziellen Schaffensprozess – immer
braucht man beide Basiskräfte, um sich zu verwirklichen.

8. ETHISCHE GRUNDWERTE UNSERER SCHULUNG

Die ethischen Grundwerte unseres Arbeitens und unserer Schulung haben wir in unserem „Ehrenkodex" aufgelistet, der in diesem Kapitel zu
finden ist. Dabei spielt die Ausrichtung auf das Positive, auf das Potenzial eine ganz wesentliche Rolle.

Als wir zu Beginn unserer Arbeit noch mediale Sitzungen für unsere englischen Lehrer organisierten, zeigte sich, dass viele Menschen seltsa-
merweise enttäuscht waren über ihre erhaltene Sitzung mit der Begrün-
dung, das Medium hätte ihnen überhaupt nichts Negatives gesagt. Unser
Blick in Deutschland ist überaus geschärft für den Mangel, das Nicht-
Perfekte und den Schatten. Manchmal haben wir sogar den Eindruck,
dass sich die Menschen hier besonders bedeutsam vorkommen, wenn ihnen das Schicksal Schweres bestimmt. Das hat auch etwas mit unseren
von der Presse anerzogenen Sensationslüsten nach Dramatik zu tun.
Unsere Schulung geht davon aus, dass wir das im Leben anziehen, worauf wir den Fokus unseres Bewusstseins richten. Wir möchten keine negativen Bilanzen eines Menschen konstatieren, denn jeder Mensch weiß
selbst am allerbesten, was er Negatives mit sich herumschleppt und was
seine Mängel sind. Wir möchten unseren Fokus auf die Seelenkräfte eines Menschen richten, auf seine Potenziale, denn die Seele ist das Ziel,
dem wir auf unserem Lebensweg entgegenstreben. Wir möchten den
Menschen in Bewegung bringen, damit er seinen Weg des Lebens gehen

kann. Das bedeutet nicht eine Verdrängung oder Leugnung des Schattens, aber jede Arbeit mit dem Schatten ist eine therapeutische Arbeit und hat nichts zu tun mit einer sensitiven oder medialen Sitzung. Daher macht es auch keinen Sinn, Schatten und Mangel lediglich zu konstatieren, sondern an ihm gilt es zu arbeiten. Und wie oben schon erwähnt, das stete sensitive Arbeiten lädt unser eigenes Magnetfeld auf, so dass es noch mehr an Anziehungskraft gewinnt. Und gerade darin liegt ja das Problem der „Schwarzseher", die nur das Negative und Dunkle sehen. Sie ziehen durch den Anstieg ihres Magnetismus immer mehr solche negativen Erfahrungen an, die sie stets bei anderen wahrnehmen, so dass sie über kurz oder lang selbst große Probleme mit sich bekommen.

Daher legen wir bei unseren Schülern Wert darauf, dass der Fokus der Wahrnehmungen auf dem Positiven, dem Hellen und Heilenden liegt.

Aus dieser Einstellung heraus haben wir folgende Leitlinien für unsere Schulung entwickelt, die den Sensitiven selbst oder den Umgang mit einem Klienten angehen:

* Ehre alle deine Wahrnehmungen! Alles, was nicht geehrt wird, sinkt in das Dunkel des Unterbewusstseins und kann sich dort in das Gegenteil verwandeln.

* Jede Wahrnehmung ist richtig, lediglich die Deutung und Zuordnung mag falsch sein.

* Keine Wertung, keine Etikettierung, keine bestimmenden Vorhersagen, keinerlei Urteil und vor allem keine Diagnosen (auch keine esoterischen!)

* Jede Übung beruht auf dem Feedback-System, denn Sensitivität macht nur Sinn, wenn die Wahrnehmung für das Gegenüber eine Bedeutung hat.

* Alles hat zu unterbleiben, was sich nicht auf die heilsame Botschaft für den Klienten bezieht.

* Sensitivität hat als Ziel, erweiterte Selbsterkenntnis zu ermöglichen und anderen weiterhelfen zu können. Motivation und Intention sind ganz auf das Heilende gerichtet.

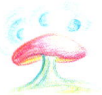

* Alles Arbeiten erfolgt aus einer inneren, positiven Lebenseinstellung heraus. Daher betonen wir stets nur das Potenzial eines Klienten und treten nicht in Resonanz zu seinem Schatten. Das Positive allein kann einen Menschen in seiner Veränderung unterstützen, das Negative bezeichnet lediglich einen Ist-Zustand.

* Jeder Mensch hat sein Leben zu leben und hat die Freiheit der Entscheidung. Wir als Lehrer wirken lediglich als Begleiter und geben Anregungen, damit jemand seinen Weg selbstbewusst, selbstverantwortlich, selbstbestimmt und unabhängig seinen Weg als Seele gehen kann. Unter keinen Umständen leben wir das Leben für jemanden oder übernehmen seine Themen, indem wir durch Vorhersagen ihm die eigene Verantwortung abnehmen.

* Alles, was wir erfahren und wahrnehmen auf unserem Weg der Bewusstseinsentfaltung, muss nach und nach in den eigenen Alltag integriert werden. Das geht nicht alles schnell, denn wir wissen alle, wie schwer es ist, über längere Zeit gute Vorsätze aufrechtzuerhalten. Aber das Bemühen muss da sein. Die beste Heilerbegabung nützt nichts, wenn jemand in sich selbst ständig aus dem Lot ist, mit seinen Problemen in Alltag und Familie selbst nicht zurechtkommt. Die Heilerbegabung muss sich gerade im Umgang mit dem eigenen Alltag beweisen. Der Alltag ist unser Prüfstein. In ihm, unserem Alltag, erweist sich der oben schon erwähnte Satz von Tom Johanson als Maß, an dem wir erkennen können, wie weit wir in unserer spirituellen Entwicklung vorangekommen sind: „Dein schwieriger Nachbar ist dein bester Lehrmeister!"

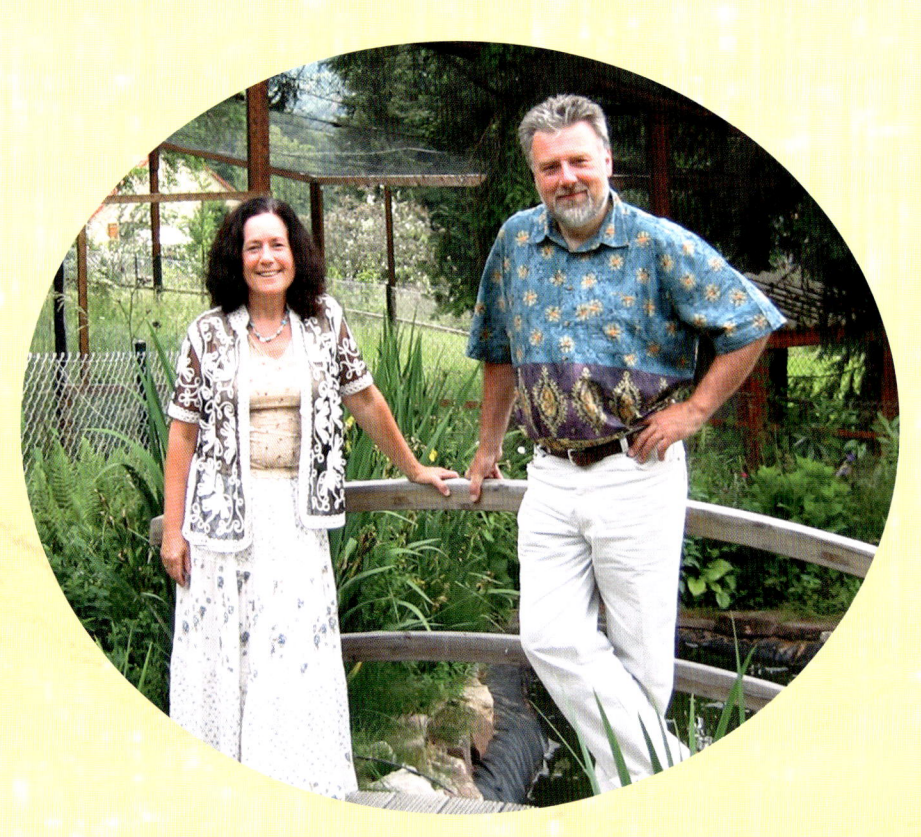

Rosina Sonnenschmidt

◆ Promotion in Musikethnologie, Indologie, Ägyptologie
◆ Zen-Schulung bei Koun-An-Roshi (Brigitte D´Ortschy)
◆ Begründerin der Tierkinesiologie und der Medial- und Heiler-
  schulung.
  Heilpraktikerin und Dozentin für Homöopathie
  Gastdozentin für Heilkunst in Kanada, USA, Europa und Japan
◆ Bekannte Fachbuch-Autorin auf dem Gebiet der Heilkunst und
  Medialität
◆ Seit 1999 als Heilpraktikerin tätig
◆ Leitung von Homöopathie-Seminaren für Ärzte und Heilpraktiker

Harald Knauss

◆ Musikstudium; internationale Tätigkeit als Lautenist/Gitarrist
◆ Mitbegründer und Künstlerischer Leiter des Festivals „Hohenloher
  Kultursommer"
◆ Begründer der Musik-Kinesiologie/Dozent am IAK in Kirchzarten
◆ Medial- und Heilerschulung bei Margaret Pearson, Tom Johanson,
  Mary Duffy, Gordon Higginson
◆ Begründer und Leiter der eigenen Modernen Medial- und Heiler-
  schulung
◆ Öffentliche Auftritte als Medium
◆ Lehrer einer eigenen Spirituellen Schulung
◆ Buchautor

Literaturliste

Arnold, Hans, Wie errichtet und leitet man Spiritistische Zirkel, E. Fiedler Verlag, Leipzig 1892

Bailey, Alice A., Eine Abhandlung über kosmisches Feuer, Lucis Verlag, Genf 1958

Blavatsky H. P, Die Stimme der Stille, F. Hirthammer Verlag, München 1986

Breton, André, Die automatische Botschaft, Petersen Press, Berlin 1977

Friedrich, Caspar David, insel Taschenbuch, Frankfurt 1974

Frühling und Herbst des Lü Bu We, Diederichs Verlag, Düsseldorf 1979

Keller, Werner, Was gestern noch als Wunder galt, Droemer Knaur Verlag, Zürich 1973

Kerner, Justinus, Die Seherin von Prevorst, J. F. Steinkopf Verlag, Stuttgart 1958

Knauss Harald, Heilende Klänge für die Seele, VAK Verlag, Kirchzarten

Knauss Harald, Leben und Sterben aus medialer Sicht, edition elfenohr, Offenburg 2008

Knauss, Harald, Das ABC des spirituellen Heilens, Buch und Doppel-CD, Verlag Homöopathie&Symbol, Berlin 2007

Knauss, Harald, Geistiges Heilen, Verlag Homöopathie&Symbol, Berlin 2004

Kükelhaus, Hugo, Durch die Sinne zum Sinn, Eigenverlag, Verein Ausstellung Sensorium Frauenfeld, 2000

Kükelhaus, Hugo, Sinn und Sinne, Elmar Schenkel, Verlag Reiner Brouwer, Remseck 1991

Paracelsus, Sämtliche Werke Bd. 4, G. Fischer Verlag, Jena 1926

Paradies aus Klängen (Zitatensammlung), Langen Müller Verlag, München 1990

Sonnenschmidt, Rosina, Knauss, Harald, Krüger, Andreas: Die Kunst zu heilen, Verlag Homöopathie&Symbol, Berlin 2003

Sonnenschmidt, Rosina, Wege ganzheitlicher Heilkunst, 2. Auflage Sonntag Verlag, Stuttgart 2008

Stege, Fritz, Das Okkulte in der Musik, E. Bisping Verlag, Münster 1925

Edition ElfenOhr

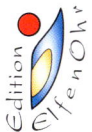

Harald Knauss und Rosina Sonnenschmidt haben mit dieser Editionsreihe ein Forum für ihre unerschöpfliche Kreativität geschaffen. In dieser Reihe erscheinen schriftliche und auditive Werke, die ihre künstlerischen Inspirationen und die Vereinigung der Schönen Künste und der Heilkünste widerspiegeln. Das heilende poetische Wort hat hier genau so seinen Platz wie die Erkenntnisse aus ihrer medialen und heilerischen Arbeit und ihrer Schulung.

Harald Knauss, der Baumliebhaber, Vogelkundler, spirituelle Gartengestalter und Heiler hat den Zauber der Natur in seinen Geschichten eingefangen.

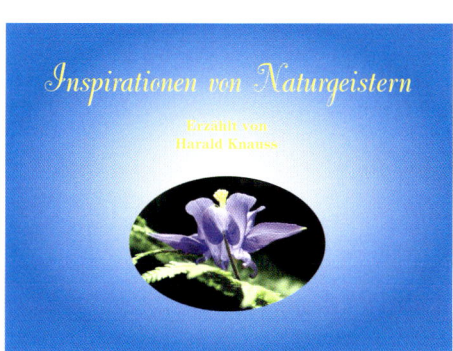

Er öffnet die geheimen Tore zu den ätherischen Wesen, die hinter den Blumen, Gräsern, Steinen und Vögeln weben und beflügelt damit auch die Fantasie des Lesers. Bezaubernde Fotos aus dem eigenen Garten lassen den Künstler im Erzähler unverwechselbar erkennen.

Bald wird dieses Kleinod auch als Hörbuch erscheinen!

Der Lebenskreis des Menschen kennt eine aufsteigende und eine absteigende Hälfte, die wir als Leben und Sterben bezeichnen. Aber er kennt keinen Anfang und kein Ende, nur ewiges Sein. In- und Exkarnation bedeuten den Wechsel des Standpunktes zwischen Verstofflichung und Vergeistigung, den beiden großen Kraftpolen des Kreises. Das Medium steht in der Mitte zwischen beiden Kräften und sieht so die Ganzheit. Harald Knauss, Medium und spiritueller Lehrer, entfaltet facettenartig das Spektrum des ganzen Lebens, zeigt Übungen, die Wegbegleitung sein können in allen Lebensphasen. Seine Inspirationen machen Mut für das Leben, wie auch für das Sterben. So kann das Buch ein Wegweiser für all jene sein, die sich mit der großen Frage des Lebens konfrontiert sehen, die sich auf der Suche nach dem eigenen Sinn befinden oder anderen hilfreiche, heilende, tröstende Wegbegleiter sein möchten. Gleich auf welcher Hälfte des Kreises wir uns befinden, stets führt der Weg mitten ins Leben hinein.

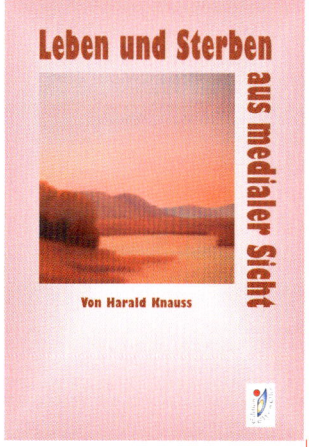

Kurse mit Harald Knauss und Dr. Rosina Sonnenschmidt

Moderne Medial- und Heilerschulung

Diese Kurse dienen dazu, die ganze Fülle der Potenziale und Fähigkeiten, die in jedem Menschen verborgen sind, zu entdecken und zu entwickeln. Grundlage dafür ist die Schulung der eigenen Wahrnehmungsfähigkeit, der Sensitivität. Dies erweitert den Lebenshorizont, das Bewusstsein und stärkt die heilenden Kräfte, was eine verstärkte Sinnfindung für das eigene Leben mit sich bringt. Die Ausbildung führt bis an die Schwelle zur Medialität heran, die durch eine nachfolgende spirituelle Schulung vertieft wird.

Kurse 1 und 2	Schulung der Sensitivität über alle Sinne und Entwicklung der Hellsinne
Kurs 3	Die Zirkelarbeit – Vertiefung der Arbeit im Team
Kurs 4	Schattenarbeit und erweiterte Lebenssicht
Kurs 5	Techniken der medialen Beratung
Kurs 6	Abschlussprüfung

Es besteht danach die Möglichkeit an unserer spirituellen Schulung teilzunehmen.

Inkarnation und Exkarnation

Alle zwei Jahre bieten wir einen speziellen Kurs zu diesem Thema an.
Im Mittelpunkt stehen die Themen aus dem Buch von Harald Knauss „Leben und Sterben aus medialer Sicht" und von Rosina Sonnenschmidt „Exkarnation – der große Wandel".

Die Welt der Baumenergien und weitere Kurse …

Infos: www.mediale-welten.com
    Tagungs- und Kongressorganisation Markus Mayer
    Gartenstr. 7
    79189 Bad Krozingen
    Tel. 0 76 33 9 33 42 23
    Fax 0 76 33 93 94 36
    info@mediale-welten.com

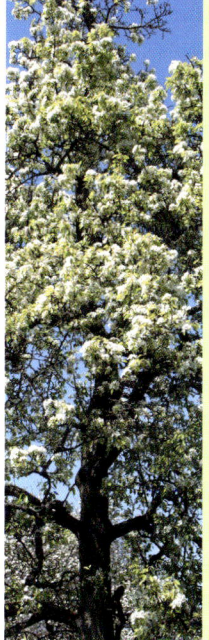